Antoni Beltrán

Del hechicero a la medicina actual

¿Por qué los médicos

no saben comunicar?

Intentional Management system

Prólogo: Dr. Miquel Bruguera Cortada

Presidente del Colegio Oficial de Médicos de Barcelona (1994-2009)
Profesor Emérito de Medicina, Universidad de Barcelona

Antonio Beltrán Moreno

Título original: Del hechicero a la medicina actual
Primera edición: 2018
© Antonio Beltrán Moreno

ISBN papel: 978-84-09-03038-5

Colaboradores:
Esteve Gau Argerich
Pau Cubells

Diseño portada:
Finder Design UK

Si desea contactar con el autor, puedo hacerlo a través de su web:
www.antonibeltran.com

Elogio a la medicina

El mejor negocio de la vida es cuidar la salud, precepto que jamás se debería olvidar. Si hay algo sagrado, en la existencia del *Homo sapiens*, es la propia vida. No existe nada en el universo capaz de desmerecer este derecho. Por eso las gentes que se han dedicado y se dedican a curar, sea de la manera que sea, tienen todas las atribuciones para considerarse divinos.

Antoni Beltrán

Índice

.

Prólogo

Prólogo: Dr. Miquel Bruguera Cortada

Presidente del Colegio Oficial de Médicos de Barcelona (1994-2009)
Profesor Emérito de Medicina, Universidad de Barcelona

Debo precisar en el primer párrafo de este prólogo, que acepté la petición del autor de escribir un texto de introducción o de presentación de su libro, a pesar de que básicamente es una crítica a la manera de ejercer la profesión de la mayoría de los médicos. Acepté por diferentes razones.

En primer lugar, porque conozco al autor y sé que su intención es loable, puesto que sólo pretende que se introduzcan cambios en la manera de actuar de los médicos ante sus enfermos y los ayuden no únicamente en el terreno somático, cosa que ya hacen, sino también a nivel emocional o psicológico, cosa que muchos, quizás demasiados, no hacen suficientemente bien.

También acepté porque yo he sido durante bastante tiempo su médico, y me sentía en el deber moral de ayudarlo a cerrar un periodo de su vida de enfermo, ahora que ya está recuperado. Finalmente, y muy especialmente, lo acepté porque estoy de acuerdo con un gran número de las cosas que explica en su libro.

Antoni Beltrán ha reflexionado mucho sobre la práctica de la medicina desde su punto de observación, que ha sido ser el hijo desde jovencito de un enfermo con una enfermedad grave a quien acompañaba en sus visitas al hospital, y ya de mayor, como enfermo que tenía que frecuentar diferentes departamentos de un gran hospital durante un periodo de muchos meses. Esto le ha permitido fijar una mirada sistemática a la práctica médica y a sus carencias, reconociendo al mismo tiempo el mérito de los profesionales que ofrecen un servicio de reparadores de la salud perdida, hecho que él agradece sinceramente.

Este repaso sistemático de las relaciones que tienen los médicos asistenciales con sus pacientes, hace que el autor no deje títere con cabeza, repasando en cada capítulo aquellos aspectos en los que los médicos podríamos actuar mejor. Antoni Beltrán nos hace una crítica sin agresividad, sin dogmatismos, de manera cordial y constructiva, reconociendo la eficacia de la medicina y la competencia de la mayoría de los médicos con los que se ha relacionado, pero quejándose de que seamos fundamentalmente mecanicistas, es decir que sólo nos planteamos reparar un organismo que se ha estropeado, sin tener bastante en cuenta los sentimientos y las emociones, los miedos y las flaquezas, de las personas enfermas.

Nos acusa, y con razón, de que no comunicamos suficientemente bien, especialmente a la hora de dar malas noticias, y atribuye este hecho, que es un hecho demasiado extendido para ser casual, a que no nos han enseñado a hacerlo mejor. Nos atribuye buena fe, pero nos acusa de ignorar el poder que tiene nuestra palabra y nuestra actitud y desconocer por lo tanto el sufrimiento innecesario que podemos causar en el enfermo cuando nuestra palabra y nuestra actitud no son acertadas.

Nos acusa, y también con razón, de que el progreso tecnológico que ha experimentado la medicina nos ha hecho perder aquello que tenían los médicos de antes, que con su capacidad de relacionarse con los enfermos compensaban su carencia de recursos terapéuticos. Seguramente los médicos de aquellos tiempos curaban menos enfermos que los de ahora, pero consolaban muchos más y los cuidaban mejor.

No hace falta que suframos como él. Empatía significa que comprendemos el estado emocional de nuestro paciente y le expresamos nuestra voluntad de ayudarlo.

Antoni Beltrán remarca una circunstancia, al hablar de la empatía hacia los enfermos, con la que yo coincido plenamente. Comenta que hay médicos jóvenes que ignoran la importancia para el paciente de que el médico vaya bien arreglado, bien vestido. Encuentra inaceptable que un médico sólo muestre como signo de identificación el llevar el fonendoscopio colgado al cuello, y que al verle pensarías que aquella persona ejerce cualquier otra ocupación, no la de médico, al ver el tipo de pantalones que usa y cómo va calzado. ¿No sería conveniente que la dirección de los hospitales diera alguna indicación sobre cómo debe ser la indumentaria del personal asistencial, tal como ha hecho al recomendar que no se salga a la calle a tomar café a los bares próximos con la bata con la que visitan a los enfermos?

El libro que estáis a punto de leer, es un libro dirigido a los médicos, pero también a los órganos de gobierno de las instituciones sanitarias, puesto que también habla de los espacios, de la luz, de los colores, del ruido, de la carencia de privacidad en las salas de hospitalización, del confort, que son aspectos que debería ser de la incumbencia de los gestores y no de los médicos individuales.

Yo recomendaría a los médicos que leyeran este libro, y que lo hicieran sin enfadarse. Antoni Beltrán explica cómo somos los médicos a partir de su experiencia como enfermo, y nos dice como le gustaría que fuéramos.

Nos valora como técnicos, pero piensa que podríamos hacer más por nuestros enfermos. El libro es una fuente de ideas para introducir cambios en el sistema sanitario en lo referente a las relaciones médico - enfermo, siempre desde el respeto y del agradecimiento. Debemos valorar positivamente el esfuerzo que ha hecho para transmitirnos su experiencia.

Desgraciadamente la valoración de muchas personas que han estado en un hospital como enfermos, se resume en si las enfermeras eran mucho o poco amables, si la comida estaba basta bien o no, si le han resuelto el problema de salud que tenía o si ha experimentado alguna complicación. Antoni Beltrán va más allá. También responde a estas preguntas, pero también examina de qué manera su experiencia de enfermo puede ser utilizada por la plantilla del hospital y por sus gestores para mejorarlo.

Yo le agradezco el esfuerzo que ha hecho y también haber sido capaz de resumir la historia de la medicina de manera amena y comprensible en el primer capítulo del libro, cuya lectura recomiendo encarecidamente.

Prefacio

Apreciado lector, una parte de la lectura de este libro te parecerá posiblemente extraña. Pero hay otra, en la que debes poner los cinco sentidos, pues solo de esta manera entenderás la primera premisa que tuve al empezar a escribirlo. Fue para hacer visibles algunas cosas que suceden en el mundo dedicado a la curación y poner mi granito de arena, y en algunas otras que he experimentado en mis propias carnes y a las que, debido a mis años de consultor, he deducido. Entiendo al médico más que como un científico, como un mecánico. Me refiero que su labor en concreto no busca desvelar los misterios del funcionamiento del cuerpo humano, sino en realidad lo que hace es aplicar los conocimientos en biología, física y química, con la finalidad de curar a las personas. De ahí mi afirmación cuando digo que: «*Los médicos desarrollan una medicina mecanicista*».

Creo imprescindible declarar que este libro está escrito desde mis propias experiencias. Y, también, de las distintas documentaciones personales, o con ayuda, que han sido realizadas sobre el campo en cuestión donde se desarrolla el estudio. Con esto se puede afirmar que es una visión de aquel que hoy, en medicina, es considerado como un *paciente*. O, como quiera que en un futuro se denomine, quien recibe atenciones médicas. Lo que debe prevalecer, ante todo, es que el análisis ha sido realizado desde una perspectiva distinta, de la que poseen los profesionales de la salud. Y, por ello, considero que podría ser interesante su lectura. Ya que puede aportar algunos puntos que, particularmente, pudieran pasar desapercibidos por los mismos.

Finalmente, desearía que este ensayo aportara a todos los profesionales unos conocimientos que considero que las aulas de la universidad obvian, solo por desconocimiento, por lo que deseo sea bien entendido tanto por médicos, sanitarios, estudiantes y demás personas a quienes pueda interesar, esta para mí laboriosa aportación. Pues se ha de considerar que, si a su preparación dediqué catorce meses, sin embargo, para documentarme y hacer las encuestas entre los distintos profesionales, sin que se apercibieran, se puede decir que ha sido un trabajo de años. Y ello no solo con los sanitarios en general, sino con enfermos, familiares y mi propia experiencia vital.

Antoni Beltrán

Introducción

Era una fría mañana de marzo, de eso hará unos 40 años. El joven que aún no había cumplido la treintena, estaba muy nervioso. Hoy le hacían una *biopsia hepática* a su padre. El lugar, un gran hospital de la ciudad de Barcelona, que en *aquella época estaba dejado de la mano de dios*. Sus instalaciones eran vetustas, de acuerdo con la situación que en aquellos momentos estaba viviendo todo el país.

Una vez llegado al recinto en compañía de su madre, les indicaron que tomaran asiento en una pequeña sala de espera que, a tal fin, se hallaba dentro del pabellón donde se encontraban los enfermos. Los nervios no le daban tregua, por lo que el muchacho dirigiéndose a una enfermera, le rogó que le revelara donde le darían noticias de su padre.

La sanitaria le señaló un lugar en el que había un ascensor, diciéndole que por allí salían los doctores del quirófano. Aquel sitio era un pasillo estrecho, perteneciente a una escalera, sin espacio siquiera para poder sentarse en algún rincón. El tiempo se hacía interminable entre las varias personas que se encontraban a la espera de noticias.

Estaba allí desde las 8 de la mañana, poco a poco los demás asistentes fueron atendidos, eran las 14 horas y nadie le daba ninguna explicación. De pronto, se abrió el ascensor y, esta vez sí, era un doctor ataviado con una bata blanca.

Quien, dirigiéndose a él, exclamó: Los familiares de... en ese momento mencionó el nombre y apellidos de su padre. ¡Sí, soy yo! Respondió el joven. El doctor, sin mirarle siquiera a la cara, le espetó: el paciente tiene una importante hipertensión portal. Su estado es muy grave. El médico, que en aquella época rondaría la cincuentena, ni siquiera se presentó, se encontraba con las manos en los bolsillos y todo ello lo dijo mirando al suelo; seguidamente sin despedirse bajó rápidamente por las escaleras, dando la sensación de que tenía mucha prisa.

Faltarían palabras para explicar lo desolado que se quedó el joven. Pues, aunque en realidad ya se esperaba aquella noticia, de ninguna manera se pudo imaginar la forma como se la había ofrecido aquel profesional. Durante mucho tiempo recordaría aquella escena, sobre todo por la falta de sensibilidad, que tuvo el médico al darle la noticia. Muchos años después y gracias a la profesión que estaba desarrollando, pudo comprender mejor a aquel médico en cuestión. Ya no lo entendía más culpable de lo que podría haber sido otro.

Sí, se puede decir que, en aquellos años, fue cuando me comenzó a germinar la idea de escribir el libro que hoy tienes en las manos. En él, explicaría la deficiente capacidad que tienen algunos médicos, cuando se trata de dirigirse a los enfermos o a sus familiares.

Más tarde la vida dio muchas vueltas. Tantas, que aquel muchacho que evidentemente era yo, hoy tiene unas cuantas experiencias que explicar. Ante todo, diré que me he convertido en lo que se llama un *enfermo policrónico*. Pero con una salud que me deja hacer una vida normal, dentro de lo que la sesentena larga me permite.

Eso quiere decir que, tanto en los distintos ingresos hospitalarios, como en las innumerables consultas, he experimentado todo tipo de circunstancias relativas a los tratos con doctores y enfermeras. Sería por tanto un desagradecido, si no reconociera que estoy vivo gracias a las buenas prácticas de estas gentes. A las cuales, y a pesar de eso, dentro de este ensayo, por qué no decirlo, voy a cuestionar.

Si bien, para ser justos, ellos personalmente no tienen toda la responsabilidad, de acuerdo a como iré desgranando a través de este ensayo. Evidentemente, por lo que parece, es que en algún momento se perdió de vista en las facultades, al enfermo propiamente dicho. Para dedicarse por completo a la enfermedad que pudiera padecer el mismo. Sí, estoy seguro que algún profesional me podrá decir: «*Esto no es así*». Pero la realidad se impone, cuando en las diversas entrevistas, que he celebrado con médicos de todas las edades; les he preguntado: «Si en la licenciatura, o en el transcurso de la especialidad, alguien les habló alguna vez, en profundidad, del modo en que debían dirigirse a sus pacientes o, en su caso, a sus familiares».

La respuesta, que siempre me he encontrado, ha sido negativa. Lo más sorprendente, es que cuando me he dirigido a médicos de una cierta edad, la réplica más generalizada, se ha argumentado de la siguiente manera: «*Eso se aprende con el tiempo*». Parece ser que en parte están reconociendo, quizás por la costumbre, que el asunto no tiene más importancia. Eso les ocurre, como en tantas otras profesiones. Ya que los que hablan así, no han tenido ocasión de vivir la experiencia como clientes, (en este caso pacientes) y, que además se dé la circunstancia, que el paciente en cuestión no sea médico.

Todo ello me ha llevado a la siguiente reflexión.

El médico entiende que tiene que luchar contra la enfermedad del enfermo, sin embargo, por lo que parece, no valora mucho la participación que pudiera tener este en la mejora de su enfermedad. Si bien, explicado de este modo, estoy en la seguridad que muy pocos clínicos estarían de acuerdo conmigo. Pues me dirían que no es cierto, que es necesario que el enfermo colabore. No obstante, esta afirmación solo quedaría reducida a palabras. Pues como vamos a poder examinar a lo largo de este libro, es evidente que no es así.

De acuerdo con esto, acabo tanto las intenciones que tienen todas estas hojas, como reconocer el gran respeto que me merecen todas las personas que se dedican a la sanidad. Pues si hoy, cualquier profesional que se precie, requiere para su éxito poseer vocación, en esta, es imprescindible, solo comparado con aquellas otras que están al servicio incondicional de los demás.

No deseo finalizar, sin hacerme eco de lo difícil que representa alcanzar la suficiente nota, para estudiar medicina en una de las actuales facultades de este país. Para que después, la compensación de tanto esfuerzo de estudio y penurias, incluyendo la especialidad, no se vea en la mayoría de los casos, recompensada económicamente.

Eso me hace creer encarecidamente en la humanidad. Pues si hay seres que, con su trabajo se ponen al servicio de los demás, haciendo unas jornadas que difícilmente se pueden encontrar en otras profesiones, esos sin ningún tipo de dudas son los médicos.

Por ello, después de que gran parte de mi vida la he dedicado a la *Consultoría del Management*, aquí va mi granito de arena, para la mejora, si cabe, de algunos aspectos que se escapan de lo estrictamente técnico. Pues mi voluntad está en ofrecer un análisis desde la vertiente del enfermo para, con ello, cuestionar, y no solo cuestionar, sino que con eso voy a ofrecer un método de trabajo basado en mis conocimientos del *Intentional Management system*, donde se desarrollan los distintos modos de comunicar, dirigir y relacionarse. Y todas las maneras que pueden influir en las personas, en este caso, lo que hoy los doctores, consideran sus pacientes

Capítulo 1

La medicina a través de la historia

En las civilizaciones arcaicas.

Antes de preguntarnos hacia donde se dirige la medicina, es necesario saber de dónde proviene. Pues solo así podremos conocer la verdadera esencia que ha llevado al médico al lugar donde está. Para ello considero indispensable hacer la correspondiente introspección.

Así se supone que comenzó la historia…

En el momento que me pongo a pensar en la vida de los humanos, irremediablemente me encuentro con el inevitable final que es su muerte. Cierto, desde que nacemos ya proyectamos el camino que más tarde o más temprano, inexorablemente nos llevará al final predecible de la existencia. Palabras que, dichas de esta manera, pueden parecer fatídicas, pero no son más que la realidad de todos los seres vivos. La vida tiene como contrapeso, este condicionante que es la muerte.

Los caminos para llegar a ella, son la enfermedad que, de una manera u otra, se da de un modo traumático o por distintos motivos, que van desde la autogeneración de células malignas, de múltiples y variadas infecciones, de disfunciones orgánicas producidas por el mal uso de la alimentación o la injerencia de productos tóxicos y finalmente, si se ha podido sortear todo eso, por la senectud. Cualquiera de estas situaciones, de no resolverse positivamente, tienen la conclusión ya expresada. Si tuviera que concretar lo expuesto, diría: que la vida, la enfermedad, el envejecimiento y la muerte, comprenden un ciclo natural que se justifica con la existencia. O, al menos, eso es lo que hoy con seguridad se puede afirmar. Porque del modo a cómo va evolucionando la ciencia, es muy probable que un día no tan lejano como nos puede parecer, los tres conceptos mencionados, se deban interpretar de una manera muy distinta a la que ahora lo estamos haciendo. (Un ejemplo de esta afirmación, se pude leer en: *Ingenieros versus Médicos*. Capítulo 21).

Como todo ello ha sido perenne en nuestra existencia, también lo fueron quienes se aventuraron a buscarle remedio a las enfermedades. Y ahí se puede decir que empezó a ocupar un espacio importante, en aquellas *sociedades arcaicas,* un determinado tipo de gente, que estaba muy lejos de lo que hoy podemos entender por médico.

Con esto, se hace imprescindible comprender la relación existente entre magia y religión. Desde el principio de los tiempos, los humanos se sintieron desvalidos ante aquella inmensidad que los rodeaba. Paradójicamente, es a partir del *Homo sapiens,* cuando toma consciencia de lo que es su propio yo. Y, ahí se apercibe, de que es perecedero, ya que la gente que está a su alrededor ocasionalmente se duerme, pero no se vuelve a despertar. Ese es el momento que descubre la muerte y lo que representa en toda su tragedia. Para ello, se afana en la búsqueda de una deidad que le prometa la vida eterna. Aunque más bien debería decir: Que es en ese momento, cuando siente la trascendente necesidad, de recrear a algo que dé forma a esa divinidad.

Presuntamente pudo ser el sol, al primero que adoró; eso podría explicar muy bien esa extraña atracción que, los hombres de todos los tiempos, han sentido por el oro. Los antiguos veían, en las pepitas de este preciado metal que encontraban en los ríos, los vestigios de la divinidad a la que le rogaban sus favores.

Desde entonces nada ha cambiado. O quizás debería decir que, los que han ido cambiando, son los nombres y los preceptos que las nuevas deidades han exigido a lo largo de los tiempos. Pero, sin embargo, que nadie piense que el hombre civilizado de hoy, a pesar de los muchos conocimientos que posee, a pesar de conocer la aportación que nos hizo *Darwin, con la teoría de la evolución de las especies,* a pesar del conocimiento del genoma, y a pesar de todos los pesares, no ha podido quitarse de encima la losa que le aprisiona y que le hace buscar, afanosamente, algo o alguien, que le ofrezca esa seguridad que él no posee.

Ese es el motivo principal de que no exista en el globo terráqueo ningún ser supuestamente racional, que no esté a expensas de eso que hemos venido a llamar: «*Superstición*». Sí. Se puede afirmar con rotundidad que ni la persona más equilibrada de la Tierra, está libre de esta lacra que nos atenaza a todos los humanos. Probablemente, ese es el motivo de nuestra continua necesidad por hallar lo mágico. Algo misterioso, fantástico, extraordinario, algo que sea capaz de liberarnos de las cadenas que nos atan a nuestra propia impotencia de lo desconocido.

De acuerdo con todo esto, todos los demonios interiores se manifiestan en el momento que el doctor, nos informa que padecemos una enfermedad. Dependiendo del tipo de dolencia y, también del *modelo mental* de la persona que la sufra, la noticia tendrá distintas consecuencias. Pero ese será un asunto, que abordaremos en un capítulo especialmente dedicado a ello.

Ahora volvamos a la historia...

En el principio del *Homo sapiens*, la enfermedad siempre se entendió como un castigo de las distintas fuerzas sobrenaturales. Por eso, su atención estaba en manos de sujetos con poder para pactar con los entes malignos o implorar aquellas fuerzas superiores que podían ser capaces de sanar al enfermo. Aquejado que, a menudo, era también víctima de las maldiciones de terceros, que habían invocado a los lémures para que sufriera aquellos daños.

Todas las creencias sin excepción, han basado su existencia en la protección y, como no podía ser de otra manera, en la cura de las enfermedades. Para ello, desde tiempos ancestrales tomaron varios nombres, como eran los de *sacerdote*, *brujo*, *mago*, *chamán*, *hechicero* o cualquier otro apelativo parecido. Por muchos milenios transcurridos, todo esto aún se encuentra en el imaginario popular, debido a la inherente superstición que padece el ser humano.

Vamos, pues, a proceder de una forma un tanto esquemática, cómo se intentaban resolver los males que aquejaban a las gentes en la prehistoria y años posteriores. Pues estas prácticas de una forma u otra han sobrevivido durante muchísimo tiempo; tanto es así que, en algunas tribus perdidas de tierras muy recónditas, hasta principios del siglo pasado se encontraron vestigios de estas maneras de entender las aflicciones.

El razonamiento básico de aquellos tiempos, como ya he indicado, estaba fundamentado en los *pensamientos mágicos religiosos*. No obstante, creo preciso aclarar que no se reconocía la enfermedad propiamente dicha, sino la invasión del cuerpo sufriente por algún espíritu maligno. Estos podían ser enviados por los propios dioses, como castigos por algún incumplimiento sagrado o, por terceras personas envidiosas del individuo aquejado y también, por venganza de una determinada ofensa que hubiera podido realizar a alguno de los espíritus errantes del lugar.

Esta cuestión, por difícil que pueda parecer, de un modo actualizado aún se halla en el *inconsciente colectivo* de muchas personas cuando enferman; bien porque ellas lo piensen, o porque su propia familia es la que lo cree.

Volviendo otra vez a nuestros ancestros. La sociedad del lugar se reunía alrededor del afectado, dirigida por el que tenía la capacidad de interceder ante las fuerzas superiores. Con todo esto se iniciaban los ritos compuestos por danzas mágicas y conjuros, donde se invocaba al espíritu maligno para que saliera de aquel cuerpo hechizado. Con la misma pretensión de expulsar al ente lesivo, el oficiante hacía uso de talismanes y amuletos, dependiendo del caso, para ayudarse en esta ceremonia. Valorando la categoría del personaje poseído, se ofrecían sacrificios a las divinidades, consistentes en manjares o animales; llegando incluso a sacrificar doncellas, niños o esclavos.

Si, a pesar de todo esto, el espíritu maligno permanecía en el cuerpo del enfermo, todos los esfuerzos se centraban en convertir aquel cuerpo en inhabitable para el usurpador. Para eso se preparaban pócimas vomitivas, a fin de que le ayudaran a expulsar aquel espíritu indeseado. De no conseguirlo, las cosas se ponían peor para el que padecía el mal, ya que era apaleado, de este modo se le haría insoportable al maligno su estancia en aquel cuerpo castigado. Si persistía, se multiplicaban las torturas de todo tipo, llegándole a hacer trepanaciones, para desalojar de allí aquel perverso. Olvidando al aquejado propiamente dicho, ya que, en la búsqueda por acabar con el espíritu intruso, se le dejaba morir de hambre, para que el despreciable ente perdiera todo su interés en permanecer dentro de aquel organismo desnutrido.

Lo explicado en los párrafos anteriores, es un resumen general de lo que representaron las enfermedades para el *Homo sapiens* y el modo que tenía para solucionarlas. Ahora haremos un resumido viaje por las civilizaciones que particularmente más influyeron en lo que representa la medicina; ciencia que se resume, según su significado, en: «*Cuidar, tratar y finalmente, si puede ser, curar*».

Conocer la civilización más antigua que existió en el planeta, es una cuestión harto difícil, aunque mejor diría imposible. O al menos este es el resultado que hasta ahora han dado los descubrimientos que se han ido realizando por las continuas excavaciones arqueológicas. Son precisamente los arqueólogos quienes, con una cierta persistencia, le están quitando la etiqueta de más arcaica a la última civilización que la tuvo, para dársela a la próxima que descubren.

Como ejemplos más recientes, se puede nombrar al templo de *Gobekli Tepe*, se calcula que pertenece al *Neolítico* y se encontró en el sudeste de lo que hoy es Turquía. A este habría que añadirle, el descubrimiento de unas antiguas ruinas, en China, que también parece que pujan por ser las primeras de la antigüedad, ya que se les otorgan unos 10.000 años. Estoy en la seguridad que antes que termine este estudio, se habrán descubierto nuevos enclaves, que colocarán la existencia de alguna cultura del hombre mucho antes de lo que hasta ahora se conoce.

En el Antiguo Egipto.

El hecho de comenzar la narración de las distintas culturas, por la que se suscribe en el título, cuando evidentemente esta no fue la primera de la que se tienen noticias documentadas, se justifica por la gran influencia que tuvo en la civilización griega (nuestra referencia en Occidente) que seguirá a continuación de la misma.

La civilización egipcia se remonta aproximadamente a 3.150 (a. C.) Este señaladísimo acontecimiento, sucedió con motivo de la unificación de varias ciudades del valle del Nilo. En los primeros tiempos, las curaciones se realizaban de acuerdo a las creencias mágicas religiosas que ya he descrito en los párrafos anteriores. Con el paso de los años las cosas fueron evolucionando y, las enfermedades comenzaron a estar a cargo de sacerdotes, quienes durante largos periodos de tiempo se preparaban concienzudamente en el templo.

Ahí se pudieron observar durante un prologado espacio de años, dos tendencias. La primera, se continuó haciendo uso de la curación, mediante el *pensamiento teocrático*. Sin embargo, por otra parte, la historia nos habla de *Imhotep* 2,725 (a. C.) Un gran pensador conocido por sus razonamientos, quien buscaba soluciones a los males que aquejaban a sus contemporáneos. Esta personalidad, a la que se le puede considerar como el primer médico de la historia, comenzó a utilizar razonamientos para buscar las causas de las afecciones. Iniciándose en prácticas consistentes en desarrollar preguntas, que a modo de interrogatorios realizaba a los enfermos. Consultas que iban acompañadas de inspecciones y palpaciones de los cuerpos, aquejados por cualquier mal.

Es de suponer que todo ello formaba parte de una escuela y con eso se estaba empezando empíricamente a racionalizar la curación. Sucedía durante la *III Dinastía*, fue ahí donde surgió propiamente dicho el médico, quien de un modo un tanto complejo para su tiempo, empezó a practicar algunas ideas, que bien podrían tener la consideración de científicas. El mencionado *Imhotep* de origen plebeyo, se puede considerar no solo el primer hombre que fue capaz de buscar los motivos de las enfermedades, sino que a la vez también, el primer gran sabio de la humanidad. Ya que alcanzó gracias a sus conocimientos, un significativo lugar dentro de la corte del faraón. Siendo también el artífice de las pirámides de su tiempo, a la vez que fue un reconocido y elogiado astrólogo.

En la Antigua Grecia.

Creo necesario recordar que la cultura occidental se desarrolla a partir de esta época. Por este motivo, muchas de las causas referidas de aquellos lejanos tiempos, tienen una destacada vigencia actual. Y como no podía ser de otra manera, la medicina también. Se han de destacar, los que fueron renombrados como los *Siete sabios de Grecia*. Conocida era la relación existente entre la filosofía y la medicina siendo, en algunas ocasiones, compleja y susceptible de múltiples interpretaciones.

Una vez hecha esta apostilla, que considero necesaria para poder comprender lo que significó esta cultura para la medicina, podemos sumergirnos en las prácticas de curación de los griegos de aquella época.

El mundo griego de la antigüedad, al igual que sus referentes, basaba la curación de los enfermos en la magia y los hechizos. *Apolo*, era considerado el dios de la salud. Si bien, más tarde, su hijo *Asclepio* le sucedió como semidiós de la medicina y la curación; este poseía un gran conocimiento de plantas medicinales. Al igual que en la medicina egipcia, los sacerdotes la estudiaban en los templos. No obstante, cabe distinguir que, en los rituales para la curación, *se mezclaba diestramente la sugestión, con una oportuna y manifiesta puesta en escena*. Métodos que continuaron latentes con ciertos movimientos dentro de la Época Victoriana, que más tarde desparecieron sin dejar resquicio alguno de su existencia. Aunque en mi opinión, y como a través de este estudio mostraré, en la actualidad se haría realmente necesaria su práctica.

Hacia el siglo VII (a. C.) la medicina cambió, quiere decir que se abandonaron paulatinamente los rituales que se basaban en expulsar los demonios de los cuerpos enfermos. Y se volvió una ciencia cada vez más objetiva, apareciendo la primera escuela propiamente dicha en la población de *Cnido*. A partir de aquel tiempo, se comenzó a estudiar al enfermo, mediante la observación, la palpación y perfeccionando los conocimientos empíricos. (Obsérvese el atraso que había hasta entonces, respecto la medicina egipcia).

Como ejemplo de los conocimientos que se tenían, basta con leer la *Ilíada* de *Homero*, en ella nos habla de los diversos tratamientos que se aplicaban a las heridas de guerra, con unos detalles un tanto sorprendentes para los tiempos que corrían (téngase en cuenta que estas referencias datan de la llamada *Edad del Bronce*). Esto permite suponer que, disfrutaban de grandes sapiencias, tanto en cirugía como en medicina interna. Naturalmente, valorando que provenían de aquellas muy lejanas épocas.

Un siglo más tarde aparecía *Alcmeón* de *Crotona* siglo VI (a. C.) quien también trabajó en dicha escuela. Fue precisamente este médico, físico, investigador, o como se quiera entender, el primero que desarrolló el tratado sobre anatomía humana que se conoce. Para ello, basó los conocimientos en la disección de animales. A la vez, fue también quien entendió que el cerebro era el lugar donde físicamente se encontraba el entendimiento de las cosas que nos sucedían. Se ha de hacer hincapié que la práctica para el estudio del cuerpo humano, propiamente dicha, no se inició hasta muchos siglos después.

En esos tiempos *Hipócrates* inauguró su propia escuela, corría el año 460 (a.C.). Conocido era el respeto que tenían los griegos por los conocimientos de la medicina egipcia. Pues no podían negar que habían sido sus referentes; se ha de reconocer que muchas de las sustancias farmacológicas que utilizaban, pertenecían a la antigua medicina egipcia. No obstante, *Hipócrates*, a pesar de sus intentos en aplicar su lógica en la referida medicina, fracasó. La causa de su decepción, pudo ser por la dificultad de entender aquella antigua, a la vez que compleja, terminología médica.

Todo ello, no malogró ni un ápice, el gran mito que se desarrolló alrededor de *Hipócrates*. Tanto que, entre otras muchas historias, era reconocida su descendencia familiar, con el semidiós *Asclepio*. De acuerdo con todo este particular, el desarrollo propiamente dicho de la medicina griega, se le atribuye prácticamente a él.

Entre otras cosas destacan los tratados del llamado: «*Corpus hippocraticum*». Forman parte de más de medio centenar de legajos médicos, los cuales están compuestos, por aproximadamente un millar de páginas. Que están redactadas en Jónico, entre los siglos V y IV (a.C.) dentro de lo que se podría considerar el *Periodo Helenístico*. En ellos, se englobaban diversos contenidos relacionados con las fracturas óseas, articulaciones, heridas de la cabeza, cirugía o, incluso, la ginecología; esta última, consta de cuatro tomos, que recogen: enfermedades de las mujeres vírgenes, la naturaleza de la mujer, las enfermedades de las mujeres en general y las mujeres estériles. Todo ello, se comprendió como la determinada escuela de medicina, que he anunciado al principio. Sin embargo, los historiadores creen que muchos de estos textos pudieron haber sido escritos por diversos autores, en el transcurso de los años enunciados.

Se podría decir que el primer *Colegio de Médicos* que existió, se creó alrededor del llamado *Juramento Hipocrático*. Ahí fue donde un número indeterminado de médicos, se unió con una misma idea. Esta constaba en el desarrollo y creación de un escrupuloso código ético, para aplicarlo en el trato con los enfermos. La deontología hipocrática se refleja en los tratados médicos sobre medicina antigua. Destaca la honestidad que debe poseer el médico, todos sus preceptos que figuran en el ya nombrado *Juramento Hipocrático*. De todos, hay un detalle a distinguir, dentro del juramento se especificaban los límites de lo que el médico estaba autorizado a hacer; con esto, se ponía freno a la facilitación de los suicidios que demandaban los enfermos.

Se debe valorar el modo como eran formados, los que pretendían estudiar las prácticas de la medicina. Para su acceso, tenían que pagar unas determinadas cuotas. La relación que se creaba entre alumno y maestro, podríamos considerarla como la del padre a un hijo, interviniendo el maestro en cualquier cuita que tuviera el aspirante. Preparación que se hallaba dentro de cualquier contexto teórico y práctico. Ya que el compromiso (juramento) establecía que el estudiante estuviera en contacto diario con los enfermos, esto les obligaba a acompañar al maestro en sus quehaceres.

En el Imperio Romano.

De la misma manera que Grecia bebió parte de sus conocimientos del Antiguo Egipto, podríamos decir que la sociedad romana no se podría comprender sin la historia griega. En realidad, Roma plagió totalmente todas sus divinidades. Con una única particularidad al respecto y es que cambió sus nombres. Por ese motivo es fácil confundirse, ya que, sobre todo al principio, habitualmente se mezclan ambas historias. Esa es la causa por la que, en ocasiones, es difícil desligar una crónica de la otra.

De cualquier manera, no cabe despreciar la gran aportación en muchos ámbitos del *Imperio Romano*, tanto culturales, como arquitectónicos, así como quizás el que se puede considerar como más relevante que es el llamado: *Derecho Romano*.

Pero vamos a ir por partes…

En la arquitectura y en la construcción, se vieron obligados a desarrollar un sentido inteligente. Pues no todos los lugares que conquistaban poseían los materiales que usaban asiduamente. Por eso, al tener que realizar obras de ingeniería para traer agua a las poblaciones (por poner un ejemplo) usaban aquellos elementos que estuvieran en el lugar. De este modo llegaron a resolver algo que, de otra manera, parecería irresoluble. Ante la falta de canteras usaban piedras sueltas, que unían por medio del mortero o de cualquier otra forma, también echaban mano al ladrillo; cuya fabricación, llegaron a perfeccionar de tal manera que consiguieron abaratar sensiblemente las arquitecturas. Finalmente, como curiosidad se ha de mencionar, que algunos de esos métodos de construcción han llegado hasta nuestros días.

Lo mismo se podría aplicar a la urbanización de las ciudades. Las urbes que, conformaban la estructura civil y social de aquella civilización, estaban pensadas para el correcto funcionamiento de los servicios públicos y militares. En la medida que se fue conquistando, también se fueron trazando las correspondientes vías, cuyo destino era Roma. Todo ello, poseía una utilidad práctica, ya que, de esta forma, se vertebraba el tránsito no tan solo de los ejércitos y de las personas, sino también de las mercancías.

Pero sin ningún lugar a dudas, la mayor contribución de esta cultura la encontraremos en las leyes. La creación del *Derecho Romano* que, se formalizó con el llamado: *Libro de las XII tablas*, fue después del tratado de *Hammurabi*, (que más adelante desarrollaré) el primer tratado legal, en el que se contemplaban un sin número de normas que sirvieron de inspiración a las culturas venideras.

Poco más se puede decir, en cuanto a la aportación filosófica, pues toda provenía de Grecia. Cuando empezó la cristianización, dependió de la teología de este credo. No obstante, se ha de destacar entre todos a: *Cicerón*, quien se le recuerda, por ser: jurista, político, filósofo, escritor y orador. Se le considera como la personalidad más retórica en prosa de su lengua, el latín.

Malogradamente, en cuanto a medicina no se puede decir que el imperio más grande del mundo aportara muchos adelantos. Si bien, significar al segundo mito, de todos los tiempos antiguos; el médico: *Claudius Galenus* de *Pérgamo*, nacido en Roma en el 130 (d. C.) y falleciendo en el 210 (d. C.), más conocido como *Galeno*. Durante un tiempo se interesó por los distintos conocimientos de: arquitectura, astronomía, agricultura, filosofía, hasta que finalmente se decantó por los estudios de medicina. Se cuenta que fue influido por su padre, quien una noche soñó con *Esculapio*, el cual le predijo la buena nueva que le esperaba a su hijo en esta ciencia.

Sus opiniones sobre medicina, se proyectaron por todo el *Imperio Romano* hasta nuestros días. No obstante, se perdió todo su vestigio, como tantas otras cosas con la caída de Roma. Cuando las hordas de aquellos pueblos bárbaros del norte, invadieron todo el imperio, se inició un imparable atraso cultural. Las ciudades fueron abandonadas, pues los invasores, preferían el cultivo de la tierra. Lo mismo se puede decir que ocurrió con las leyes y con todo en general. Con eso, también desaparecieron los conocimientos. El mundo de lo que hoy entendemos por *Europa*, quedó sumido en un profundo y total oscurantismo. (En el apartado dedicado a la *Edad Media*, se abunda con más detalle en los motivos que implicaron la desaparición del Imperio).

Se tiene que agradecer la recuperación de la memoria histórica y de los conocimientos, a los árabes. Ellos fueron, los que no permitieron que, aquellas sapiencias, quedaran en el olvido para siempre. Formalizaron la ciencia, a partir de las traducciones de los antiguos textos griegos. Fue de esta manera, como se retransmitió nuevamente toda la base cultural a Occidente. (Cuestiones que las desarrollaremos en la época del *Renacimiento*).

En la Antigua Mesopotamia.

Como se recordará, antes de empezar la historia de las distintas civilizaciones más antiguas, ya he hecho referencia a otras que, anteriormente, habían dejado su huella. Si bien, he creído preciso ceñirme a aquellas que nos ofrecieron suficiente documentación para poder ser catalogadas. Lo que obliga a dar un gran paso para atrás y volver nuevamente al orden cronológico que, por antigüedad, le corresponde.

No obstante, voy a justificar este orden, dado por la importancia que como ya he manifestado tuvo para Occidente la cultura de la *Antigua Grecia*. Si bien, para eso antes ha sido imprescindible conocer la arcaica *Civilización Egipcia*, ya que fue mucho lo que los griegos bebieron de ella. Razón que, como consecuencia, ha motivado hacer una parada obligatoria en el antiguo *Imperio Romano*; pues este fue una especie de altavoz, de lo que representaron los saberes de la *Antigua Grecia*, en aquella zona, entonces la más civilizada del mundo.

Y ahora sí, se puede proceder de acuerdo con lo expuesto, a estudiar la civilización más antigua que se encontró documentada: la *mesopotámica*. Civilización que, se remonta de 6.000 a 5.000 (a. C.), esta cultura estuvo compuesta por los pueblos: *asirios*, *acadios*, *babilonios* y *sumerios*. De esta amalgama de gentes, se puede decir que en forma de cascada se fueron retroalimentando todas las civilizaciones que les precedieron.

La *Mesopotamia* era un lugar que se encontraba en el norte del Golfo Pérsico, entre los ríos Tigris y Éufrates, el nombre proviene del griego y quiere decir: *Tierra entre ríos*. Fue precisamente allí donde aparecieron los pueblos antes descritos. No obstante, creo necesario hacer una especial mención, entre ellos, al rey de Babilonia *Hammurabi*, quien según contaban las crónicas en unas tablillas, agraciado por la ayuda de los dioses, fue el gran conquistador de *Mesopotamia*. Todo esto sucedía en el año 2.000 (a. C.), justamente de este rey cabe enfatizar, que se emitieran las primeras leyes que se conocen, con el llamado código de *Hammurabi;* en él se concedía una especial importancia, entre otras determinantes cuestiones, a toda la relación que los humanos de entonces tenían con la curación de las heridas de guerra y con los enfermos.

Se ha de reconocer el gran nivel cultural que alcanzó aquella antiquísima civilización; como muestra basta con nombrar a unas de las denominadas: *Siete de las Maravillas de la Antigüedad*, me estoy refiriendo a los *Jardines Colgantes de Babilonia*. Majestuosa obra que, fue mandada a construir, por *Nabucodonosor* quien reinó entre 1.125 (a. C.) y 1.103 (a. C.). De este rey, también se ha de mencionar que rescató, entre otras cosas importantes para su pueblo, el antes nombrado *Código de Hammurabi*, de manos del rey de los *Elan, Shutruk-Nahhunte*.

Es preciso recordar que, esta fue la primera civilización referenciada que se conoce, por seguir los métodos *teocráticos*. (Lo que significaba estar gobernada por las divinidades). Para ello, estas, mediante supuestos mensajes, elegían a sus representantes en la Tierra, quienes generalmente eran los reyes. No obstante, también se podía dar el caso que fueran los sumos sacerdotes. (Podríamos decir que en la actualidad aún hay una figura vigente, que la encontramos dentro de la *Iglesia Católica*, con la denominación del *Santo Padre*).

Esta forma de credo en el caso de las curaciones, no podía sustraerse de la práctica de toda una serie de hechizos y contrahechizos, para expulsar a los espíritus malignos. Los sortilegios practicados a los dolientes tenían una alta dosis de placebos que contribuían a la curación del enfermo. Fue así como, más tarde, esta práctica se extendería por Egipto y en consecuencia llegó a Grecia. Eso sin olvidar, al pueblo que fue esclavo de los egipcios, los hebreos.

Sin embargo, todas estas prácticas no fueron un impedimento para que estas culturas fueran conocedoras de una gran cantidad de remedios que, consecuentemente, empleaban en aquellas lejanas épocas. No debe parecer pues muy extraño que poseyeran este tipo de conocimientos, de los que se llegaron a contabilizar más de 500, tanto de origen mineral como vegetal. Por lo tanto, es innegable que, con toda seguridad, los egipcios bien pudieron ser los herederos, de tan vastos saberes de aquella farmacopea arcaica.

Manifestaba, en el párrafo anterior, que no deberían extrañarnos esos extensos conocimientos. Pues hubo otras cosas que realmente sorprendieron al mundo moderno. Eso sucedió en el momento que se hallaron unas tablillas con casos, donde se planteaban cuestiones médicas que, una vez estudiadas, pueden considerarse que están perfectamente desarrolladas. Dentro de ellas, se pueden observar cómo los enfermos e incluso sus familiares, graban en las mencionadas tablillas los síntomas que padecían y los correspondientes tratamientos, que les aplicaban los sacerdotes. Se puede decir que este es el primer archivo médico de la historia conocida.

Sin embargo, aún hay más, otra de las cosas que asombraron a sus descubridores, fue el momento en que se encontraron unas tablillas con determinados modelos de hígados, órganos que estaban convenientemente reproducidos en terracota. Todo ello viene a significar la importancia que tenía el estudio para aquellas gentes. Pues, con eso, pretendían averiguar la intención que podían tener los dioses en aquellos maltrechos cuerpos que estudiaban. El motivo del análisis de esta víscera, no era otro que, la creencia de que allí, era el lugar donde se encontraba el alma.

Cuestión que, si se entiende metafóricamente, no les faltaba razón. Pues, si aceptamos al alma, por la *conciencia*, puedo asegurar por experiencia personal que, este órgano, influye de un modo concluyente en ella. Precisamente, esa era una de las grandes preocupaciones para estos pueblos. Los cuales, consideraban al alma, inmortal. Ya que después de la desaparición del cuerpo, ella continuaría vagando por el universo. Este particular, llama poderosamente la atención, porque tiene una cierta concordancia, con ciertas opiniones que se emiten, en cuanto a la conciencia, desde la *teoría cuántica*. Si bien, hasta hoy no demostrada científicamente, responde al nombre de: *Biocentrismo*.

Punto y aparte, merecen los sueños. Todas las civilizaciones, partiendo de la mesopotámica, han seguido el ritual que les indicaban los sueños. El sueño, era la recreación de la noche, teniendo una estrecha relación con la vida, la suerte y la muerte de las personas. Con ellos, se hacían vaticinios, mediante supuestos mensajes que enviaban los dioses. Para el caso que nos ocupa, nos quedamos con los relativos a las enfermedades y a su curación. Creencia que se fue extendiendo por los pueblos de Egipto y de Grecia y, como no podría ser de otra manera, entre los Antiguos Romanos.

Fueron precisamente, de estas dos últimas culturas, las que nos han legado un nombre específico del dios de los sueños: *Hipnos* y *Somnus,* el cual, llevaba los mensajes a los reyes o grandes sacerdotes. También, y debido a la influencia que tuvo en la cultura hebrea, al haber sido durante muchos años esclavizada, podemos observar como la *Biblia* hace una continua mención de ellos, por medio de sus profetas.

En la Antigua Palestina

Este lugar era el que estaba habitado por lo Antiguos Hebreos, recibió mucha influencia de los modos como se trataba a los enfermos en *Mesopotamia* y *Egipto*. Todo ello, debido a los sucesivos cautiverios en que se hallaron. El principal motivo por el que interpretaban los padecimientos, era la ira que tenía *Jehová* para descargar su furia sobre los pecadores que incumplían sus preceptos. *El Levítico* (libro de los levitas) contiene sabidurías sobre como la mujer debía cuidar su higiene y la limpieza de lugares, para evitar la transmisión de impurezas. De este modo, se les prohibía expresamente durante la menstruación, mantener ningún tipo de relaciones sexuales con el varón.

También, se hacían recomendaciones sobre la separación del enfermo del resto de sus vecinos. Se podría decir que, con ello, se aportaba el conocimiento de la *primera cuarentena*. Cuestión aparte, es aclarar que la lepra, enfermedad tantísimas veces nombrada en la *Biblia*, no era más que un conjunto de padecimientos de la piel, motivados por una falta de higiene adecuada.

En el Antiguo Indostán.

Su inicio fue la Edad del Bronce, allí por los 3.300 (a. C.), se localizó en el valle del Indo, entre lo que hoy seria Afganistán, Pakistán y el Noroeste de la India. Tuvieron que transcurrir unos mil años, 2.400 (a. C.) para que se pudiera documentar una cultura que en nada tenía que envidiar a la *mesopotámica*, ni a la *egipcia*. Finalmente, hacia el año 1.500 (a. C.) el lugar fue invadido por los *Arios*, cuestión que influyó en las ideas religiosas y consecuentemente culturales, de lo que más tarde se vino a llamar la India.

La filosofía religiosa, permitió que los médicos pudieran sanar lejos de los preceptos místicos, eso los llevó a usar prácticas racionalistas. Si bien, no se pudieron sustraer de las influencias mágicas, al igual que las otras civilizaciones que hemos estudiado. Y como en todas, se consideraba a la enfermedad, como una represalia de los dioses. No obstante, en algo sí que se diferenció de las otras religiones: *la reencarnación*. El Karma, se representa por medio de los comportamientos que tienen los humanos. Eso provocaba que, se estuviera contantemente renaciendo, hasta conseguir llegar al *Nirvana* o, finalmente, acabar desintegrándose en el cosmos para siempre. Curiosa cuestión que, se plantea para un tiempo tan alejado, de los conocimientos que se pueden tener hoy del universo.

Al ser un país separado por castas, los primeros que tuvieron permiso para ejercer la medicina pertenecían a la casta sacerdotal, creada exprofeso o por los propios *brahmanes*. Tiempo después, comenzaron a aparecer médicos de segunda y tercera casta, con esto finalmente se les denominó: *Vaidya*. Dentro de aquella sociedad, el *vaidya* (médico) ocupaba un lugar muy destacado en la corte, poseyendo un gran reconocimiento público. Disponían de un cuidado estilo al hablar, así como su vestimenta estaba en consonancia con su respetabilidad.

El primer texto con contenido médico que se conoce fue el *Atharvaveda*, pertenecía a los *Arios,* los nuevos dueños del lugar. Ahí es cuando se muestra la llamada medicina *Ayurvédica*, tratamientos que vienen a significar: *El conocimiento de la vida*. Dentro de él se hallan informaciones escritas de varios sanadores de aquellos tiempos, 1.500 a 1.000 (a. C.) se destacaron: *Sushruta, Vagbhata.*

Mucho tiempo después, fue *Charaka* en el siglo II (d. C.), quien describió de un modo bastante aceptable, las distintas enfermedades contagiosas e infecciosas. Particularmente sorprende que, se conociera la existencia de la *Diabetes Mellitus*, esta era reconocida mediante una prueba que puede parecer repugnante en la actualidad, ya que el sanador degustaba la orina y, por el sabor dulce de la misma detectaba la enfermedad. Otra aportación, fue el *Cannabis*, con el que se elaboraba junto con otros productos la anestesia. Razón por la cual, destacaron en la incipiente cirugía, de un modo mucho más científico que las civilizaciones de su tiempo.

Hay que guardar una especial atención, en las maneras que utilizaban para conocer y curar las enfermedades. Esto lo hacían mediante *presagios*. Los cuales, aun disponiendo de relativos conocimientos técnicos para aquella lejana época, es preciso valorar que se practicaban más de 700 remedios, casi todos ellos, plantas medicinales. Sin embargo, estaban mediatizados por lo que arrastraba el mundo mágico en el que creían. Ahí es cuando se valían de cualquier aviso que les pudiera transmitir el dios *Dhavantari*. Por eso, en el momento de invocarlo, estaban atentos a los truenos, la lluvia o incluso a una bandada de pájaros. Todo era percibido como una respuesta de este dios que cuidaba a los enfermos.

Finalizaré el estudio a esta civilización, expresando que, hasta que no fue sacralizada por los seguidores de *Mahoma*, el sexo se tenía como algo muy respetable y grande, donde de ninguna manera era ocultado. Se consideraba algo pedagógico, por lo que las niñas eran instruidas en las prácticas amatorias, la danza y el canto. La tradición sexual estaba ligada a un concepto religioso del *hinduismo*. Creencia que, aún persiste en los seguidores de esta religión. Como un modo de entender la vida que se expresa con preceptos, como es orar a los dioses, mantener una cuidada higiene e incinerar a los fallecidos. De ahí destaca un aforismo del *Kamasutra*, que dice: ¡*El placer más grande que alguien pueda experimentar, es solo un ligero indicio de las posibilidades del alma!*

En la antigua China.

El *Imperio Chino* se extendió durante el reinado de la *Dinastía Xia*, 2.070 (a. C.) de acuerdo a los cálculos como se contabilizan los años locales. La zona iba desde el este de Asia, entre los ríos Amarillo y Azul, el Mar de la China y la meseta del Tíbet. Esta antiquísima civilización tuvo numerosas dinastías, quienes finalmente fueron dibujando su actual geografía.

La civilización China fue una cultura que estuvo en las antípodas de la que tenemos como referencia en Occidente, la *Grecorromana*. Si bien, no posee un cierto paralelismo, pues buscaba, antes que la curación, la prevención de la enfermedad de sus contemporáneos. Aparte de eso y valorando su antigüedad, no hubo ningún tipo de influencia entre ambas. Lo cierto es que fueron dos mundos muy distintos, aislados el uno del otro. Ese fue el motivo principal por el que los caminos de la medicina transcurrieron de modos tan dispares. Llegando al extremo que, el organismo, dentro de este conocimiento, según la medicina que estamos estudiando, se rige por una complicada red de *canales energéticos*. Lo cual no ha sido reconocido hasta el momento por la medicina científica.

Los pobladores de esta amplia zona practicaron cultos y rituales mágicos, religiosos. Igual que las otras civilizaciones que he reseñado anteriormente, consideraban a la enfermedad como un agravio cometido contra los respectivos dioses. Alrededor de 1.700 (a. C.) se inició la *Dinastía Shang*, que tuvo una existencia aproximada de 700 años. Civilización que, como he relatado, a partir de aquí, la filosofía de curación, es totalmente distinta a la de los otros pueblos ya mencionados. De modo que entendían una dualidad, entre el *Yin* y el *Yang*. Con ellos elaboraron un compendio de conocimientos, que los reseñaban dentro de un abanico de probabilidades adivinatorias. Las cuales, eran simbolizadas en las distintas respuestas que buscaban dentro de lo que consideraban, la comprensión del universo.

Todo ello constituyó un método teórico, donde se especulaba con observaciones empíricas que, a través de ellas, poseían una gran precisión. Destaca como terapia la *Acupuntura*, como uno de los principales medios de curación. También la práctica de masajes corporales, que se remontan a tiempos inmemoriales. Digno es de mencionar el tomo de especialidad médica, atribuido a: *Li Shizhen*, tiene unos 500 años de antigüedad, allí se muestran gran cantidad de brebajes, con más de 2.000 plantas medicinales. Sobre los años 200 (a. C.) la teoría de *Los Cinco Elementos* fue incorporada a las ideas de *Confucio*, estableciéndose el equilibrio entre el cuerpo y el alma. Llegándose a este punto, la medicina se fue olvidando cada vez más de los cultos rituales, destacando el cuidado de la higiene y la dietética.

Finalmente es preciso indicar que, hasta el año 1.840, fue la única medicina conocida en este vasto país. A la llegada de la llamada *Guerra del Opio*, comenzó a aparecer la medicina occidental. Sin embargo, el gobierno de la revolución (*Mao Zedong*) rechazó todo lo que proviniera de Occidente, apoyando nuevamente la medicina tradicional. Paulatinamente con la llegada del *revisionismo*, a partir del 1.991, ambas medicinas se consideraron legales. Si bien, hay aún una fuerte implantación de la medicina tradicional, más usada en enfermedades crónicas o pequeñas afecciones.

Como es notorio he obviado las *culturas precolombinas*, y todas las restantes que pertenecieron al mundo antiguo, salvo la cuestión que apunto en la medicina azteca. Por una sola razón, y es que no tuvieron ninguna incidencia, ni singularidad, en la parte del globo que hemos estudiado, por lo que, con esta puntualización, cerramos este espacio y pasamos a investigar el próximo. (Medicina Azteca que podremos leer en: *Las dudosas ciencias de la Psiquiatría y de la Psicología*. Capítulo 13).

Ahora, dando un salto colosal, entramos en la Edad Media.

El Imperio Romano finalizó en el siglo V, iniciándose a partir de entonces, la denominada *Edad Media* que se extendió hasta el llamado *Renacimiento*. Pero antes de entrar en ella, vamos a ver lo que ocurría por aquel entonces. Ya que, con la desaparición del orden constituido, la situación comportó una gran debacle en aquella sociedad. Son muchos los historiadores, que han culpado a los tres hechos más significativos que se sucedieron en aquellos tiempos. Como fueron, las contínuas intrigas que había en torno al trono de los sucesivos emperadores, la intrusión de los cristianos en la sociedad romana y, la llegada de las hordas de bárbaros provenientes del Norte de Europa.

No obstante, obviaron uno que, a mi juicio, fue el más determinante, pues este resultó ser el mayor enemigo de todos. Un asesino que, desde el silencio se estuvo gestando dentro de Roma hasta su final. Si bien, hay que reconocer que las demás cuestiones, no fueron óbice para provocar la debilidad de un imperio que, de una manera u otra, tenía los días contados. Pero el verdadero antagonista, que compitió contra la grandeza de aquella supremacía, resultó ser un gran desconocido, el cual no fue descubierto totalmente hasta mediados del siglo XVII: «*Los microbios*».

Sí, los microbios. Pero, ¿qué pudo provocar su existencia? Cualquiera que esté versado en la historia romana, caerá en la cuenta que esta situación resulta un tanto impensable. Ya que una de las cosas que más destacaron en aquella cultura, era la higiene. Limpieza que se evidenciaba por el interés que aquella sociedad tenía por los baños, conocidas fueron las llamadas termas.

Balnearios que se apresuraban a construir allí donde las conquistas los llevaban y creaban un asentamiento. Y no solo era eso, cabe mencionar la disposición que, mostraron los gobernantes de aquel vasto imperio, por el control de las aguas fecales, realizando una extensa construcción de sistemas de drenaje. Como ejemplo, se distinguía la *Cloaca Máxima*, su cometido era el mismo que hoy en día le otorgaríamos a una moderna planta de desagüe. Semejante a lo anterior, se podía hacer extensivo a los retretes, los cuales estaban provistos de agua corriente. Inaudito, por cierto, hasta mediados del siglo XIX, en las ciudades más modernas de Occidente.

De igual modo cabe recordar que, después del gran incendio, donde fue pasto de las llamas una gran parte de Roma, se aprovechó su reconstrucción para rectificar el crecimiento desordenado que había en la ciudad. Las calles eran muy estrechas y, estaban construidas sin ningún tipo de planificación. Eso representó que las nuevas construcciones estuvieran realizadas, con una estudiada urbanización. Lo que dio la posibilidad de crear unas espaciosas avenidas, rodeadas además de grandes parques que, constituían un gran pulmón para quienes habitaban aquellos lugares. No obstante, se ha de aclarar que esas zonas pertenecían a los patricios, quienes vivían en casas adecuadamente ventiladas, otra cosa podría ser la hacinación de cierta parte de la población menos favorecida. Y es precisamente, en esta contradicción, donde se halla una primera respuesta, al enigma que he planteado anteriormente.

Todos aquellos cuidados, que se otorgaron en aquella sociedad, no buscaban otra cosa que la satisfacción personal y la comodidad. Pero en absoluto, tuvieron en cuenta, lo que representaba la higiene. Ya que, esta era imprescindible, para zafarse de algo desconocido no tan solo en aquellos tiempos, sino muchísimos años después, los microbios. Sí, de haberse conocido, la humanidad se hubiera ahorrado los tremendos sinsabores que representaron las continuas infecciones que, en algún momento, pudieron representar la exterminación, no solo de la sociedad que estamos estudiando, si no la del mundo conocido de aquella época.

Pero veamos qué es lo que exactamente sucedió. Para ello voy a explicarlo de un modo metafórico. Hay que imaginar una gran pompa de jabón, un segundo antes de estallar, eso era textualmente Roma. Un imperio tan sumamente grande que cualquier problema, por pequeño que pudiera ser, se multiplicaba de un modo gigantesco. Todo ese tamaño, le obligaba a mantener fronteras muy distantes entre sí y eso, a su vez, a destacar tropas en esos lugares. Desde esos puntos y, de acuerdo como ya he explicado en el espacio dedicado al Imperio Romano, habían trazadas unas vías, las cuales todas conducían al centro del mundo de aquel entonces: ¡Roma! A todo esto, se habían de incluir las rutas marítimas de África, las cuales formaban parte del vasto imperio.

Y fue en ese momento, cuando estalló la pompa de jabón. Dentro de aquellos lejanos territorios, anidaban unos invisibles asesinos que todos desconocían, tenían el tamaño de microorganismos que pasaban desapercibidos a la vista humana. Siendo capaces de causar tanto mal, como era la muerte de las legiones y la de los marinos. Los infectados, además eran transmisores de aquel tipo de enfermedades, quienes, a su vez, iban infectando a la demás gente que, de un modo u otro, se relacionaban con ellos. Todo esto explicaría por qué, en los últimos años del imperio, sus naturales estaban aquejados de unas extrañas y desconocidas dolencias, a las que se les denominó: «*La peste*».

Las circunstancias que se estuvieron dando, provocaron una importante disminución de la natalidad entre los ciudadanos romanos. Y si a eso, le unimos las muertes prematuras debido a la mentada peste, podemos imaginar la necesidad de reclutar nuevos soldados, para mantener aquel ejército, en que se fundamentaba la seguridad de Roma.

Y fue precisamente ahí donde entró en juego otro factor, pues con la referida escasez de soldados, no se tuvo más remedio que cubrirla con los extranjeros que habitaban en el imperio. Sí, fueron esos que en Roma los denominaban *bárbaros*. No se puede negar que eran unos aguerridos guerreros, pero, sin embargo, adolecían de cualquier tipo de amor hacia Roma. A todo esto, hay que sumar la otra circunstancia ya nombrada, la mayoría de generales, se hallaban en una continua conspiración, para conseguir ser emperadores, las dos referidas cuestiones, más el hecho que la población se hallara aquejada de continuas enfermedades, pueden dar una idea del porqué del final de aquel imperio.

No obstante, dejo como un caso aparte, el grupo que bien se puede decir, le dio la estocada final, *los cristianos*. (Más tarde daré una contada razón, del daño que provocó su credo). Fue en aquellas circunstancias, llegando al final del siglo V (d. C.) como un pueblo de bárbaros, provenientes del Asia Central, entraron por las fronteras del este del imperio. *Los Hunos*, así se llamaban aquellas gentes nómadas, preparadas para la lucha, pero totalmente faltas de cualquier tipo de refinamiento.

Su éxodo se pudo deber a varias causas, entre ellas a la hambruna y, como consecuencia, múltiples tipos de enfermedades que resultaban nuevas por aquellos lares. Entre tanto esto acontecía, las otras partes del imperio eran invadidas por distintas tribus procedentes del Norte, entre las que se encontraban: los *Godos*, los *Alanos*, los *Francos*, los *Suevos*, los *Vándalos* y algunas tribus más.

Se puede decir que, ese fue el motivo fundamental por lo que, al verse Roma debilitada, además de evidenciar su decaimiento, todos a una acabaron con aquel imperio. Poderío que desapareció, como concepto de grandeza, en el año 395 de nuestra era. Momento que, se realizó su fragmentación, para una mejor gobernabilidad. Sin embargo, lo que no despareció fueron las infecciones que más bien se acrecentaron, de acuerdo a como ya he indicado, en forma de nuevas enfermedades, a las que se les denominó plagas. Lo que produjo, las consabidas epidemias que bien se pudieron deber a cambios climatológicos, que se produjeron en aquellos tiempos. Y a esto, se debe añadir algo que fue determinante para que todo ello sucediera, la evidente falta de higiene de los invasores.

Esta suma de circunstancias, donde se unieron las enfermedades del lugar con las que aportaban los nuevos dueños, fue precisamente lo que motivó que, desde el fin del imperio hasta el *Medievo,* el territorio estuviera sacudido por las continuas epidemias. Como conclusión, se puede decir que el siglo V representó para Occidente una gran vuelta atrás en los razonamientos. Prácticamente toda la cultura que albergaba Roma, procedente de Grecia se perdió y, a cambio, fue sustituida por el pensamiento único y teocrático del dios del cristianismo. De este modo, prevaleció la unidad religiosa a lo largo y ancho de los territorios. El hecho de que todos aquellos pueblos se cristianizaran, no se hizo mediante un determinado apostolado, si no que se convenció a sus caudillos y estos ordenaron a su vez a su gente, su conversión. De todo ello se puede suponer que los nuevos creyentes lo eran, porque socialmente es lo que se requería, lo cual no quiere decir que dejaran de practicar sus credos.

Lo que provocó que volvieran a proliferar las antiguas creencias mágicas, ya superadas en tiempos pasados por el razonamiento. Eso representó que, se unieran por primera vez, las doctrinas populares de los pueblos invasores, entre ellos: celtas, germanos, galos, junto a las tradiciones árabes y judías, es con este cóctel, como se puede comprender, aquella antiquísima magia, despertada del olvido por aquellas gentes, lo que levantó las suspicacias de la *Iglesia Católica,* a la sazón ya establecida como nuevo orden y que, aglutinaba, con sus dogmas, la desaparecida unidad política.

Fue por aquel entonces, cuando la Iglesia comenzó a crear escuelas y universidades, donde se impartía por medio de clérigos una enseñanza escolástica, eso representaba una mezcla de la interpretación de los evangelios, con las doctrinas *aristot*élicas, que se interpretaban según conviniera. Ahí se emulsionaron los conceptos de fe y razón, para explicar las funciones de la ciencia. De estas enseñanzas dogmáticas, se produjo el control del pensamiento. Lo que representó que, cualquier análisis, tuviera como lógica una visión determinista, que no tenía otra razón que no fuera aquella impartida por el cristianismo.

La consecuencia de todo eso, fue que, la curiosidad se considerara un pecado, porque atentaba contra las verdades divinas. La explicación, que se daba en aquel entonces, era que todo lo que se sabía era por la voluntad del *Señor* y, que ir más allá, era un motivo para ser considerado un hereje. Ahí es cuando tenemos que recordar a: *Miguel Servet, Galileo Galilei, Nicolás Copérnico, Giordano Bruno*, y a tantos otros que, o bien tuvieron que sucumbir o fueron condenados a una muerte, donde se acompañaba de una cruel e inexplicable tortura, aplicada por aquellos, en cuyo evangelio promocionaban el amor y el perdón a sus iguales.

La concepción que se tenía sobre el cuerpo humano era muy peculiar, ya que este solo se estimaba como un envoltorio perecedero, de no pocas fuentes de pecado. Donde su única utilidad era que en tanto se vivía, contenía el alma inmortal. Esa sí representaba la verdadera esencia del hombre. Como es evidente, este concepto en que, se tenía el organismo, se aplicaba de un modo muy estricto a las enfermedades. Para cualquiera de ellas, se le encontraban los motivos de que se sufriera la dolencia. Pues no podía ser otro que un castigo divino provocado por el pecado de impureza. Un simple constipado, podía tener connotaciones mortales de necesidad, esto era debido a dos causas fundamentales.

Por una parte, la evidente falta de higiene, motivada por la creencia eclesiástica que lavarse el cuerpo no solo no era sano, sino que, además, era un grave motivo de pecado. Y, a esto, se le unía el desconocimiento que causaba el padecimiento y como consecuencia, no se hiciera nada para tratarlo. Sin embargo, eso no disuadió que, cualquiera que pudiera razonar, cayera en las prácticas mágicas. Estando en manos de los sucesivos Papas su autorización, lo que representó un gran atraso. Realmente se desconocía, porqué enfermaban las personas que, básicamente lo hacían, por el hacinamiento reinante, una alimentación muy deficitaria y la tremenda falta de higiene, ya nombrada.

De este modo, la medicina que se aplicaba en aquella época, por los doctos monjes, era muy concreta. Su tratamiento consistía en orar para interceder ante dios, para que este, magnánimo, accediera al perdón de los pecados del enfermo. Cuando los ruegos fallaban, los clérigos, suponían que los enfermos estaban poseídos por algún tipo de diablo. Para ello eran llamados los especialistas en *exorcismos*, actuando sobre la persona poseída. Así ejercitaban todo tipo de conjuros, para obligar al maligno a abandonar el cuerpo poseído. Llegando incluso al caso de matar el cuerpo de la posesión, para que el maligno abandonara definitivamente aquella estancia. ¿Y, no era eso quizás, lo que se hacía en los tiempos de la prehistoria? Todo esto puede dar una idea, hasta qué nivel, se derrumbó la capacidad de razonamiento de los hombres de aquella época.

Paralelamente a esta situación. Lo magos no solo emitían conjuros de curación, sino que, suministraban plantas medicinales pertenecientes a aquellos antiguos conocimientos ya abandonados por el nuevo orden. También practicaban artes adivinatorias, para descubrir de dónde provenía el mal, con una clara intención de revelar las causas. Todo ello era motivo de persecución por brujería. Donde cualquier tratamiento, como pudiera ser una pócima o un elixir o cualquier invocación, podía ser motivo de embrujamiento. Lo paradójico, es que muchas de estas liturgias fueron apropiadas por la *Iglesia Católica*, para añadirlas a las propias. También los santos que, fue recreando la propia iglesia, monopolizaron todos los fenómenos sobrenaturales que, antiguamente, eran propiedad de las creencias de los brujos.

De este modo se creó una persecución, a lo que llamaban malas artes demoníacas. Teniendo su momento más floreciente con el denominado *Tribunal del Santo Oficio de la Inquisición*. Todo esto motivó que, en aquella época, no existiera la investigación y lo único que se hacía eran prácticas aparentes, que no tenían ningún tipo de utilidad sensata. Ya que, de otra manera, hubieran estado castigadas por las normas, con las consecuencias de tener que ser juzgado por el ya nombrado santo tribunal.

En cuanto a intervenciones quirúrgicas, que las había, bien se podrían considerar como una práctica cruel y cruenta. Fue el Papa *Inocencio II*, quien, en 1.215, prohibió a los clérigos el uso de la cirugía. Desde ese mismo momento, pasó a ser dominio únicamente de los barberos, duchos en el uso de la navaja, lo cual causó que estos obtuvieran muy mala fama por los destrozos que hacían. Las intervenciones se realizaban sin ningún tipo de anestesia, usándose como sustituto para inducir el sueño una gran cantidad de vino, acompañando la ingesta con opio y, en casos muy contados, se les administraba cicuta.

Por otra parte, las sangrías eran la solución que se había encontrado para solucionarlo todo. Para ello, se servían de sanguijuelas, quienes aliviaban los males al enfermo. Entre estos, se encontraban habitualmente los *Señores Feudales*, quienes, al comer gran cantidad de carne roja, de un modo muy desproporcionado, sufrían el llamado *Mal de gota* que aliviaban de la forma antes dicha, o con vendas en baños de vapor, duchas de agua fría para que les desaparecieran los malos humores y también, con cepillados de piel. Finalmente, por la ingesta de carne roja, se reproducían de un modo más habitual las *hemorroides*, lo peor de ellas, era el tratamiento que se empleaba, dado que consistía en la aplicación de un hierro candente. No obstante, creo necesario advertir que este recurso solo era usado, si las plegarias no causaban el efecto deseado.

En cuanto a la asistencia social de esta época no era mucha, los enfermos se encontraban diseminados por cualquier lugar. Para ello, la Iglesia creó algunos espacios, donde eran concentrados, con el único fin de darles hospitalidad (de ahí proviene la palabra hospital). De otra manera, los enfermos aquejados de *leucemia, hemofilia, lepra,* etcétera eran considerados como monstruos o vampiros, por lo que era fácil que, por una supuesta compasión, se les causara la muerte.

Finalmente, a parte de las pobres viviendas donde habitaban los siervos, faltas de espacio y de salubridad, las construcciones palaciegas de aquella época, desmerecían totalmente el confort. Asimilando que, una familia de hoy, en cualquier país, posee más comodidad que la que tenían entonces los hombres más poderosos del lugar. Los reyes y los nobles se hacían construir, suntuosos espacios de gran amplitud. Donde, se adolecía de la necesaria higiene, como era el agua corriente. Difícilmente, se podía encontrar algún retrete y, cuando lo había, estaba carente de desagües. El hedor de aquellos recintos, se debía a que los que los habitaban, algunas veces defecaban en algún rincón. Igual que lo haría un animal y, cuando no, lo hacían en cajas que permanecían a la vista durante mucho tiempo. Para luchar contra aquellos olores, se hacían acompañar de perfumes, a los que continuamente acudían con su pañuelo. Toda aquella grandeza palaciega, era tan malsana que, no era más que un gran pozo de microbios y, consecuentemente, de enfermedades.

En el Renacimiento.

Entre los siglos XV y XVI Occidente empieza a despertar del largo letargo cultural en que se encontraba. No se puede indicar una fecha exacta del inicio y fin de este periodo que acabaría en la llamada época de la *Modernidad*. Pero vamos a analizar qué elementos fueron sustantivos, para que se produjera el referido cambio. De ellos, se han de destacar los que a continuación se detallan, aunque a mi juicio, todos en un conjunto, fueron los que lograron que se instruyera esta gran evolución.

Empezaremos por el descubrimiento de *América*, por el entonces mundo conocido. El crecimiento repentino del tamaño del mundo, causó una gran conmoción. Trastocando profundamente las ideas basadas en lo que, hasta entonces, era sabido. El suceso, de algún modo representó lo mismo a una gran excitación en las mentes de aquellas gentes, educadas en la certeza más absoluta y donde no cabía ninguna posibilidad de percibir cambio alguno.

La subida al trono del *rey Carlos I de España* y *V del Sacro Imperio Romano Germánico*, inició la hegemonía española, en un imperio que por aquellos tiempos nunca se ponía el sol, de este modo las ideas se volvieron a unificar, aunque esta vez fuera de una manera seglar.

Como consecuencia del hecho anterior. Se le ha de sumar la irrupción de las llamadas: «*Reforma* y *Contrarreforma*», que se sucedieron por los abusos que la *Iglesia Católica* realizó sobre los creyentes; hasta los propios Papas tuvieron un comportamiento digno de los peores emperadores romanos que recoge la historia.

La aparición del nuevo planteamiento de *Copérnico*, el *heliocentrismo*, (según el cual, la Tierra no era el centro del universo, sino que tan solo era un planeta más del sistema solar). Causó un gran cambio de mentalidad. Esta noticia provocó la denostación del *teocentrismo* imperante hasta la fecha (donde se creía que la vida era un mero trámite para alcanzar la eternidad). Y dio paso, a la aparición del *antropocentrismo*. De este modo el hombre, volvía a considerarse un ser pensador que basaba su confianza en la razón. Y, con ello, se iniciaba en la búsqueda del conocimiento oculto que, a la sazón, lo había tenido totalmente prohibido.

La creación de los estados independientes de la Iglesia, representó que los *señores feudales* fueran los dueños de la tierra, en tanto que los clérigos, del cielo. De esta manera se comenzaron a separar los reinos de la tierra y el cielo. El mundo volvía a encontrarse otra vez en la época bíblica de *Jesús de Nazaret*, cuando afirmó: «*Darle a Dios lo que es de Dios y al César, lo que es del César*». Una clara respuesta que los habitantes del Renacimiento supieron interpretar muy bien.

Finalmente, lo último a reseñar fue la imprenta. El importante hito que, representó esta invención, puso al alcance de mucha gente los conocimientos de aquel momento. Hay que recordar que, hasta entonces, todo lo que se escribía era de forma *amanuense*. Procedimiento que, aparte de lento, era costosísimo. Por lo cual esta irrupción, constituyó en aquel momento, lo mismo que en los tiempos actuales ha supuesto *internet*.

Seguro que, podría detallar mucho más las razones por las que floreció esta época, pero el estudio no va encaminado hacia eso, por lo que creo suficiente, para dar una idea de los motivos que causaron el gran cambio de mentalidad. El período que estamos estudiando, se caracterizó por la vuelta a la olvidada cultura *grecorromana*, eso supuso el uso de las lenguas griega y latina. Y con ello, el interés por el hasta entonces denostado humanismo. Eclosión que, apareció particularmente en Italia, donde personajes como: *Dante, Boccaccio, Petrarca* y otros, se encargaron de buscar manuscritos antiguos para imitarlos.

También con todo este movimiento, se inició de un modo formal la ciencia, entendida como uno de los pilares básicos del conocimiento humano. Constituyéndose, mediante un conjunto de saberes verificables, obtenidos a partir de la observación, el estudio y la experimentación de las cosas. Y de esta forma, todos los avances que, como no podía ser de otra manera, también llegaron a la medicina. Si bien, debo aclarar que, eso no sucedió de una manera radical, si no que estuvo a expensas de numerosos altibajos que, como es lógico, ralentizaron los procesos.

Uno de los valores que se han de reconocer de esta época, son los de una determinada gente, a la que bien podría considerarse *prodigiosa*. Pues, partiendo de la nada o, mejor, iniciándose desde un mundo lleno de prejuicios y confusión, donde el mero hecho de pensar era considerado pecado y, por ello, motivo de ser juzgado por el *Santo Tribunal de la Inquisición*, consiguieron aportar unos descubrimientos inauditos. Sin un parangón históricamente parecido. Sobre todo, si valoramos las grandes dificultades que presumiblemente tuvieron.

De todo esto son ejemplos, insignes personajes, como: *Leonardo Da Vinci, Cristóbal Colón, Galileo Galilei, Copérnico, Isaac Newton, Shakespeare, Andrea Vesalio* y una contada lista más de pensadores, médicos, inventores, pintores, escritores, escultores, en fin, toda una explosión cultural que se dio casi al mismo tiempo. Si se reflexiona, parece que, toda la fuerza de la humanidad desde el pasado, se hubiera concentrado, para darle un gran empujón. Y, colaborar, con aquellos contemporáneos, quienes partiendo de las condiciones que partían, pudieron llegar a hacer las aportaciones que ofrecieron.

Y hablando de aportaciones, en medicina, se han de destacar las personas y los hechos que significaron un paso gigante para ser recordados, con todo el derecho, en el *Renacimiento*.

De estos cabe señalar al médico: *Andrea Vesalio (1.514 al 1.564)*, su contribución puede ser comparada a la de *Copérnico*. Si decía anteriormente que este último descubrió el *heliocentrismo*; *Vesalio*, puso al alcance de toda la profesión de la época, la verdadera *anatomía humana*. Si hago esta afirmación, es porque hasta entonces todos los conocimientos sobre este particular, se basaban en los escritos de más de 1.000 años de antigüedad de *Galeno*. Quien, al no poder hacer disecciones de cuerpos humanos, por ser una cuestión prohibida desde siempre, se basó en la anatomía exterior del simio, mientras que, para los órganos interiores, lo hizo estudiando al perro y el cerdo.

Todo eso le valió severas críticas, sobre todo, por el hecho de que se atreviera a corregir de una manera tan determinante, al referente de la medicina de siempre, *Galeno* que, hasta entonces, era considerado una autoridad incuestionable. Con esto, *Vesalio*, siguiendo los dibujos sobre anatomía de otro grande de la época: *Leonardo da Vinci*, se valió para dar un giro total hacia la realidad. Abandonando definitivamente, aquellas creencias basadas en conjeturas no comprobadas. Como demostración de sus conocimientos, presentó su obra: *De humani corporis fabrica*; conformada en cuatro volúmenes. Se puede añadir que fue tal la importancia del trabajo que realizó, que todos los tratados escritos posteriormente estaban basados, en los planteamientos que este insigne médico anatomista ofreció.

Con todo el compendio de saberes que aportó el estudio de anatomía de *Andrea Vesalio* en, la ya mencionada, *De humani corporis fabrica* y, a la vez, la denostación de los barberos, en favor de que ese uso fuera realizado por los propios médicos y no como se había hecho hasta entonces. Particular situación que consistía, en tanto que el maestro leía sentado en un trono, lo que se iba a realizar, el barbero hacía la disección. Todo ello valió para el desarrollo posterior de especialidades, como son la propia fisiología, la cirugía y la medicina interna en general.

Otro personaje a resaltar, es la figura de *Ambroise Paré* (1.517 al 1.590). Sus inicios fueron de barbero, donde adquirió experiencia trabajando en el *Hôtel Dieu*, de París, incorporándose, un tiempo más tarde, al ejército como cirujano. Estando en el ejercicio de su labor, es cuando por casualidad, fulminó un mito, hasta entonces aceptado por todos. Lo cierto, es que fue fruto de un descuido, ya que se había quedado sin aceite para suturar las heridas. Y, ante el temor de recibir un castigo de sus superiores, se le ocurrió como sustituto, lo primero que disponía, *pólvora*. De esta manera, por pura casualidad, se descubrieron dos cosas a la vez, que la pólvora no era venenosa, como hasta entonces se había creído y, con ello, se evitaban las graves quemaduras producidas por el aceite hirviendo que se aplicaba para suturar las, muchas veces, terribles heridas.

Después de la experiencia en diversas guerras, se consideró capacitado para escribir un tratado, donde pensaba exponer los conocimientos adquiridos, por las lesiones de armas de fuego. Al volver a París se dispuso a realizarlo, con el largo título: *El método de tratar las heridas hechas por arcabuces y otras armas de fuego; así como las causadas por las flechas, dardos y similares; también las quemaduras, especialmente hechas por pólvora de cañón.* Presentándolo en 1.545. De esta manera, tomó la costumbre que, cada vez que era llamado como cirujano a una nueva guerra, posteriormente escribía sus experiencias en las curas de campaña. Esto hizo de *Paré*, un maestro reconocido, siendo sus principales lectores, tanto cirujanos, como barberos que se dedicaban a estos menesteres. Su segundo libro, directamente dirigido a los que consideraba sus colegas, lo acompañó con láminas del propio *Vesalio*, reconociéndolo como el médico más experimentado, en estas cuestiones, de todos los tiempos.

Finalmente, otro de los hitos a celebrar de *Paré* fue en 1.549. Cuando en otra cruenta guerra descubrió que no era necesario cauterizar con fuego el muñón de los amputados y si, en su lugar, les ligaba los vasos arteriales venosos ya seccionados; con esto evitaba las terribles quemaduras que se producían tras la cauterización. Todos estos descubrimientos le valieron, para que la antigua *Hermandad de San Cosme*, le otorgara el gran título de maestro en cirugía. *Paré*, junto a las importantes aportaciones sobre anatomía de *Vesalio*, representaron en aquellos tiempos, un cambio trascendente en cirugía.

Otra cuestión a resaltar es la de los contagios. Si bien, la sapiencia de que muchas enfermedades eran contagiosas, provenía de épocas lejanas. No obstante, hay que reconocer que, el primero que se basó en conocimientos *teórico científicos*, fue: *Girolamo Frascatoro* (1.478 al 1.553). Este médico era un estudioso, que había cursado además de medicina, otros varios estudios, manteniendo relaciones con los pensadores más destacados de aquel momento. *Frascatoro,* escribió en 1.546 el libro: *De contagione et contagiosis morbis*. En este estudio desarrolla, de un modo inteligente, la relación que hay entre algunas enfermedades y el contagio que pueden producir. Describiendo, la posibilidad que la enfermedad sea transmitida de un modo directo o lo que él denominó, en forma de *fones*. Vectores de infección que, se hospedan en el inicio del contagio y provocan la infección. Finalmente, explicaba que había otro tipo de infección que se transmite a distancia.

Si hay algo que a *Girolamo Frascatoro* le faltó, fueron hechos concretos que, en ocasiones, los sustituía por la *intuición*. No obstante, al igual que *André Vesalio* y *Ambroise Paré*, se les puede considerar como los máximos paladines de la evolución del pensamiento médico de la época que estamos estudiando. Si bien, lo que crea más perplejidad de todo ello, es que las aportaciones de *Frascatoro* no tuvieron un uso adecuado. Ya que fue preciso volverlas a descubrir en los siglos XVIII y XIX; cuestión que, en medicina, ha ocurrido en numerosas ocasiones.

Si hay un gran hombre injustamente tratado en el *Renacimiento*, fue *Miguel Servet* (1.511 al 1.553). Conocer su historia, es comprender lo injusto que, a veces, se puede llegar a ser con las gentes, con ideas contradictorias a los momentos que vivió. Pero, antes que nada, vamos a analizar cuál fue su aportación a la medicina; *Miguel Servet*, evidenció el conocimiento de la circulación pulmonar de la sangre, en contra de que esta oxigenación era realizada por el corazón, creencia que hasta entonces se tenía. Después de esta importante aportación, tuvo un absurdo e inexplicable error, al relacionar la medicina con la astrología, lo que representó su expulsión de la universidad de París.

Insigne científico, médico y teólogo. El hecho que no sea conocida su obra científica, como se merece, y sus aportaciones se las hayan anotado otros, se debe sin duda, porque fue crítico con todos, no postulando por nadie o, mejor sí, por sus ideas sobre los dogmas religiosos, así como las contradicciones científicas (como ya he indicado) principios que defendió hasta la muerte, causada por la entonces temible Inquisición.

Finalmente, a todo lo contado en esta brillante época, hay que añadirle una aportación que trastocaría la investigación de los microorganismos. Sí, se trata del *microscopio*. Esta invención a la que se le deben tantas vidas, fue producida en un principio con la finalidad de ser un juguete que sirviera de distracción a los nobles ociosos. Se desconoce con exactitud, quien fue la primera persona que lo inventó. Pero, como a todo hay que darle un titular, este recayó en el nombre de: *Zacharias Janssen*. Mérito que se le otorgó, porque aparecía en la obra de *William Harvey*, en el año 1.665, en ella se hablaba que, mediante el microscopio, había podido observar la circulación de los capilares de la sangre.

Más tarde, sería *Antón van Leeuwenhoek*, quien encargó unos aparatos, para que se los fabricaran, con el deseo de poder observar unas particularidades, por las que poseía gran curiosidad. De este modo, pudo describir por primera vez, los *protozoos, espermatozoides, diversas bacterias* e incluso los *glóbulos rojos*. Finalizaré, este episodio de la historia, no sin antes indicar que no creo necesario exponer cronológicamente todos los investigadores y médicos, que participaron en el perfeccionamiento de este ingenio, que tanto ha favorecido al estudio de las enfermedades. Quede pues esta anotación, como testimonio de este importante invento que, a su vez gracias a la cristalografía, trajo otros muchos más.

Y después de este breve paseo por la historia de la medicina, hemos llegado a la llamada época de la *Modernidad* que se iniciaría con la *Revolución Francesa*. Si bien, pese a lo interesante que pudo ser, no debo extenderme más, pues se escaparía del motivo principal que tiene el desarrollo de este ensayo.

Capítulo 2

Reflexión sobre el conocimiento de la historia médica

Una vez recopiladas todas las civilizaciones que a mi entender influyeron en la medicina, creo preciso acabar estas historias de la historia con un matiz final. Debo significar que las crónicas históricas solo las pueden dejar reflejadas por escrito aquellos que vencieron. No obstante, esto no acaba aquí, más tarde llegaron los estudiosos, quienes interpretaron los datos (en lo que incluyo las fechas) de un modo, se quiera o no, sujeto a visiones partidistas. Si bien, después de estos, vinieron otros que, basándose en las memorias de los anteriores, volvieron a escribir otra crónica y esto se ha ido repitiendo tantas veces como épocas se sucedieron. Entendiendo de esta manera que las informaciones que nos llegan finalmente, están sujetas a su vez, a la propia interpretación de quien las lee.

«La historia es siempre una fantasía sin base científica, y cuando se pretende levantar un tinglado invulnerable y colocar sobre él una consecuencia, se corre el peligro de que un dato cambie y se venga abajo toda la armazón histórica».

Pio Baroja (1.872 al 1.956)

Sin embargo, estoy seguro que alguien podrá pensar: «¿Qué utilidad práctica pueden tener esos conocimientos, para el desempeño de la profesión?» Dadas las preguntas, que a tal fin he realizado, muy poco. Ya que, todos los profesionales que he entrevistado, me han indicado que recordaban vagamente aquello que, en su día, se explicó en la facultad. Eso demuestra, una vez más, el enfoque que le dan a los estudios de medicina, que se están impartiendo en la actualidad. Los cuales tienen tan solo *fines mecanicistas*. Donde, al parecer, hay poca cabida para potenciar la *visión humanista* que, a buen seguro, todos desearían que se estableciera en esta loable profesión.

No obstante, por otra parte, quiero insistir que, de todos los apuntes que he hecho sobre la historia, no me queda más que hacer una reflexión: «Es muy posible que algún lector piense que este estudio se escapa de la finalidad con que he planteado este libro». Pero, a quien pueda pensar de esta manera, le he de indicar que no es así. Ya que, si he captado algo de los muchos médicos que he entrevistado, desde mi punto de vista absolutamente lego en medicina, ha sido una efectiva preparación mecanicista. Eso representa un aceptable conocimiento de las prácticas en materias médicas. Pero, donde realmente he percibido más de una vez una gran necesidad, era precisamente en el *conocimiento y la administración de las emociones*. Siendo, por lo tanto, esta la causa principal que me ha empujado a escribir este ensayo, tal como en la presentación ya he indicado.

Parece evidente que sea lo mismo por lo que actualmente se están regulando en la universidad todos los estudios, que se imparten en general. Se les enseña a los alumnos algo eminentemente práctico, que tenga una utilidad inmediata con el fin de desarrollar su labor. Pero, por el contrario, en todas las licenciaturas y en la de medicina también, han desaparecido los conocimientos que aportaban las *ciencias de humanidades*. En mi opinión, este saber es básico, no solo para pensar, sino para que aparezca la *intuición*, otro valor imprescindible, sobre todo en los quehaceres de las *ciencias inexactas*, como pueden ser entre otras, la de la medicina.

Abundando más en lo anterior, una tendencia actual entre las empresas de alta tecnología es la búsqueda de matemáticos muy capacitados, así como de filósofos, si bien estos deben tener una particularidad: «Ser capaces de plantear cuestiones de difícil respuesta, a lo contrario que sería tener respuestas previsibles».

Todo lo referido, me ha dado la posibilidad de ofrecer una serie de capítulos, que a continuación expondré a la consideración de ti, lector. En ellos, evidencio una absoluta valoración de unos aspectos *aparentemente intangibles,* que me hacen recordar lo mismo que hasta no hace tantos años ocurría con los microbios. Como no se percibían, no existían, pero sí existían. Y, su descubrimiento, representó la salvación de muchísimas vidas. Para finalizar, solo deseo que esta sensible contribución, haga pensar a quienes, desde el cargo que ostentan, tengan la posibilidad, si lo creen oportuno, de oficiar y promover, lo que presento en los referidos capítulos.

Capítulo 3

Una cuestión de interlocutores

En una relación, y particularmente cuando esta es profesional, siempre hay dos sujetos de parte, a los que se les define con sendos nombres que, en este caso, además mantienen una peculiaridad, ya que uno es sujeto activo y, el otro debe supuestamente permanecer pasivo (se entenderá más tarde el porqué de esta particularidad). Dicho de otro modo. Por una parte, tenemos al *doctor* y, por otra, al *paciente*. ¿Pero por qué se les denomina de este modo? Este es el dilema que vamos a dilucidar en este episodio.

Como decía *Shakespeare*, en uno de sus famosos dramas: ¡Esta es la cuestión! Ciertamente, tiene tintes de tragedia la enconada lucha que hacen algunos profesionales sanitarios, en defensa de lo que creen el uso de la palabra que define al enfermo; naturalmente, evitando nombrarlo de esta manera. Sin embargo, no deja de sorprender que, una profesión que basa todo su fundamento en los resultados científicos, acabe haciendo uso de los *eufemismos*, para definir el nombre con que debe tratar al motivo de su razón de ser: «*El enfermo*». El mismo razonamiento serviría para los doctores. Estoy en la creencia que son muy pocos, quienes se han cuestionado porqué tienen esa denominación, estas personas que, poseyendo conocimientos y experiencias en el funcionamiento del organismo humano, atienden sus dolencias.

Pero sigamos un orden. Primero, vamos a darle respuesta a este último particular, ya que, a diferencia del anterior, al parecer no posee tanta enjundia.

51

Aunque solo es al parecer, de acuerdo como vamos a analizar. Es lógico que todo deba tener un nombre para poder entenderse. Otra cuestión, sería porqué se les denomina médico o doctor. Al parecer, el uso corriente, es decir: ¡Voy al médico! Y cuando se está ante él, entonces se usa la terminología doctor. Incluso son ellos mismos quienes, al relacionarse entre sí, elevan su trato al de doctor. Pero, ¿es correcto? Pues no siempre.

Antes de empezar el análisis vamos a estudiar de donde proviene la palabra médico. Terminología que, procede del latín y se deriva de la palabra: *medicus*, esta a su vez procede de *mederi*, que tiene significados; como: cuidar, curar o tratar.

Una vez aclarado el origen de la palabra, vamos pues a analizar la diferencia entre ambos términos. Médico, es un licenciado en medicina y que, además, también lo puede ser en cirugía. Para conseguirlo ha tenido que cursar una licenciatura de 6 años de duración (entre lo que se considera primer ciclo y segundo ciclo). En España es una carrera que supera en 2 años a todas las demás, cuestión que no se puede decir de otros países. Ya que, cada uno, tiene una duración determinada. Es normal que la tendencia actual sea la de utilizar la terminología: «Médico», en lugar de la que es de uso común de las demás carreras, donde se expresa como licenciado en…

A lo anterior, se le ha de añadir una posibilidad a la que prácticamente todos los licenciados en medicina se acogen: el *MIR*; lo que representa trabajar durante 3 a 5 años en un centro hospitalario perteneciente a la *Seguridad Social*. Necesario e imprescindible, si posteriormente se quiere optar por una plaza en la *Sanidad Pública de España*. No es preciso decir que allí se forja ciertamente el médico, pero además adquiere una manera de interpretar la profesión, que le será posteriormente muy difícil cambiar. Una vez acabada esta permanencia, estaremos ante un: *licenciado en Medicina o Cirugía, especialista en…*

Ahora veamos lo que significa doctor. Pero antes, vamos a estudiar la etimología de esta palabra que se introdujo en el latín del *Renacimiento*, con términos como: *Dotor* o *dotoris*, expresiones que significaban: «*Estudiar*».

En el más puro sentido académico, es aquel que ha optado por un doctorado y finalmente lo ha conseguido. Digo esto, porque además de ser pocos los que lo inician, son menos los que lo acaban. Evidentemente, para decidirse por él, es imprescindible haber conseguido una licenciatura o ingeniería superior. A lo que hay que añadirle un *Grado Master dentro del plan de Estudios de Bolonia*, el cual requiere 3 años de estudios con su correspondiente investigación y que, posteriormente, se apruebe la *tesis*. De este modo, hay doctores en distintas carreras, desde ingeniería, farmacia, económicas, derecho, hasta un largo etcétera. Y no solo de medicina, como una determinada parte de la población suele creer.

Esto nos lleva a la conclusión de que un médico, por sí mismo, no es un doctor. Lo que me crea una pregunta. Entonces, ¿por qué se les denomina a los médicos, doctores, cuando en realidad, se ignora si están doctorados? Y ya no solo es eso, sino la propia ignorancia, que manifiestan los licenciados correspondientes, al exhibir rótulos en las puertas de los consultorios de la *Seguridad Social* o privados, con el título de doctor. De la misma manera que, son presentados, dentro de programas comerciales, sean de radio o televisión.

De todo esto se me ocurren dos respuestas. La primera, es lo mismo que, sucede con la discutida palabra: «*Paciente*». Vete a saber cuál es su lógica y de donde proviene. Pero, el asunto no acaba aquí. Si recurrimos a un purista de la lengua y, le planteamos la duda, es fácil que recurra al diccionario y, ¿qué es lo que se encontrará allí, al buscar el sinónimo de médico? Pues entre otras acepciones, la de doctor.

Pues sí, aunque esto no es más que uno de los muchos errores que contiene el diccionario. (Cuestión que, por cierto, no es de extrañar, como a lo largo de este estudio se podrá apreciar). El término doctor, la *RAE*, lo mantiene como sinónimo de médico, evidenciando un craso error, que demuestra con toda seguridad, que el diccionario precisa una puesta a punto. Es importante saber lo que representa un doctorado. Pues, el mal uso de las palabras, hace que los profesionales se vuelvan inexactos. No se puede decir que sea un hablar coloquial. Ya que, como he mostrado, se hace público y notorio, en un lenguaje que no le pertenece.

Quizás será por eso que se repita lo mismo en el otro conflicto. Sucede cuando analizamos la palabra que se plantea al principio del episodio: «*Paciente*». Parece evidente que, esta profesión, requiera una mesurada exactitud en los trabajos. Pero, en el momento de expresarse, adolece de ella, y eso es precisamente, otra de las cuestiones que motivan este ensayo.

Siempre se creyó desde tiempos de *Hipócrates* que, cuando se mencionaba al *paciente*, se estaba hablando del enfermo. Cuestión imposible de demostrar, dado que se tienen muy pocas referencias del que se ha considerado el primer médico de la historia. Esto me da la base para suponer que, en un determinado momento, se empezó a utilizar el *eufemismo*, para evitar así nombrar al enfermo. Presumo que, la elección de la palabra *paciente*, era una forma de determinar la conducta, que debía poseer el mencionado enfermo, cuando era tratado por los médicos.

Sin embargo, dentro de la oración que acabo de escribir en el párrafo anterior, hay una palabra que podría tener la misma utilidad, me refiero a la de *tratado*. ¿O no es acaso más propio para la persona que está siendo atendida por su médico? Claro que, cualquier terminología que se pueda emplear, que salga del uso habitual de *paciente*, tiene que sonar muy rara, ¿verdad? Ya que, una vez puestos a pensar, encuentro otra, como podría ser, la de *usuario*; esta última, será la que después utilizaré con fines de hallar una palabra más acorde.

Pero de momento, como no es mi pretensión dentro de este análisis crear más disparidades de las que ya hay, me voy a circunscribir al vocablo con que he encabezado el estudio; en este caso, como se podrá observar, he dejado a esos dos terceros en discordia, como son los de: «*Tratado o Usuario*». Ya que, por obvios, no es preciso tenerlos en cuenta. Todos, cuando hacemos uso de un servicio, lo somos, de una manera u otra. Quien me pueda estar leyendo, posiblemente pensará: ¿Tan importante es la terminología que se pueda usar?

Llegados a este punto, hemos de aceptar que las palabras determinan las formas de pensar. Y estas, en consecuencia, las acciones que se realizan sobre los asuntos que se cuestionan habitualmente. Por ello y sin abandonar la idea primordial, que es debatir el uso, de si la palabra *paciente* es adecuada o no, deseo reiterar la importancia que tiene expresarse con exactitud.

Dicho esto, y volviendo nuevamente al asunto que nos ocupa. El diccionario está lleno de palabras y de frases hechas, que en otro tiempo pudieron tener sentido, pero que en la actualidad están absolutamente desfasadas. Sin embargo y, aunque pueda parecer contradictorio, se mantienen en el tiempo, usándose algunas de ellas con absoluta normalidad.

Como ejemplo de lo anterior. He seleccionado al azar uno de estos aforismos, para que se pueda comprender mejor: *¡No por mucho madrugar, amanece más temprano!*

Es evidente que, en el momento que se creó esta expresión, tenía mucho sentido. Pues se refería a una época principalmente agrícola, donde además aún no existía la luz eléctrica. Eso quería decir: *que, aunque el agricultor se levantara temprano, si no había salido el sol, poco trabajo podría hacer.*

Y eso es exactamente lo que ocurre a muchas palabras, como en este caso, la que es utilizada comúnmente: «*Paciente*». Si buscamos su etimología, comprenderemos lo que motiva esta afirmación. La palabra en cuestión proviene del latín: «*Patiens*» y, en esa lengua, quiere decir: «Sufriente», sufrido y es, además, participio presente de *pati, patior*, que significa: «Sufrir». A esto se puede añadir la palabra: Paciencia, ya que proviene del mismo verbo: «*Pati*».

No es una coincidencia que el diccionario recoja la mencionada palabra con esta acepción: *quien sufre por una enfermedad*. Con esto se vuelve a perpetuar el uso de una palabra que, en mi opinión, es totalmente indebida por lo que implica su definición.

Todo lo cual, me invita a recurrir a la afirmación del principio del capítulo, con los adelantos que hay actualmente no se puede aceptar, de ninguna manera, ningún tipo de eufemismo (*paciente*) como una expresión adecuada, para definir la situación de una persona que esté enferma. Y digo esto, por la circunstancia que el sujeto recibe la denominación de *paciente*, en el momento que comienza un tratamiento a través de un *consentimiento informado*. A partir de entonces, deberá aceptar todas las normas de funcionamiento de quien lo esté tratando.

Sería lo mismo a decirle que se le estuviera informando de que se debe aguantar y sufrir. Y naturalmente esto no tiene porqué ser así. Estamos en una época donde hay múltiples medios para mitigar el dolor. Por lo que parece obvio que usar la *palabra paciente*, para aquel que está enfermo, es cuando menos peyorativa. A mi entender, no quiere decir ni mucho menos que, los profesionales de la salud, acepten que el enfermo deba sufrir. Simplemente ocurre que, a esta como a otras cosas de la profesión, no se le ha dado la suficiente importancia que, personalmente, creo que debería recibir.

Lo que sí deseo insistir, es que las palabras por sí solas determinan el comportamiento que, en este caso, tendrá el médico, al menos de un modo *inconsciente*, cuando se relacione con el enfermo. De acuerdo como anteriormente ya he reiterado: «*Es el lenguaje lo que modela el pensamiento*». Y a eso, por mucho que a este particular se le pretenda quitar importancia, acabará determinando, no solo la actitud, sino las ideas. Si se está de acuerdo con esta aseveración. ¿Hasta cuándo los profesionales de la medicina, van a continuar usando ciertas palabras que, de algún modo, lo que les está haciendo es tiranizarlos?

No tengo ninguna duda que el apego que, la palabra en cuestión, tiene dentro de los círculos profesionales, se debe a dos causas muy concretas. La primera, ya la he nombrado anteriormente, es *simplemente costumbre*. Pues esa es la definición que desde siempre ha sido utilizada. Y la segunda, a los prejuicios que comportaría el uso de una palabra más lógica, como podría ser *cliente*, dado que esta utilización se podría entender, *como una mercantilización de los servicios que desarrolla el médico*.

En las ocasiones que he obtenido esta respuesta de los profesionales, no he podido por más que sentir un bochorno inicial. En este caso, por la ignorancia que representa el uso de la mencionada palabra. Posiblemente influenciada por la publicidad y el marketing imperante. Pero, ¿no se supone acaso que el médico es una persona inteligente que tiene que estar por encima de lo que, generalmente, el vulgo normalmente opine? Y, si es así: «¿Por qué el miedo, para hacer uso de una palabra que es concreta y sencilla y que, además, define la acción, como es cliente?»

Se habrá pues de aceptar que, el médico también es humano y le afecta, como a casi todo el mundo, *el qué dirán*. Si bien, por eso, no voy a cejar en defender una expresión que considero válida. Ante esta controversia que, crea el uso constante de la palabra *paciente*, en los círculos de la salud, incluyendo también a los propios enfermos, debo recurrir al uso etimológico del vocablo *cliente*. El mismo proviene del latín, de la palabra: «*Cliens-tis*». Y, concretamente, hacía referencia: «*Al ciudadano libre que buscaba la ayuda de otro, para requerir su servicio*».

¿Y no es esto acaso, lo que hace el enfermo cuando va en busca del médico? Y si es así. ¿Por qué al parecer los médicos y, también algunos enfermos, detestan tratar o ser tratados como clientes? La respuesta, es fácil de deducir, por lo que parece, al enfermo le cuesta entender que este servicio no sea gratuito. Y, si hay alguien que lo paga, es precisamente él mismo, en el momento que la *Seguridad Social* se lo retrae de sus nóminas. Ahí es donde deseo hacer una aclaración, no es el empresario quien se lo descuenta, sino el propio *Estado*, para poder atender entre otras cosas, los gastos que representan su atención. Y, dentro de esas otras cosas, estarían la composición de cualquier otro impuesto, para cubrir el apartado de lo que representa la sanidad. La cuestión es válida también para que el médico tome un pleno conocimiento sobre este asunto.

Nada es gratis. Ni tampoco se hace por beneficencia, ya que, para mover la costosísima maquinaria de la sanidad, lo que se precisa es dinero. Economía que no puede salir de otro lugar que no sea de los impuestos. Sí. Estoy seguro que todos entenderán que no puede ser de otra manera. Pero también estoy seguro que, por las razones que apuntaba anteriormente, les va a costar mucho al colectivo cambiar la terminología de *paciente*, por la de *cliente*, cuando se trata de referirse al enfermo.

En defensa del calificativo de *cliente*, creo preciso antes que nada hacer una aclaración. El *estatus* de *cliente* (enfermo) será cederle los derechos de decisión al médico, si bien, con el beneplácito del cliente. Quiere decir que el médico deberá explicar: «*Los pros y contras de un tratamiento*». Pero no puede esperar que lo entienda perfectamente su cliente. Ya que este es lego y corre el riesgo de ser influido por opiniones externas poco informadas. De este modo, sería lo mismo que el trabajo que realiza un *consultor*, cuando desarrolla su labor para una empresa. De ninguna manera quien lo contrata, debería decirle como quiere que realice su labor, lo contrario sería un contrasentido.

Aunque la cuestión anterior parece obvia, más de una vez me han referenciado, cómo algún médico informaba de una manera, *un tanto poco motivada*, esperando que fuera el enfermo, quien tomara una decisión. Que posiblemente no era la que más le convenía, pero resultaba la que menos riesgos implicaba para el médico. No, no digo que no tenga que ser el enfermo, quien debe tener la última palabra. Pero esta tiene que ir acompañada de una información neutral. Ya que, de otra manera, eso representa un miedo al compromiso del clínico. (Lo que estoy planteando, se entenderá mejor dentro de los próximos capítulos).

Cuestión aparte es el desarrollo de la medicina dentro del ámbito privado. Si bien, allí se da la paradoja que, aunque el enfermo es tratado ciertamente como un *cliente*; la forma con que se dirigen a él, sea en los informes escritos o verbales, es la de *paciente*. Será cosa de la ética *imperante* o, más bien, por una tradición costumbrista. Pues, pese a que ambas palabras difieren en su significado, encuentro aquí una clara contradicción y una pérdida de oportunidad de serle fiel a unos hechos.

Todo lo relatado, evidencia a mi juicio un recelo inexplicable a enfrentarse a un problema que, como digo, se escapa de la semántica propiamente oral o escrita. Pues, lo que está perviviendo ahí, es una actitud que más bien tacharía de «*reaccionista*», propia del miedo que produce la inseguridad del que desconoce el valor de las palabras o, como ya he repetido anteriormente, *del qué dirán*. En el fondo, no dejan de ser reminiscencias del inconsciente que no ha podido superar la histórica losa del pasado.

Abundando en todo esto, he de añadir que la medicina está en continua evolución. Durante un prolongado tiempo se tuvo que expresar solamente en valoraciones. Hoy, sin embargo, le es imprescindible identificarse con datos comprobados científicamente. Si bien, con todas las dificultades que pueden representar estos la mayoría de las veces, debido al conflicto que constituye que cualquier detalle pueda pasar desapercibido y, con ello, perjudicar los resultados.

¿Qué pretendo decir con esto? Pues, que este es el motivo que sostiene la idea de escribir el presente libro. El estricto control empírico, basándose en métodos que, como decía, son estrictamente científicos, ha hecho manifestarse, al menos en mi opinión, una falta de trato humanista que, en otro tiempo, no solo tuvo el médico, sino que en él basaba todo su desarrollo.

A partir de este análisis considero el uso de la *Bioética*, filosofía que, a mi entender, tiene la voluntad de crear un contrapeso, entre la ciencia empírica propiamente dicha y lo que representan los valores humanos. Creándose de esta manera una ecuación que provoca un difícil equilibrio, donde se han de sostener por igual dos conceptos que, en algunas ocasiones, pueden llegar a resultar antagónicos.

Ejemplo de lo anterior, lo podemos encontrar en los médicos ante *respuestas que desconocen*. *A priori* puede resultar sencillo dar un dictamen u otro. Pero, lo que subyace en realidad, es una falta de sentido humano. Entiéndase, cualquier respuesta que se le pueda dar, podrá ser interpretada en dos claves. Una, como es costumbre: «La que recibe un *paciente* y la otra: La que se le ofrecería a un *cliente*». Y, ¿cómo sería si fuera de *cliente*? Sí, *cliente*, pero con todas las consecuencias, lo que obligaría a un trato acompañado de unas explicaciones que, ante el desconocimiento de la respuesta concreta, estoy en la seguridad, no le sería tan fácil expresarse al clínico.

Puedo presumir que, más de un médico, dirá que él trataría igual en los dos casos. Pero se me hace muy difícil creerlo. Por dos motivos; el primero, resultaría muy difícil, con los exiguos minutos que se tienen para ofrecer un diagnóstico. Y, el segundo, porque hay muy pocos profesionales que hayan desarrollado, la capacidad de empatía necesaria, cuestión que en las aulas no se ofrece.

Y esto me invita a hacer otra pregunta. Alguien podría explicar desde la más pura vertiente científica: «En qué cambiaría su tratamiento médico?» Estoy en la seguridad que no cambiaría en nada. Si bien, obsérvese que, cuando he hablado de tratamiento, he añadido médico. Refiriéndome claramente al diagnóstico y su consecuente protocolo. Pero de esa no estamos hablando, sino de la otra y es la relación de trato que, tanto *cliente* como médico, deben mantener entre sí. Y, esto creo que es una importante cuestión, que aún está por desarrollar.

Finalmente, deseo añadir que el uso de una palabra u otra no es un tema menor, como vengo indicando a lo largo de esta exposición, pues la utilización condiciona la actitud. O peor podría ser que se hablara sin conocer el verdadero significado de las palabras, que existen en el vocabulario profesional, influenciadas por el lógico mimetismo, que pueden tener los médicos jóvenes hacia sus maestros. Precisamente, es el desarrollo del vocabulario, gestología y argumentación. O resumido en una sola frase: «La intención del médico en relación con el enfermo, es lo que voy a proponer en este montón de letras».

Para acabar, quisiera añadir a modo de posdata y de acuerdo a que estamos valorando las palabras, una que considero clave, para el mejor entendimiento de lo que desarrollo a lo largo de este libro. Ese es el motivo por lo que creo necesario hacer una especial mención de la palabra Ética. Sí, sin ningún lugar a dudas, es uno de los vocablos más usados dentro de los círculos de las *ciencias de la salud*. Sin embargo, como se podrá comprobar, entra muchas veces en contradicción.

El término en cuestión, proviene de la palabra griega: *ethos,* originalmente significaba: *lugar donde se vive.* En consecuencia, venía a determinar: *el modo de ser, adquirido por quien proviniera de ese lugar*; sería lo mismo a decir costumbre: «*Mos-moris*, moral». Resultando, la ética igual a moral. Esta es una palabra de origen latino que, proviene del término que ya he indicado: «*Moris*». Sería igual que hablar de costumbre. En su definición representaría el conjunto de creencias, hábitos, valores y normas, practicados por una sociedad en un momento determinado.

En conclusión, se puede decir que ética proviene de moral y esta, de costumbre. ¿Es de este modo como podemos juzgar lo que está bien o lo que está mal? Pues dependiendo, naturalmente, de la época en que se esté considerando. Y es aquí donde encuentro la contradicción que antes he anunciado. Pues, dado el frecuente uso, que se hace en el *sistema sanitario*, de la palabra ética, creo preciso plantear rigurosamente, si en realidad corresponde a lo que en ocasiones se desea expresar.

Como ejemplo, recuerdo un folleto de una clínica privada, donde la palabra ética, surgía dentro del texto por doquier. Hasta aquí puede parecer correcto, pues es una palabra que suena bien. Sin embargo, entraba en contradicción con otra palabra que, además de la anterior, también se hacía uso y abuso de ella, esta era: «*Innovación*». Ambas palabras por separado, quieren decir cosas muy concretas; Ética sería: «*Seguimos las buenas costumbres*». Entretanto innovación: «*Rompemos con lo de siempre y le ofrecemos algo nuevo*». Sí, estoy seguro que se debe leer varias veces para encontrar la contradicción, pero eso es por la inexactitud que tenemos al expresarnos.

Estoy en el convencimiento, que más de un lector podrá pensar, que tampoco es tan importante y este es el gran problema que deseo desarrollar en este estudio. Sí es importante, cuando lo que estás diciendo, el otro lo puede entender de una forma distinta a lo que se emite, y eso en el mejor de los casos. Porque en muchas ocasiones, el que lo emite, no tiene la suficiente capacidad, para hacerlo de una manera adecuada. Y esto se agrava muchísimo más si el que habla posee la *auctoritas*, sobre el que recibe el mensaje. Y, en este caso, esta situación se da entre el clínico y su paciente. ¿O mejor sería decir cliente? Cierto, ¿no?

Capítulo 4

El conocimiento del inconsciente

Para empezar, lo más chocante de este capítulo es su propio título. Sí, es muy difícil, por no decir imposible, que el ser humano tenga una clara *consciencia* de lo que es su *inconsciente*. Y, sin embargo, este mediatiza todas las acciones que realizamos y no solo eso, sino que en el aprendizaje juega un papel fundamental, como más adelante podremos valorar. Para los médicos el uso del inconsciente puede significar poner al propio *modelo mental* a trabajar de un modo *intencionado*, eso representará que todas las actitudes sean debidamente dirigidas de la manera que el profesional crea más oportuno.

¿Pero qué es exactamente el inconsciente? Para muchos, y no me estoy refiriendo solamente a personas con pocos estudios, no es sino una palabra que usan de forma un tanto recurrente. Pero en realidad, la gran mayoría ignora la importancia que tiene esta parte tan importante de la mente. Puede parecer curioso, pero la *Iglesia Católica* tiene mucho que ver, para que ni en la escuela, ni tan siquiera en la universidad se estudie. Si bien, se puede encontrar una explicación: hablar del inconsciente significa conversar de la evolución del *Homo sapiens* y, con ello, estamos nombrando a los propios *instintos*.

Una de las cosas a considerar del inconsciente es que, al contrario de lo que afirma la Iglesia, no poseemos *libre albedrío*, eso nos hace seres dependientes de un determinado *modelo mental*, que nosotros no hemos elegido, sino que ha sido fruto de la *mimetización* del comportamiento de nuestros progenitores.

Sí, es cierto, el ser humano, hasta los seis o siete años, se dirige totalmente de un modo inconsciente, lo que sería igual a decir de un modo *instintivo*, es en esos años cuando se le imprime la forma como en el futuro *interpretará* su existencia. Y ese es el motivo por el cual, aunque use su parte consciente, difícilmente se podrá escapar de la influencia de su propio inconsciente. Es también ahí el momento, que el destino del futuro médico vendrá condicionado por su *carácter*, que no dejará de ser la herencia de uno de sus progenitores.

La realidad, y aunque pueda costar creerlo, es que un alto porcentaje que podría ser del orden de un 95% o incluso más, todos nuestros actos pertenecen al inconsciente y, el resto, es la parte consciente de cada persona. Un ejemplo, se puede observar en que todas nuestras acciones vitales, como pueden ser respirar, hacer la digestión y tantas otras cosas más, en absoluto, participamos conscientemente, simplemente funcionan desde que nacemos sin preguntarnos porqué. A partir de aquí serán una mayoría de cosas las que haremos cotidianamente sin usar para nada la parte consciente. Esta afirmación es de tal importancia que, hasta una delicada *intervención quirúrgica*, comporta que un alto porcentaje del inconsciente esté presente; es más, eso es lo que garantiza que la operación salga bien. Pues en el caso de los *cirujanos noveles*, estos se ven obligados a trabajar usando una parte muy destacada de su consciente, debido a que aún no tienen interiorizado el conocimiento. Sí, eso, a lo que llamamos «práctica».

Pero cuando menciono tener interiorizado el conocimiento, ¿a qué me estoy refiriendo? Este es uno de los papeles principales que juega el inconsciente, en los conocimientos de las personas. Difícilmente se podría ser un buen profesional, si nuestra labor la tuviéramos que desarrollar de un modo consciente. ¿Sorprendido verdad? Puede parecer de forma errónea, que si las cosas no las hacemos empleando los *cinco sentidos*, como se suele decir cuando estamos totalmente concentrados en lo que realizamos, nos podemos equivocar. Y eso es totalmente lo contrario, por los dos motivos que ahora expondré.

El primero y más determinante, es que nuestro cerebro no está preparado genéticamente para estar siempre de un modo consciente. Afirmación que se puede comprobar cuando se tiene que estudiar un asunto. Ahí se manifestará el cansancio debido al tiempo que pasamos haciendo la reflexión. Podría decir más, imaginemos que alguien intentara por todos los medios seguir estudiando, la reacción inmediata que tiene el cerebro es desconectar. Quiero indicar que podremos desear entender lo que estamos leyendo, pero el cerebro responderá muy lentamente, al igual que si hubiera perdido la energía. La segunda causa será la posibilidad de equivocarse, eso es lo que les ocurre generalmente a los profesionales noveles. Por más concentración que tengan, correrán el riesgo de olvidar alguno de los puntos del protocolo. Cuestión que difícilmente les sucede a los que han interiorizado el conocimiento. Sí, ahora es el momento en que creo necesario explicar lo que quiere decir interiorizar el conocimiento.

El proceso que se sigue es el siguiente: «Al principio los saberes se recogen por el consciente (esta es la razón de estudiar)». Si bien, aquí tendría que hacer una diferenciación: «No es lo mismo *memorizar* que *comprender*». Para el primer caso no existe ningún tipo de interiorización de conocimientos, sino que el acto de memorizar, se hace mediante la llamada memoria de *corto plazo*, lo que representa que pasado un tiempo se olvidará. Sin embargo, la comprensión exige asimilar el nuevo conocimiento por el cerebro, este lo primero que hará, será guardarlo en la memoria de *largo plazo*, hasta que, con la repetición del ejercicio, lo remita al inconsciente. Sí, inconsciente, pero que en este caso toma el nombre de *inconsciente competente*. (Quien pueda estar interesado, al final del capítulo hay una nota donde se da una explicación sobre este asunto).

Volviendo otra vez a lo que nos ocupa, saber: «Es conocer y poseer unos conocimientos actualizados». Esta es sin duda una de las afirmaciones más importantes sobre el asunto que nos atañe. Estoy en la seguridad que alguien se podrá estar preguntando: «¿Qué necesidad tengo yo de saber todo esto?» «¿Qué utilidad puede tener para mí conocer estos intrincados conocimientos respecto al inconsciente?» Pues quien pueda pensar así le he decir que es mucho el servicio que le hará, como a continuación voy a exponer.

Ahora me dirijo a ti. Estés licenciado o aún te encuentres estudiando medicina. Todo lo que te vaya a ocurrir en esta profesión dependerá de la interpretación que haga tu modelo mental sobre el asunto, eso viene a ser lo mismo que decirte que estás (o estamos) como gustes, dirigidos por nuestro *instinto*. Y de eso, tampoco se escapan las personas que en el momento de ejercer su labor estés visitando o que en un futuro visitarás. No se ha de olvidar que el inconsciente actúa por igual en el médico, como en el enfermo, ya que en el fondo los dos son personas, aunque cada uno posea una característica jerárquica distinta en la relación. Será por eso que la fuerza del inconsciente se muestra de tal manera que, ni quien la puede utilizar, tiene consciencia de ello.

Imagínate por un momento que estás visitando a un presunto enfermo. ¿Qué es lo primero que este va a ver? Pues lo que visualizará, será un señor o una señora, según sea el caso, con una bata blanca, donde rodeando su cuello, cuelga un *estetoscopio*. A todo ello le acompañará una cara severa, dispuesta a interrogarle. ¿Pero estás seguro que eso es lo que verá tu interlocutor? ¿O acaso, es lo que piensas tú, que él percibirá? La respuesta a esta pregunta, se hallará en la interpretación que, de tu persona, pueda hacer su modelo mental. ¿Y eso, solo dependerá de él? Pues no. Tú como profesional tampoco te podrás escapar, de la imagen que tanto tú como él creéis que estáis emitiendo. Todo ello se lo debemos al modelo mental de cada uno, cuando se relaciona por primera vez con otras personas. Pero lo más curioso, es que ninguno de los dos de un modo racional, se lo estará planteando.

¿Y a donde nos llevan estas consideraciones? Pues por el momento, esa percepción será para que *etiquetemos* de una determinada manera a nuestro interlocutor, y del mismo modo, él a nosotros. De otra forma, se ha de reconocer que en una conversación, por trivial que pueda ser, los que estarán dialogando serán los propios inconscientes de cada interlocutor. Eso sí, investidos con la correspondiente razón que brindará por delegación el consciente. Y junto con ellos, todos los prejuicios que arrastra cada individuo. Precisamente, es este particular, donde el médico, tiene un inexcusable motivo para utilizarlo.

A partir de ahí. No sirven aptitudes de *simpatía* o *antipatía*, de acuerdo como sea el comportamiento del sujeto que estás visitando. Recuerda aquellas palabras que se pronunciaban en la película de *Francis Coppola* (*El padrino*) ¡No es personal! Estoy en la seguridad que esta alegoría te servirá para no olvidar tan importante cuestión. Si lo que deseas es conseguir que tu interlocutor se muestre con sinceridad, debes abrirle la puerta para que lo haga y, la mejor manera, es dándole *intencionalidad a tus mensajes*. Y, por cierto, no te molestes en buscar este consejo en ningún libro de medicina, porque no lo encontrarás. La razón es una y concluyente, dentro de la *medicina mecanicista*, a este particular no se le da ninguna importancia. Sí, lo sé, quizás ahora mismo te estés preguntando, ¿qué es eso de medicina mecanicista? En el próximo capítulo hallarás una sobrada información, para que puedas analizar esta, a mi juicio, tan determinante cuestión.

Ahora vamos a profundizar aún más en el inconsciente. Si se pudiera personificar eso que llamamos inconsciente, se convertiría en un ser humano colectivo, más allá de la singularidad sexual, más allá de la juventud, de la vejez, del nacimiento y muy superior a la muerte. Dispondría de una experiencia humana poco menos que inmortal, con una antigüedad que se remontaría a los principios de la especie del *Homo sapiens*. Sí, exactamente estamos hablando de esa sapiencia común, que solo la localizarás en el *inconsciente colectivo* de todos nosotros.

Esto te puede explicar por qué en muchas ocasiones, cuando somos sabedores de una novedad, tenemos la sensación que ya la conocíamos, es más, estamos seguros de ello. Pero a poco que nos pongamos a reflexionar, comprobaremos que en la cotidianidad ese conocimiento apenas lo usamos, y cuando lo hacemos es fruto de la aleatoriedad, que en absoluto es intencionada. ¿Qué ocurre entonces? ¿Cómo es que nos parece que somos versados de algo que podría ser beneficioso para usarlo en nuestro trabajo, o en la vida en general, y no lo utilizamos, como otra de las muchas sapiencias que sí practicamos?

La respuesta es que este conocimiento se encuentra albergado en el *inconsciente colectivo*, que todos lo humanos por el mero hecho de nacer, genéticamente heredamos como especie. Estos saberes, nos deben ser de gran utilidad para perfeccionar no tan solo nuestros conocimientos médicos, que también, sino que además será de gran utilidad cuando nos tengamos que relacionar con los enfermos de un modo adecuado a cada momento. Si tuviera que explicarlo de una manera práctica, diría que cada diagnóstico tiene que estar debidamente preparado, incluso mucho antes de conocer al enfermo.

Pero atención. ¿A qué me estoy refiriendo cuando digo que el diagnóstico debe estar preparado? No, no me refiero al diagnóstico propiamente dicho, sino a la forma de exponerlo, como en los próximos capítulos se podrá apreciar con más detalle. El médico, a diferencia de lo que es una máquina, tiene que ofrecer el diagnostico calibrando en cada momento a la persona que se lo está ofreciendo. Pues hacerlo de otra manera, representa crearles verdaderos quebrantos emocionales a los que reciban una mala nueva. Y esto, entre otras cosas ocurre porque en la facultad este no es un asunto a desarrollar. Significaría incorporarlo en el inconsciente competente de cada futuro profesional, sería lo mismo a lo que anteriormente me refería de tener el diagnóstico preparado, incluso antes de conocer al enfermo.

Ahora, cambiando totalmente de enfoque, vamos a valorar otra participación importante del inconsciente en la medicina. Se trata de la *intuición*, también conocida popularmente como *sexto sentido*. Por lo que se sabe, es el resultado de la actividad de la *glándula pineal*, en su relación con el *hemisferio derecho del cerebro*. Actividad que suele percibirse como algo poco habitual, por cuanto en circunstancias normales es apenas perceptible. No, la cuestión no es baladí. Pues a pesar de ser muchos los profesionales que la usan, son muy pocos los que se atreven a manifestar de una manera abierta que recurren a ella. La razón es muy sencilla, ya que no se trata de una forma muy ortodoxa de ofrecer un diagnóstico o de buscar una solución para el mal que pueda estar aquejando al enfermo.

Todo lo expuesto llega a tal extremo que ninguna universidad, que yo tenga conocimiento, reconoce plenamente el uso de la intuición para el desempeño de un trabajo. Bueno, quizás tengo que reconocer que las de *negocios*, ante la evidencia, no han tenido más remedio que admitirlo. Pero no por ello se han desarrollado medios para fomentar algo tan natural, como es la intuición. Aunque considero preciso significar que las *licenciaturas de ciencias*, en absoluto le dejan ningún espacio al estudio de este fenómeno, que todos de una manera u otra practicamos. Quedando pues recluida a los laboratorios de *neurociencia*, donde allí se estudian los orígenes y las virtudes de este intangible fenómeno.

Desarrollar la intuición profesionalmente requiere una determinada predisposición para usarla. No, no me estoy refiriendo al llamado *ojo clínico*, que está al alcance de casi todos los médicos. Pues este no deja de ser también un acto del inconsciente, donde de una manera automática se recogen todos los detalles que puede expresar un enfermo. La intuición es otra cosa, como a continuación voy a exponer.

Esta es una propiedad que todos de un modo u otro poseemos. Popularmente se cree que este sentido es más propio de las féminas, pero puedo asegurar que no hay ninguna diferenciación de sexos. Para que haya intuición, tiene que haber un conocimiento previo. Quiere decir que, este conocimiento, se halla alojado en el *inconsciente colectivo*, como antes ya he afirmado. Su aparición es rápida y no deja ningún lugar a dudas. Salvo que la idea no sea lo que de un modo cognitivo se podría presuponer. Este es precisamente el rompeolas donde se estrella la intuición, en la mayoría de médicos. Quiero decir, que razonando lo habitual, no se dejará paso al pensamiento que brinda la intuición.

Para ejercerla, es recomendable que previamente se haga un trabajo metódico, lo cual significará usar el consciente, para reducir al máximo las posibilidades. Pues este sexto sentido cuando se desenvuelve mejor, es en el momento que se tiene que decidir por una corta lista de probabilidades. Finalizaré indicando que, una determinada cantidad de profesionales que ejercen la medicina, toman decisiones influenciadas por la intuición. Donde tiene poca cabida o ninguna la base tecnológica. Lo más curioso, es que ni ellos mismos, muchas veces, llegan a ser conscientes que sus decisiones vienen, básicamente, inspiradas por eso que he reiterado en llamar *sexto sentido*.

Serían muchas cosas las que se podrían expresar sobre la intuición. Pero como ya indico en otras partes de este ensayo, no es su cometido desarrollar algo que se escape de la idea primordial por la que empecé a escribirlo. A la vez también sería repetir algo que al final del episodio revelo: cómo conseguir toda la información al respecto. Ahora, y dando un nuevo salto, vamos a examinar otra relación que hay entre el inconsciente y el *miedo*.

El miedo es la sensación que nos hermana, a todos los *Homo sapiens*. No existe en la Tierra, ni ha existido jamás, nadie que pueda afirmar que en algún momento de su vida no ha sentido miedo. Decir lo contrario es una de las muchas falacias que se nos ocurren a los humanos para demostrar lo valientes que somos. Pero íntimamente sentimos esta sensación que es inevitable. Ya que, gracias a ella, se ponían, en el inicio de la especie, alerta todas las partes del organismo, que de otra forma significaría ignorar el peligro. Por eso el miedo está instalado en el inconsciente de la especie. Realidad que, en la modernidad, no representa una ventaja, sino más bien al contrario. Quiere decir que es una pesada carga que las mentes de las personas de estos tiempos, tienen que sortear, ante las dificultades que les depara la vida. Precisamente en las enfermedades es cuando aparece más fácilmente, representando un *hándicap* para la curación de la dolencia.

Será por eso que una de las profesiones más ligadas a esta sensación es la médica. Por ello los profesionales deben ser conocedores que cuando están dialogando con un enfermo, ante todo están entablando una conversación con su miedo. O mejor debería decir con sus miedos. Pues esta sensación que pertenece al inconsciente, pocas veces es objetiva. Es más, me atrevería a decir, que el médico puede ser un factor decisivo para disuadir al enfermo, de esa sombra que le persigue y que da forma a unos fantasmas que, cuando los tiene que explicar, le es imposible saber cómo hacerlo.

¿Pero cuándo aparece el miedo? Esta terrible sensación se significa, en el momento que ocurre algo en el organismo que está fuera de lo normal. Es ahí que se empieza a preguntar a los familiares o amigos, si saben lo que le sucede. O incluso algo más peligroso, buscar por internet la razón de su mal. Ese es el instante en que se puede caer en las muchas trampas que dan forma a mentiras y, también, a malas interpretaciones. Baste decir que, nadie que consulte su dolencia en la red, o por cualquier medio de comunicación, saldrá bien parado. (Siendo un verdadero conocedor de este asunto, es lo que me ha animado a describir: *Diagnóstico o sentencia*. Capítulo 7).

Todas estas acciones suceden mucho antes que, el presunto enfermo, piense en pisar una consulta. Sí, lo sé, hay otro tipo de personas con vocación de *paciente*, nunca mejor dicho. Estos individuos parece que estén abonados a la *Seguridad Social*, y sus caras son inmediatamente reconocidas por el médico generalista de turno, al igual que si fueran familiares. Sin embargo, no deberíamos equivocarnos con estas personas, las cuales, detrás de cualquier *mal psicosomático*, lo que padecen es una gran soledad, que los mentados médicos resuelven de la manera que en próximos capítulos se podrá leer.

Volviendo otra vez al principio del párrafo anterior. El hecho de que quien se sienta aquejado por un mal y demore la decisión de visitar al médico, solo es debido al miedo que le paraliza, al pensar lo que este le dirá. Actitud que motiva en gran manera que se retrasen las visitas innecesariamente, llegando por ello a postergar determinados tratamientos. Los cuales, la oportunidad de facultarlos con rapidez, es casi siempre necesaria para la curación. Pero una vez que, por un motivo u otro, el enfermo se halla ante el profesional, este tiene que tener muy en cuenta lo que antes ya he mencionado. Puede ser que, al pretender ser objetivo, el médico no tenga consciencia que está despertando un monstruo dormido dentro de la persona que está visitando. Y eso es lo que a toda costa debe evitar.

Si las cosas no se le explican con mucho tacto al enfermo, pueden provocarle una angustia de tal calibre, que será otro obstáculo a salvar en la enfermedad. Sin embargo, hay algo peor y, por desgracia, sucede de una forma más habitual de lo que sería deseable. Ocurre cuando el médico hace una transferencia de sus miedos al presunto enfermo. El cual, delante de unos síntomas y antes de hacer las correspondientes pruebas analíticas, se aventura a dar su opinión sobre el diagnóstico, casi siempre a requerimiento de la persona que está siendo atendida. Ese es el momento en que comete el peor de los errores que pueda consumar un profesional de la medicina, al transmitirle sus propios miedos, que provienen, a la vez, de su también propio modelo mental. (A lo largo de este estudio, se podrán apreciar momentos prácticos, en que sucede lo referido).

De la misma manera que iniciaba este espacio dedicado al miedo, tengo que añadir que al final se encontrará también el modo para conseguir más información sobre este particular de la mente. Ahora vamos a acabar este capítulo, dedicado al inconsciente y sus vinculaciones, con los distintos aspectos que entroncan la medicina con el *dolor*.

Bien es conocido que el dolor tiene dos formas de expresión, aunque creo preciso indicar que estas manifestaciones que van desde el dolor *físico* al dolor *emocional*, tienen una misma raíz, que es el cerebro. El dolor no deja de ser una advertencia que la psiquis envía al organismo, para avisar que algo no está funcionando bien. Cierto es que, si no se padeciera ningún dolor, no se tendría consciencia que hay alguna cosa que está perturbando al organismo.

Explicar el dolor de un modo objetivo es imposible. Aunque sí es posible describirlo de una forma médica, el dolor es una sensación desencadenada por el sistema nervioso. No obstante, puede tener un carácter agudo o, por el contrario, constante. También a la vez se puede localizar en alguna parte del cuerpo o padecerlo de un modo generalizado. Dado que este estudio no pretende en absoluto profundizar en las diversas causas que puedan tener los múltiples dolores físicos, ni tampoco en sus tratamientos, por no ser esta su orientación. Sí creo preciso ahondar en los diversos motivos que tiene el dolor emocional.

Para ello hay que tener en cuenta un detalle, a tu cerebro o al mío, no le importa lo que esté sucediendo a nuestro cuerpo, ya que el servicio que ofrece está automatizado (de acuerdo con lo que dentro de este episodio ya informaba). Así que no podemos contar con él para que nos ayude. Aunque esto no acaba aquí. Pues como he mencionado no parece preocuparle mucho lo que le suceda a nuestro organismo; claro, mientras este le bombee la sangre que precisa para regarlo. Menos le importan tus padecimientos. Sí, eso que se define como dolor emocional. No solo es que no le preocupen en absoluto lo que podamos estar sintiendo, sino que, además, a veces, resulta una carga añadida porque él es el responsable, con los pensamientos que nos envía, para impedir que podamos conciliar el sueño.

Esa es la tarjeta de presentación del cerebro, eso sí, lejos de sus funcionamientos neurológicos en lo que respecta al dolor emocional y más entroncado de lo que parece con el dolor físico. Precisamente es en el modelo mental, donde se pueden hallar muchas respuestas a nuestras actitudes. Condiciones, que evidencian una vez más, que la medicina mecanicista no reconoce y, por ello, no se estudia en la licenciatura, al menos como en mi opinión se debería entender.

Dentro de las distintas clases de dolores coexiste uno que podríamos clasificarlo de *funcional*, es aquel se manifiesta por el miedo a padecer una enfermedad incurable. Con este dolor estaríamos entrando en los distintos tipos de dolores que tienen un carácter emocional. Dolores que, por desgracia, como en el párrafo anterior explicaba, la medicina tiende a ignorar, por no tener un específico conocimiento de curación. Si bien, este arquetipo de dolor es el más extendido hoy en día y, es a la vez, el que llena todas las consultas de enfermedad primaria.

La cuestión no es simple. Pues las personas que sufren los distintos tipos de *ansiedad* son tratados como verdaderos enfermos. ¿Pero lo son? A criterio de los médicos que en un primer momento los atienden sí, y por ello les dan la solución que conocen. Pero las cosas aún pueden resultar peor, si lo que visitan es a un *psiquiatra*. (No es mi pretensión alargarme más en este particular, porque todo lo pondré en evidencia en: *Las dudosas ciencias de la psiquiatría y la psicología.* Capítulo 13).

La ansiedad no se puede considerar una enfermedad, sino la consecuencia de otras causas que no se saben resolver. Sí, de acuerdo, el cerebro segrega unas determinadas *endorfinas* que pueden crear esos odiosos estados. Pero, para que esto suceda, el individuo tiene que estar sometido a una determinada tensión que no sabe cómo resolver. Continuar hablando más de la cuestión, me obligaría a doblar lo que ya se expone en el capítulo nombrado en el párrafo anterior. Por lo que voy a dejar esta información aquí.

Todos los asuntos descritos pertenecen al inconsciente, aunque eso no quiere decir que se puedan manifestar conscientemente, es por ello que el médico precisa una adecuada formación, que difícilmente encuentra en la medicina mecanicista. Siento sinceramente reiterarme tanto en este asunto, pero es lo que ocurre. Quizás sea este el principio de todos los males, al no poseer herramientas, para enfrentarse con los daños que de otra manera no se saben resolver.

Finalizo con un principio que avala la *OMS*. Cuando cualquiera de los medios terapéuticos para sanar que se le hayan aplicado al enfermo, puedan haber resultado ineficaces, el trabajo del médico lejos de finalizar, lo que hace es entrar en otra etapa, que no es curar, sino buscar la mejor solución para evitar el dolor del que se halla postrado. (De acuerdo como se detalla en: *Medicina paliativa.* Capítulo 12).

Nota. - Este estudio no pretende profundizar en determinados aspectos, como pueden ser: la *intuición*, el *miedo* y el *dolor*, como anteriormente he anunciado, recomiendo la lectura del libro: **Interpretación del éxito**; allí se encontrará toda la información que se precisa para una mejor comprensión.

Capítulo 5

El mecanicismo

Cada vez que observo cómo trabaja un médico en una primera visita, siempre, o para ser más exacto debería decir casi siempre, advierto unas *formas mecanicistas* en las maneras como realiza su labor; me refiero que, previo a la solicitud del correspondiente análisis, hace un breve examen y dentro de él un inevitable interrogatorio, donde acostumbra a repetir preguntas retóricas, que algunas veces resultan un tanto contradictorias.

Aquí cabe recordar aquel número tan recurrido antiguamente como era el: «*Diga treintaitrés*». Estoy en la seguridad que alguien estará pensando que ese requerimiento tenía una razón de ser. ¿Pero podría afirmarlo con rotundidad? ¿O más bien pertenecía a esa actitud retórica a la que he aludido? Con todo esto pretendo decir, que sus acciones generalmente son espontáneas y, es por ello que me refiero, a que están ciertamente sistematizadas, sin existir a mi juicio una previa reflexión.

Podría añadir más ejemplos de lo anterior, ya que puede preguntar varias veces: si fumas, bebes o cualquier pregunta por el estilo. Con esto vuelven a surgir otra vez el tipo de preguntas retóricas que antes indicaba, solo que además tienen la particularidad que, anteriormente, ya pueden haber sido contestadas. Precisamente es en esos momentos, cuando el que está siendo visitado se apercibe que el médico que tiene frente a él o no le cree, o no le escucha (en mi opinión me inclino por esta última cuestión). Situación que, de alguna manera, hace que el examinado se sienta verdaderamente desorientado o confundido, al pensar que no está respondiendo a las preguntas de acuerdo como el examinador, en este caso el médico, desea.

Sí, sé que algún clínico cuando lea esto podrá pensar que es necesario preguntar varias veces, porque el supuesto enfermo acostumbra a mentir. Y en eso tengo que darle la razón. Pero, sin embargo, en mi opinión creo que es necesario hacer un tipo de preguntas más abiertas. Las cuales, además de permitir conocer mejor la psicología de la persona que se encuentra ante el médico, permitirán *contrastar* las respuestas que haya podido dar con anterioridad.

¿Pero por qué ocurre esto? No encuentro más motivo que el mecanicismo con que en general obran los médicos. Una vez hecha esta apreciación me he puesto a documentarme, en cuál es la base del mecanicismo o, quizás mejor, debería decir de esta *tecnodoctrina*. Algunas cosas ya me eran conocidas, como que es una corriente filosófico-científica, por la cual, la realidad se puede explicar a partir de la causalidad eficiente (materia en movimiento) es decir, sin referencia a ningún fin o propósito preestablecidos que se encuentren inscritos en la naturaleza de los seres. De este modo es como *Descartes* en el siglo XVII definió esta filosofía.

Explicaba: «Que el cuerpo humano era igual al de un artilugio semoviente, de acuerdo al diccionario: significaría lo mismo que una máquina que imita los movimientos de un ser animado, que se desplaza por sí mismo». El comportamiento del humano se explica a través del mecanismo de las leyes de la dinámica. Con esto, se puede comparar el organismo a lo que es un sistema hidráulico, parecido a las fuentes de la época. Donde los nervios son lo mismo que los tubos de esa fuente, el agua vendría a ser la representación del espíritu y el corazón. La fuente de donde proviene el agua es el alma. Y el fontanero sería el que cambia o controla el funcionamiento de los tubos. Con esto, el *mecanicismo cartesiano*, afirmaba la existencia de dios. Ya que, de esta manera evidenciaba que, si una máquina había sido construida por el hombre, con eso, demostraba su habilidad en la ejecución. Luego, esta misma perfección del ser humano, nos remite indudablemente a su autor divino.

Este convencimiento manifestó, a la vez, su ignorancia a la aportación que posteriormente hizo *Charles Darwin* en 1.859, fecha en que se presentó: *El origen de las especies por medio de la selección natural o la preservación de las razas, favorecidas en la salvación de la vida*. De esta forma se inició la *teoría*: *«De la selección natural»*. Lo que viene a significar, que el medioambiente donde se desenvuelven los seres vivos ofrece recursos limitados. Esto justifica invalidar la teoría de *Descartes*, en cuanto a su interpretación del cuerpo humano. Pero, sin embargo, me parece plausible considerarlo a modo metafórico, lo que explica sobre el funcionamiento del organismo y la intervención del fontanero que, en este caso, se entiende como el médico.

La idea que ofrece *Descartes* de comprender el organismo como una máquina, es el motivo a que se acogió la medicina desde un primer momento. Ya que, esta considera a la enfermedad como una *avería* (propia de las máquinas) aunque en este caso pertenezca al organismo humano. Y ahí está el médico al que el enfermo recurre. Lo cual, viene a ser lo mismo que explicaba *Descartes* con el ejemplo de la fuente.

Y es además lo mismo que ha ocurrido y está ocurriendo, con la formación de los futuros licenciados en medicina. El mecanicismo aplicado al aprendizaje, se refiere a que promueve los nuevos saberes, a través de procedimientos y prácticas repetitivas, no concediendo mucha importancia al significado de lo que se aprende. Con otra particularidad, que una vez en la práctica, no se relaciona la información que se está adquiriendo, con la que en su día se recibió. Ya que aquella se encontraba almacenada en la memoria de *corto plazo*, como más adelante detallaré.

El aprendizaje mecanicista es básicamente conductista, con lo que se dificulta el análisis de los conceptos que se aprenden. Ya que de lo que se trata es de memorizarlos, sin otra exigencia. Con esto y, de acuerdo a lo que ya he expuesto, se almacena arbitrariamente en la memoria sin darle ocasión a cualquier cuestionamiento. De este modo, el papel que juegan los que están aprendiendo es prácticamente del todo pasivo. Y solamente responden a los estímulos exigidos por el profesor. Pero sin tener en cuenta el contenido de lo que se pueda estar debatiendo. Por lo que resulta difícil encontrar una implicación afectiva de lo que se estudia. Apreciación, que se supone y se acepta, que surgirá después al iniciar la práctica profesional.

Y eso es lo que en mi opinión enmascara definitivamente la actitud del médico. Lo que, sin embargo, será una exigencia, es cuidar las palabras que pueda emitir el alumno. Ya que, de ninguna manera deberán ser contradictorias con los postulados de quien los profiere, en este caso el profesor, *so pena* de no obtener la aprobación de la licenciatura. Todo esto implica que una abrumadora mayoría de conocimientos se almacenen en la memoria llamada de *corto plazo*. Eso es igual a decir, que con el tiempo se perderán, en el más recóndito rincón de la mente, al que difícilmente se podrá acceder.

Esta tecnodoctrina, como antes ya he definido, será el bagaje en que deberá el joven licenciado realizar sus prácticas, durante su estancia en la llamada *residencia*, para ser considerado realmente médico. Llegado ese momento, se deberá enfrentar a una cotidianidad que queda muy lejos de las ilustraciones que se realizaban en la facultad. De este modo, aunque él lo ignore, es cuando comenzará a entrar en juego, lo que son sus miedos humanos, propiamente dichos. Donde sus superiores se encargarán de relativizarlo, con el fin de enfriar una situación que, de otra manera, le impediría realizar su trabajo con el imprescindible sosiego. Visto de esta manera es como debe ser. ¿Pero, cuál es el resultado de lo que ya he referido como tecnodoctrina? Pues el aceptar no sin una cierta tristeza, cómo los médicos observan al enfermo, al igual que si fuera un entramado de sistemas físicos y químicos que se pueden llegar a escrutar y a mesurar.

Naturalmente todo ello está interpretado desde una perspectiva mecanicista y por ello reduccionista a lo que se está observando. Visión absolutamente reprochable. Pues el especialista preferentemente solo analizará el órgano de su especialidad y difícilmente se interesará por cualquier otro, a no ser que sea muy evidente o el enfermo así se lo requiera. Por poner un ejemplo a modo de metáfora, sería lo mismo que si a un invidente se le mostrara un elefante y se le dejara tocar solo la trompa. ¿Cómo definiría al elefante? Pues, después de un concienzudo análisis, mediante las correspondientes palpaciones, lo concretaría como un tubo, con una boca en el borde y una cabeza, que no sabría muy bien lo que es, por no haberla estudiado. Esa es, de alguna manera, aunque pueda costar creerlo, cómo la gran mayoría de médicos observan al enfermo.

Sí, ya sé que se me podrá decir: «Que para eso están los médicos cuya especialidad es la generalista». Pero estos, una vez derivan el enfermo al correspondiente especialista, pierden todo contacto con él, al menos en cuanto a la cuestión que implicó la visita. Ahí es una especie de purgatorio, en que se hallan las personas de una cierta edad, que padecen diferentes tipos de enfermedades de las que se definen como *policrónicas*. Es fácil encontrar a enfermos que te confiesan que están ingiriendo un determinado tipo de medicamento, que les prescribió su antiguo médico y que, naturalmente, ahora han unido a las nuevas indicaciones que el actual ha prescrito. No, no digo que el médico que lo está atendiendo, le haya indicado que puede continuar con los dos tratamientos. Lo que sí puede ocurrir, y ocurre, es que el profesional no muestre el suficiente énfasis, sobre todo con las personas mayores.

Todo esto no deja de ser un ejemplo de la filosofía con que se trabaja. Se ha de significar que toda proviene del conocimiento, de cuando la medicina reemprendió su andadura, a partir del *Renacimiento* y, desde entonces, se está siguiendo la misma lógica. Su razonamiento se basa en un conjunto de creencias dogmáticas que, desde siempre, se han dado como ciertas, aunque algunas de ellas hayan sido revocadas con el tiempo, por nuevos y aparentemente irrefutables descubrimientos. Creencias, que sostienen que desde la ciencia es posible conocer todos los supuestos, solo basta con investigarlos, entendiendo al universo como una máquina descomunal y misteriosa, previsible en cuanto a que todo lo existente es materia o sustancia química. Pero, ¿esta interpretación es realmente correcta?

Todo lo expresado del universo me hace pensar en 1.927, cuando *Werner Heisenberg*, presentó su teoría: «*El principio de incertidumbre*». De este modo se establecía que es imposible conocer simultáneamente la posición y la velocidad del electrón. Afirmando que cuanto mayor sea la exactitud con que se conozca la posición, mayor será el error y viceversa. Esta afirmación nos indica: «*Que el* mundo *no es determinista*», todo lo contrario de lo que hasta entonces había sustentado la ciencia. A pesar de ello, y como a través de este estudio evidenciaré, han sobrevivido en la medicina los postulados de *Descartes* que entienden al cuerpo humano igual que una máquina.

Pero con una dificultad que generalmente no se tiene en cuenta. Pongamos, por ejemplo, un mecánico que arregla coches, la comparación sería válida de acuerdo al mecanicismo, solo que el operario, no tiene necesidad de intercambiar palabras con el automóvil, ya que obviamente es una máquina inerte. Pero en cambio el clínico no solo es que tenga necesidad, sino que tiene la obligación de mantener una conversación con el enfermo. Y ahí comienzan las dificultades. Pues al referido médico, jamás nadie le ha explicado la importancia que tienen las palabras que pueda emplear. (Cuestión que se planteaba en: *El conocimiento inconsciente*. Capítulo 4).

Según la filosofía mecanicista imperante, la materia es la única realidad tangible, mientras que la *conciencia* es una ocurrencia de ciertas filosofías, las cuales valoran su existencia. Concepto que choca, frontalmente, con los que piensan que persiste en el universo toda una trama autorganizada, donde caben los aspectos materiales y mentales. Cuestión que avala la *física cuántica*, cuando reconoce la existencia de una relación temporal entre mente y materia. De modo, que un conocimiento o memoria en el presente, tiene su origen en acontecimientos del pasado, que se proyectan al futuro, manifestándose con diversas causas y entre ellas se encontrarían las enfermedades.

Por el contrario, las ciencias de hoy aún se basan en las ideas del *Renacimiento*, las cuales creían que, con el mecanicismo, se podía explicar todo de un manera sistemática y funcional. De este modo, es como en la actualidad, los médicos establecen sus diagnósticos, mediante conjeturas sobre el funcionamiento adecuado, o no, de un determinado órgano. Ese es el motivo, por lo que, en los tratamientos, principalmente lo que atienden son los síntomas.

Para ser más explícito, voy a ofrecer un par de ejemplos básicos: «Uno de los más alarmantes es la temperatura». Cuando alguien padece algún tipo de proceso infeccioso o cualquier otra patología, el cuerpo lo manifiesta a modo de defensa, alterando la temperatura. Por lo que no se debería considerar a la fiebre como la enfermedad a la que vencer, sino los motivos que la puedan causar. Lo mismo ocurre con las inflamaciones. Otra manifestación de que algo en el organismo no está funcionando de un modo correcto, sea por un golpe o por cualquier otra razón interna. Sin embargo, la tendencia es hacer una puesta a punto, tratando directamente la hinchazón, sin que normalmente merezcan la misma atención las causas que la promueven. Con esto se simplifica el camino más fácil a las conjeturas, hasta que de alguna manera se hacen evidentes las razones de los síntomas.

Aquí es cuando puede surgir el error. Pues independientemente que en un principio no se preste el debido interés a lo que motiva el síntoma, tampoco se valora en absoluto la responsabilidad que pueda tener la mente en una determinada enfermedad. Y no solo en eso, sino algo peor, la influencia que pueda ejercer esta en su curación. Sí, estoy seguro que algún profesional podrá pensar que eso no es cierto y que él anima al enfermo, llegado el caso. Pero si fuera así solo sería su actitud personal delante de este asunto. Porque la realidad evidencia que nada ni nadie lo entiende de otra manera, que no sea pensando en sanar directamente al propio órgano enfermo. Siempre, claro está, después de pasar por los procesos de atender previamente a la sintomatología; como a lo largo de todo este estudio mostraré.

Por lo contrario, en el análisis y consiguiente diagnóstico, se buscan los motivos de la disfunción, centrándose en que el órgano en cuestión sea producto directo del mal cuidado que se hace del organismo, debido a una deficiente alimentación, carente de determinadas vitaminas o por el consumo indebido de productos tóxicos. Bajo esta lógica, se pueden encontrar otras causas y estas pueden ser aceptadas, desde que sea el propio cuerpo quien las produzca, bien por motivos de *herencia genética* o, en otro caso que es más difícil de descubrir, que se deba a la *epigenética*. Perteneciente a generaciones anteriores, las cuales no se pueden documentar. Creo preciso hacer la puntualización, siempre partiendo de un raciocinio mecanicista.

De esta manera en el análisis, se acepta la disociación de materia y alma; dicho de un modo profano, de cuerpo y conciencia. Ahí se cree que la naturaleza no actúa por objetivos, cualquier evolución es considerada como una casualidad, sin más fin que eso mismo. Sin embargo, esto se contradeciría con la propuesta sobre la evolución natural de *Darwin*, en la que se manifiesta que el fin de una especie es adaptarse al medio con el objetivo de crecer y multiplicarse.

En la búsqueda de respuestas sobre el origen de las enfermedades, he hallado una propuesta, que a mi juicio puede ser tan contradictoria como interesante. Digo esto, porque resulta rompedora, ya que abre una nueva incógnita que sumar, a lo que parecía resuelto en cuanto a los motivos de determinadas enfermedades. La teoría en cuestión pertenece a *Rupert Shledrake* (1.942) biólogo y bioquímico; sobre lo que él define como los *Campos Mórficos*.

Ahí manifiesta que, si todo lo observamos a nivel celular, el proyecto del genoma humano ha revelado que tenemos unos 25.000 genes, muchos menos de lo que al principio de la investigación se esperaba. Por el contrario, cuando se secuenció el genoma del *chimpancé*, sorpresivamente se encontró que es prácticamente el mismo que el nuestro. Ya que posee el mismo tipo de proteínas y el mismo tipo de genes. Aun así, hay una gran diferencia, que evidentemente no se puede explicar mediante los genes. Entonces, ¿cuál es la explicación? Pues la respuesta que ofrece *Shledrake* es mediante lo que él define como los *Campos Morfogenéticos*. Para dar un ejemplo de lo que son, lo expresa de la siguiente manera: «Para ello hemos de imaginar la construcción de dos edificios, están hechos con los mismos ladrillos y cemento, cuya diferencia estaría en que los dos planos realizados al propósito serían distintos». Así como también los espacios de construcción. Eso es en realidad lo que puede estar ocurriendo, entre los humanos y los chimpancés.

Pensando en esto, es cuando he recordado el anuncio que se realizó a bombo y platillo, a primeros de este siglo, donde se anunciaba el triunfo determinante del *Proyecto del Genoma Humano*. ¿Recuerdas? A partir de aquel momento sería posible encontrar la solución para todas las enfermedades. Pasados ya más diez años de esta afirmación, se ha tenido que reconocer (por cierto, sin ningún tipo de publicidad) que, si no se habían encontrado los genes responsables de las enfermedades, era porque simplemente no existían. Esta nueva información me abrió de inmediato un abanico de preguntas, aunque las dos primeras que se me ocurren, son: «¿Cómo quedan la genética y epigenética?» Y si no: «¿Dónde están pues los responsables de esas enfermedades, que se consideran hereditarias?»

Sí, lo sé, yo no tengo preparación para poder contestarlas, pero para ello he recurrido otra vez a *Shledrake*. Él se informó de dos experimentos de psicología animal realizados en 1.922, por el reconocido psicólogo *William*

McDougall (1.871 al 1.938). Experto en el estudio de los instintos y totalmente contrario a la psicología conductista. Definía al instinto como una disposición psicológica innata, que conducía al individuo a percibir aspectos del mundo experimentando ciertas emociones. Sensaciones, con las que actúa en cierta manera en relación con las circunstancias. Y cuando no, se experimentan impulsos para realizar la acción.

Pues bien, en los mentados experimentos, buscaba reafirmar su teoría. Para ello eligió unas ratas, con el fin de comprobar si su inteligencia era heredada. Con la idea de medirla, encerró a los roedores en un laberinto, esperando que los animales que antes encontraran la salida, eran los que mostrarían mayor agudeza. De ahí surgieron dos grupos: «Los ratones adelantados y los torpes». Fue entonces cuando provocó que los dos grupos se cruzaran entre sí. Veinte generaciones después, cualesquiera de los ratones eran capaces de encontrar la salida del laberinto, a una velocidad superior a todas las anteriores. Con ello no se diferenciaba ya ningún grupo.

Posteriormente hizo experimentos de lógica, que los extendió a monos y otros animales, basándose siempre en la inteligencia heredada. Eso fue lo que inspiró precisamente la teoría de los *Campos Morfogenéticos*. Ahí sostiene *Shledrake*, que entre los miembros de una misma especie existe un flujo de información. Sin embargo, hizo la advertencia, que esta teoría no se limita solamente a los humanos, ni tampoco a los animales, si no que incluye también a las plantas, bacterias, protozoos o incluso a las cristalizaciones.

La teoría la explica de la siguiente manera: «Si una célula se corta en varias partes, cada una de ellas podría dar vida a una nueva célula». Mientras que si fuera una máquina (como interpreta la filosofía mecanicista) el artilugio sería destruido y no tendría más utilidad. Representaría lo mismo a estar ante una gran biblioteca y ahí nos encontraríamos con el gran problema de la genética; el tratar de explicar, cómo el cuerpo sabe qué libro se ha de escoger de esta supuesta gran biblioteca genética. Y, esa es precisamente la creencia, que el organismo sabe exactamente qué información extrae del *ADN*. Todos los humanos iniciamos la vida con una única célula, que crece mientras se desarrollan los distintos órganos que comprenderán finalmente el cuerpo. ¿Cómo sabrán estas células en qué tienen que convertirse? Ese es uno de los grandes misterios que quedan por descubrir de la vida.

Qué lejos queda todo esto de la medicina mecanicista que se practica hoy en día. Pero, sin embargo, sin otra alternativa objetiva y viable es a la única que podemos acogernos. No sin reconocer lo imperfecta que resulta, aunque a la vez también se ha de aceptar, que gracias a la práctica mecanicista se salvan vidas. Finalmente, y esta es mi opinión, que puedo aceptar que sea un tanto subjetiva, no creo que la medicina actual esté atrasada, solo es que debe encontrar otro camino para dejar de ser mecanicista. Y de esto estoy seguro que el tiempo probablemente me dé la razón, no solamente a mí, sino a otras personas con las que he intercambiado mis inquietudes, y me han reconocido que ellas pensaban lo mismo.

No quisiera acabar sin volver a *Shledrake*, para explicar de qué tratan los llamados Campos Mórficos. Pues para mí esta teoría resulta tan extraña, como fascinante, que nos transporta hasta fronteras desconocidas por la medicina. Donde para comprenderlas se tendría que conocer algo, que en la actualidad solo se intuye, como puede ser la explicación para sanar utilizando los extraños fenómenos cuánticos. (Probablemente se pueda encontrar en la lectura: *La interrelación de la conciencia con la física cuántica.* Capítulo 10, una referencia más adecuada para la comprensión de los referidos Campos Mórficos).

Capítulo 6

La interpretación profesional

Saber interpretarse profesionalmente, es una de las asignaturas más difíciles de resolver a las que se tiene que enfrentar el médico. No se trata de conocer los procedimientos, ni tampoco significa saber relacionarse con los enfermos y con los compañeros. No. Es algo más profundo, que supera a las propias apariencias, *es creérselo por dentro*. Si tuviera que hacer un símil parecido, para que se me pudiera entender mejor, lo compararía con la misma sensación que siente un sacerdote católico, en el momento que tiene que oficiar la *Santa Misa*. Pues, si duda que allí se halla el *Cuerpo de Cristo*, estará cometiendo un fraude y eso, aunque solo lo sepa él, es suficiente para que no pueda desarrollar su labor de un modo satisfactorio.

Si comenzaba el capítulo anterior con las sensaciones que recibe una persona cuando visita al médico por primera vez, ahora voy a continuar con esa misma visita, pero además voy a incluir el diagnóstico o, para ser más exacto, debería decir el primer diagnóstico. Ya que es muy probable que dependiendo de la dolencia acabe recibiendo más de uno. La importancia del método clínico en la práctica asistencial conlleva necesariamente el uso del *mecanicismo* como ya he referido anteriormente. Hasta no hace tantos años, las palabras del médico eran aceptadas por todos, aunque fuera evidente que podían estar equivocadas. Sus argumentos se admitían tanto por el enfermo, como por sus familiares, porque si él lo decía sería por algo.

Es evidente que esto ha cambiado. Hoy, el que es visitado pregunta, y pregunta varias veces, debido a las informaciones que obtiene de internet, donde vierten sus opiniones otras personas que el internauta interpreta con sus mismos síntomas. No importa si realmente es así, pero la información le da una fuerza que le permite cuestionar al médico, dependiendo de si le gusta o no lo que le esté diciendo.

Este comportamiento era impensable no hace tantos años. De este modo el enfermo ha adquirido una nueva concienciación de lo que él cree que son sus derechos, obviando más a menudo de lo que sería de desear sus obligaciones (en el caso, naturalmente, que piense que el médico lo puede ayudar a sanar). Todo ello lo que reivindica es una contradictoria capacidad de autodeterminación por parte de quien, en buena lógica, tendría que confiar en su médico.

No, no es que esto ocurra siempre, pero cada vez de un modo más acentuado se producen situaciones parecidas a la que ya he descrito. Pero, ¿por qué sucede esto? Es evidente que los medios de comunicación y las redes sociales, tienen que ver mucho en la actitud que están tomando ciertas personas cuando el médico les hace sus observaciones. Podría decir, que aquella aura fantástica que rodeaba a aquel que se hacía llamar *Don*, anteponiéndolo a su nombre y dos apellidos, ha ido mermando cada vez más. Está claro que también influye el hecho de que los médicos de la *Sanidad Pública* sean jóvenes, y mantengan un estilo muy alejado de aquellos antecesores entrados en años, de aspecto venerable.

Esto me recuerda y me hace volver a incidir en una frase que vengo repitiendo durante este ensayo: «*Eso a mí no me ocurre*», estará pensando más de un profesional, pero por las experiencias que he recogido, estas situaciones se repiten cada vez más, a pesar de los pesares. Voy a ofrecer una prueba de ello, aunque eso represente que nos alejemos del motivo de este episodio. ¿Por qué en algunas comunidades autónomas al personal sanitario se le han dado atribuciones de autoridad? La respuesta es siempre, porque las gentes que visitan los ambulatorios u hospitales, sean enfermos o parientes, no solo no los respetan, sino que incluso los llegan a agredir.

Situación que me produce estupor y vergüenza ajena. Si bien, y aunque esto ni mucho menos sirva de justificación, es lo mismo que está sucediendo en el mundo docente, siendo si cabe más imperdonable. Pues de lo que está hablando este comportamiento, es del error de cómo se está educando. Y eso de alguna manera se manifiesta en todos los actos que implican una interrelación dentro de esta sociedad.

Una vez concretada esta situación, creo preciso hacer una aclaración, hablar de médicos en general puede ser un gran error. Por eso primero vamos a estudiar el comportamiento de los médicos de medicina primaria, son esos que además de tener unos emolumentos más bien exiguos, se sienten mal tratados por la administración, lo que hace que sus actitudes sean inseguras. Los demás tienen otro tipo de implicaciones que más adelante también analizaremos.

Hecha esta apreciación, la pregunta que me surge, es: «¿En qué escenario se encuentra el médico actualmente?». Las dificultades entre otras cosas las tiene por una obviedad. Sí, he dicho una obviedad, aunque para ser más concreto debería decir, que es una gran ausencia de conocimientos de comunicación. Sapiencias, que en la facultad nadie, al preparar la licenciatura, parece que tuvo en cuenta. Este vacío en mi opinión puede tener dos motivos principales. Uno, porque las generaciones anteriores no precisaron para nada una determinada comunicación, por los motivos que antes ya he descrito, el médico sentenciaba y ahí se había acabado la conversación. Y el otro, es que la enseñanza de la medicina mecanicista no interpreta de una manera especial, la relación que hay entre cuerpo y mente. Y por lo mismo antes también resultaba innecesario.

Aún tengo los lejanos recuerdos de mi juventud, donde el comportamiento del médico era una mezcla de *paternalismo autoritario*. No había ninguna posibilidad de contradecirlo. Ahora jocosamente me viene a la memoria el día que me prohibió el tabaco. El doctor, así lo llamaba yo, se llamaba... bueno para qué voy a nombrarlo, si supongo que ya habrá fallecido, a pesar de todo lo tengo en mi memoria con una cierta simpatía. Pero eso me hace caer en la cuenta, de la gran contradicción que entonces me pasó desapercibida. Pues mientras me hablaba de las maldades que reportaba el fumar, él buscaba afanosamente entre los papeles de la mesa de su consultorio, el cenicero donde poder dejar el opíparo puro que se estaba fumando.

En aquella época el médico estaba muy bien instalado en su papel, la medicina era mucho más sencilla y los recursos para atender al enfermo estaban más en sus capacidades profesionales que, en el uso de posibilidades externas, eso le daba una fuerza de la que en la actualidad adolecen los médicos. ¡Cuánto ha cambiado la situación desde entonces! Aunque, eso sí, para algunas cosas, solo en apariencia. Ahora los médicos, a pesar de las prohibiciones de fumar en los lugares públicos, continúan fumando, lo que ocurre es que se ocultan para hacerlo. Resulta chocante descubrir, en determinadas zonas de los centros hospitalarios, a todo tipo de personal sanitario fumando. Sin pretender abandonar la cuestión, el hecho que prediquen una cosa y hagan la contraria resulta un tanto contradictoria. ¿Qué ocurre? ¿Es que no creen en lo que dicen? ¿O es que piensan que ellos son seres superiores, los cuales están libres de enfermar?

Esta última frase me lleva al principio del capítulo, donde hacía el símil con la creencia del sacerdote. Lo que evidencia este tipo de comportamiento, es el modo de aprendizaje que han hecho en su profesión y su falta de interpretación profesional. Como se recordará cuando describía la enseñanza mecanicista ya indicaba que se memorizaba sin más y que no era preciso aceptar el concepto. Dicho de otro modo, es lo que cada uno interiormente pueda creer. En otras épocas, donde las exigencias sobre estas cosas no estaban tan evolucionadas, cabía aceptar aquel comportamiento que tuvo el médico que me visitaba en mi juventud, pero ahora de ninguna manera. No, salvo que se reconozca lo poco interiorizada que se tiene la profesión.

Sí, estoy en la seguridad que muchos médicos no fuman, pero estos pueden ser tantos como personas que no son médicos y tampoco lo hacen. Lo que demuestra este hecho es que en este siglo XXI algo no se está haciendo bien. Se podría comprender por las razones que he apuntado anteriormente. Sin embargo, también se tiene que valorar lo que ha cambiado el enfermo, aunque en estos momentos es cuando más necesidad tendría de llamarlo cliente.

Ahora la gente no es como antes, se aperciben de cualquier contradicción que les pueda plantear el profesional y ahí es cuando el médico se está jugando su credibilidad. Cuando en alguna ocasión he hablado de este asunto con alguno de ellos, todos lo han relativizado quitándole importancia, es más, estoy seguro que piensan que esto son detalles que no quieren decir nada, pero se equivocan. Voy a poner un ejemplo práctico para que se me entienda bien. ¿Qué opinión podría merecer un mecánico de coches de alta gama, si él mismo en la conducción, hiciera ostentación de maltratar su vehículo? ¿Acaso habría personas que observando lo que hace, le dejarían el suyo para reparar? Puedo asegurar que no. De acuerdo con ello, ¿con qué fuerza podrá el médico hacer recomendaciones sobre determinados alimentos o de cualquier otra cosa?

Pero hay más. Todo ello representa una quiebra interior entre el fondo y la forma. Es evidente, que del modo como nos comportamos en nuestras maneras cotidianas, así sentimos por dentro. No, la vida no es un teatro donde se puede aparentar una determinada actitud y después cada uno, en su intimidad, se puede comportar como quiera. Porque eso, como ya he dicho anteriormente, el entorno lo percibe. Y no solo es eso, sino que indica algo mucho peor. Pues ni de lejos, teniendo esta actitud, podrá ser el profesional capaz de resolver los imprevistos que a buen seguro se le presentarán. Y eso estará motivado porque interiormente no se halla preparado.

En el desarrollo de la labor profesional, el médico, como todos, automatiza casi todas las decisiones, eso es cierto en un tanto por ciento muy elevado que puede llegar al 95%. Pero eso, siendo normal, es la razón por la que le doy tanta importancia a una adecuada interiorización de las actitudes. Ahí es donde el inconsciente se manifiesta sin que el sujeto tenga consciencia que es así. Este proceso transcurre no solo en las cosas más o menos simples, como podrían ser una auscultación o cualquier acto del mismo rango, sino que va mucho más lejos. Podemos observarlo entre los mismos cirujanos cuando están en el quirófano operando. Son actitudes que se encuentran alojadas en el *inconsciente competente* de todos los profesionales, que han recibido algún tipo de preparación específica. (De la misma manera que se puede leer, referido a los conocimientos, en: *El conocimiento del inconsciente*. Capítulo 4).

Y de la misma manera también estará en el comportamiento que pueda tener el médico, sin que él sea en absoluto consciente que lo tiene. Me refiero a esos pequeños detalles que muchas veces le traicionan y, se contradicen con lo que por un lado manifiesta, mientras que, por otro, evidencia todo lo contrario. Podría dar varios ejemplos, pero lo voy a reducir a uno para que sirva de testimonio. Durante una exploración es muy fácil que el médico entre en contradicciones, con argumentos como: *«Le voy a recetar estas pastillas, a ver si tenemos suerte»*. ¿Es que acaso la suerte tiene que ver con su diagnóstico? Pues sí, porque realmente con el tiempo y los medios que ha destinado al diagnóstico, su opinión es aleatoria. Lo peor, es la impresión que se lleva el enfermo, mientras tanto el médico ni se ha dado cuenta de lo que ha dicho.

Ahora vuelvo otra vez a recordar que más de un profesional cuando lea esto podrá decir: *«A mí no me pasa»*. Y les doy la razón, habrá quienes piensen honestamente que ellos no se expresan nunca de esta manera. Pero solo les doy la razón por un motivo y es porque lo hacen de un modo inconsciente, de esta manera no pueden tener consciencia de cómo se han expresado.

Esto qué quiere decir: «¿Que todos los médicos hablan incorrectamente?» No, de ninguna manera, los profesionales que tengan interiorizadas sus actitudes lo harán de un modo apropiado. Si bien, tengo que hacer una aclaración. Generalmente donde se encuentran estos médicos es entre la gente con muchos años de profesión. Ellos, paulatinamente, han ido adquiriendo su propia interpretación profesional. Aptitud que en la facultad difícilmente pudieron obtener, por motivos relativos a la enseñanza mecanicista. Quizás, siempre hay un profesor o un catedrático con inquietudes que van más allá de la propia exigencia de la licenciatura y pueda crear la actitud. Pero eso será, como digo, para unos pocos, suponiendo, y ahora sí voy a utilizar la palabra suerte, que el futuro médico o interno tenga la suerte de encontrar ese maestro benefactor.

Porque de otro modo, el médico, cuanto más honesto pueda ser, más posibilidades tendrá de equivocarse. En días pasados tuve ocasión de ver y escuchar por *YouTube* a un destacado oncólogo, que dentro de sus argumentos dijo unas cosas que me dieron pie para apercibirme de lo mal que interpretaba su profesión. Y diré más, lo difícil que le debe resultar desarrollar su trabajo muchas veces. El médico en cuestión indicaba la importancia y el derecho que tenía el enfermo a conocer su enfermedad con detalle. La conversación transcurría con una destacada personalidad del mundo de la comunicación, ahora tristemente desaparecida. Pues bien, el enfermo dijo que se había quedado tranquilo después de la desagradable sorpresa, cuando se le indicó que el estadio de su cáncer era *el grado tres, suponiendo que habría hasta el diez,* más tarde se enteró por su propia esposa, que el máximo *era cuatro.* Bueno, no solo fue él quien conoció esta cuestión, sino muchos, como yo mismo, que somos neófitos en estas cuestiones.

Recuerdo que el oncólogo se manifestaba diciendo que las modernas maneras indican que según sea el enfermo, se le comunique a él y, si no, que se recurra a la familia. Cuestión en la que estoy de acuerdo, pero con unos importantes matices. Vamos pues a enumerarlos. ¿De qué forma se le puede hablar al enfermo por preparado que esté, si este desconoce los entresijos del argot propio de la medicina? Eso lo que explica es que el médico al comunicar no está pensando en los efectos que le pueda causar al enfermo, entre otras cosas porque adolece de la suficiente empatía. Aunque, eso sí, cuando explicaba lo que ocurrió se rodeó de un halo de claridad meridiana pensando que había hecho lo que tenía que hacer.

Parece claro que lo que le surgió en el momento de ofrecerle el diagnóstico al enfermo fue la medicina mecanicista, donde no tuvo en cuenta los efectos que sus palabras podrían causar en el enfermo. ¿Acaso no era una persona preparada? Pues, si era así, lo lógico es que fuera consciente de la situación en que se encontraba, para poder tomar las determinaciones que creyera convenientes. Eso es precisamente lo que yo defino como falta de empatía. Porque en esos momentos el profesional no se está poniendo en el lugar del aquejado por la enfermedad, sino que lo que está haciendo es situarse él mismo, con la particularidad, que él no es el enfermo.

Otro ejemplo de médico que es sincero consigo mismo y, consecuentemente, con las personas que atiende en su consulta es la *doctora Casillas* (nombre figurado). En este caso se trata de una mujer joven. Era viernes y se dispuso a hacerle el chequeo anual a una pariente muy cercana a mi persona, al pronto, dejó a la paciente que estaba examinando y salió en busca de una compañera, después, llamó a otras, entre ellas acudieron varias enfermeras del centro clínico. Una vez allí, se inició una corta conversación en voz baja entre todas ellas. Finalmente dirigiéndose a mi pariente le espetó: «*He observado algo raro en su pecho derecho*». A lo que mi pariente le inquirió: «¿Qué quiere decir, *que podría ser algo malo?*» A lo que la médica le respondió con un lacónico: «Sí».

Después le indicó que debía hacerse una punción, para realizar una biopsia, no sin antes darle fecha para hacer otras pruebas que ahora no vienen al caso. Supongo que la *doctora Casillas* (nombre figurado) no pudo imaginarse el fin de semana que pasó la persona a la que había diagnosticado con aquel lacónico sí. Lo peor y, para mi pariente lo mejor, es que el lunes siguiente fue a visitar a otro médico, este relativizó tanto la urgencia como consecuentemente el diagnóstico, diciéndole en este caso, que era lógico que se tuvieran que hacer las pruebas que había solicitado anteriormente la mentada médica, pero que de ninguna manera podía decir que se pudiera tratar de un tumor maligno. Y ahondando más a requerimiento de mi pariente, de ser así estaría en un estadio muy incipiente y sería fácil de resolver.

Hete aquí otro ejemplo palmario de pensamiento mecanicista. El médico dice lo que piensa sin ambages, lo peor es que no reflexiona las consecuencias inmediatas que tendrán sus palabras o sus silencios. Más tarde, si tiene tiempo de reflexionar, se dará cuenta que quizás se ha excedido al hacer el diagnostico. Pero no importa, así el enfermo ya está preparado. En realidad, esa actitud representa un desconocimiento total de cómo funciona el cerebro. Pues, de saberlo, sería conocedora de la importancia que adquiere el *hipotálamo* en estas cuestiones, ya que esta parte de la psiquis es la receptora de las emociones, con las consecuencias que pueden desencadenar estas desafortunadas palabras. Para que finalmente todo quede en: *¡Hemos tenido suerte!* Pero más valía ser precavida, que no dejarlo, pues de otra manera esto podría haber sido muy grave.

Y lo peor de todo es que esto ocurrirá una y mil veces más, sin que el médico se aperciba de lo que está haciendo. ¿Es que acaso no ha cumplido con su deber, que era informar al paciente de los riesgos que corría? Pues es lo que ha hecho. Lo otro, los días de angustia gratuita, eso ella no lo sabe y, si se le hace saber, su respuesta será que ha tenido mucha suerte.

Ahora, para finalizar, voy a exponer un caso que me tocó a mí personalmente. Desde hacía un tiempo no me encontraba en forma, no sabía lo que me ocurría, fue por eso que decidí recurrir a un médico internista muy conocido, al que en los medios de la sanidad le llaman profesor. El médico en cuestión, era un hombre entrado en años, muy serio, quien, después de explicarle lo que me sucedía, me indicó que debía hacerme los correspondientes análisis. Llegado el día de la segunda visita, fui portador de los resultados, después de mirarlos detenidamente, alzó su mirada sobre mí y muy severo sentenció: *«Tiene usted una cirrosis hepática y, no solo eso, también tiene una diabetes tipo 2, con esto le estoy diciendo que será diabético toda la vida, pues no tiene cura».*

Aquellas frías y metálicas palabras, viniendo de una eminencia como era el *profesor Hamsler* (nombre figurado) me sonaron a una contradictoria sentencia *de muerte*. Pues hubo un detalle que me hizo sentir una cierta contradicción en aquellas palabras. Pues si por una parte me indicó que mi hígado se hallaba muy enfermo (yo por razones familiares, como ya he explicado, sabía la gravedad que representaba esta enfermedad) por otra parte parecía que me estaba dando esperanzas de mi longevidad. Ya que me decía que la diabetes sería para siempre. Si digo la verdad, en mi inconsciente, al principio, albergué que el hígado no debía estar tan dañado, si todo el énfasis se lo llevaba mi diabetes.

A los pocos días reaccioné, dirigiéndome a otro reconocido hepatólogo, este, muy cordial, relativizó las formas que había empleado el profesor y, aunque no cambió ni una coma del diagnóstico, me tranquilizó. Puedo decir que más que a un médico lo que me encontré fue a un filósofo. Ahora viene aquello que algún lector podrá pensar que lo que yo precisaba era un médico. Pues quien piense así se equivoca, lo que yo necesitaba imperiosamente era un guía que me tranquilizara en aquellos momentos de desorientación y zozobra de mi vida. Y con aquel médico lo encontré, más tarde la enfermedad tomó otros derroteros, como podía ser de esperar. Pero esto aquí ahora poco importa. Bueno, si acaso decir que de aquello han pasado ya más de once años y puedo contabilizarlo como una prueba superada.

No deseo olvidarme en esta historia del *profesor Hamsler* (nombre figurado). Sencillamente, no volví a verlo. Solo tengo un recuerdo triste de él, fue un médico que no me ofreció ningún tipo de esperanzas. Lo más chocante es que estaba considerado uno de los mejores médicos que había tenido la profesión. Es este el momento en que yo les preguntaría a aquellos que tanto lo ensalzaban: «¿Dónde veían su gran profesionalidad?» Aunque ahora me doy cuenta, que, haciendo la pregunta, yo mismo he encontrado la respuesta: «Es un claro ejemplo de lo que es la medicina mecanicista». Y un claro exponente de que se entiende al enfermo como un paciente, sin más derecho que eso.

Estos relatos querrían decir muy poco, tan solo acciones acertadas o no, que tuvo un médico un buen o un mal día, dependiendo como fuera el caso. Pues no se ha de olvidar, que todos ellos son humanos y están a los vaivenes de las cosas personales que les puedan ocurrir. Solo que no se trata nada de eso. Pues lo que aquí pretendo evidenciar, es esa mal entendida honradez que desean tener con los enfermos que consultan, en nombre de una supuesta transparencia en todas las acciones que acometen. Claridad que, en el momento de ejecutarla, no se piensa en la trascendencia que pueden emanar las palabras sobre el enfermo. Y lo que es peor, ¿a cambio de qué?

Ahora quisiera dirigirme a todos los médicos que se puedan haber sentido recelosos con la lectura de estos ejemplos. Desde el mayor respeto que me merece esta profesión, me siento en la obligación de transmitir un mensaje que no solo es mío, sino de otras personas que, como yo, han vivido circunstancias parecidas. Entiéndanlo señores médicos, sus pacientes, como a ustedes les gusta llamarnos, no somos solo cuerpos a los que curar. Sí, lo sé, que esto es lo que aprendieron primero en la facultad y, después, de sus maestros en su lejana o cercana juventud. Pues, para el asunto que estamos analizando, tanto da, o peor, cuantos más años lleven instalados en esta actitud más les va a costar que se entienda eso que deseo transmitir.

Argumentos que, en el próximo capítulo, abordaré con respuestas a esta cuestión, con el deseo que quienes estén escépticos los pueda convencer. Reconozco que es una tarea difícil, pues son muchos años de cultura a la que anteriormente he definido como tecnodoctrina.

Capítulo 7

Diagnóstico o sentencia

Es totalmente correcto creer en los conocimientos que poseen los médicos, sobre todo cuando están refrendados por experiencias científicas. Sin embargo, ¿por qué en tantas ocasiones, cuando es el propio médico quien enferma, no se puede sustraer a una cierta desconfianza, de eso que en la consulta siempre ha defendido? La razón es bien simple, ha cruzado al otro lado de la línea y, ahí, no deja de ser un ser humano más, como esos que él atiende. Desearía que sirviera esta realidad como introducción para provocar una reflexión a todos los sanitarios en general, de lo que representa ofrecer un diagnóstico a una persona cuando se encuentra aquejada de algún mal que desconoce. (De acuerdo como se expone en: *El conocimiento inconsciente*. Capítulo 4).

Y es con este fin precisamente, el que acompaña al título del presente libro: *Del hechicero a la medicina actual*, en el que se configura este ensayo. El cual, lejos de pretender recomendar al médico palabras que antiguamente usaban los magos, hechiceros o curanderos, dentro de un lenguaje trufado de oraciones y mensajes sagrados, que podían poseer un significado mágico para aquellas gentes, lo que pretende, es hacer reflexionar sobre la importancia que tiene lo que él dice, cuando se expresa delante del enfermo. Y no tan solo son sus palabras, sino también sus tonos de voz, sus silencios, sus gestos, su indumentaria, e incluso el propio entorno donde desarrolla su trabajo. Con la particularidad que, además de él, es todo el personal sanitario, que lo pueda estar atendiendo en aquel momento.

Lo explicado puede parecer un tanto exigente y más teniendo en cuenta la poca preparación que generalmente posee el clínico, en las cuestiones de comunicar. Como he comentado en varias ocasiones, los conocimientos que ha adquirido están basados en la filosofía mecanicista. Decir esto significa varias cosas. Pero, de entre ellas, la más evidente, es cuando se le pregunta al médico: «¿Cuál es su cometido?» Y este contesta que, sin ningún tipo de dudas, es curar. Y eso es así. Si bien, tan importante como el cómo debe curar, sería saber qué es lo que debe curar. Resulta fácil ponerle una determinada etiqueta a una enfermedad, para que pasado un determinado tiempo se cambie la opinión y, con ello, las perspectivas de la curación. ¿Qué es lo que ha ocurrido? Pues simplemente que los avances del conocimiento de aquella enfermedad, dan nuevas respuestas y, a estas, las acompañan otros tratamientos muy distintos a los que anteriormente se recetaban.

Eso hace que el médico siempre tenga secuestradas sus opiniones, al vaivén de los nuevos adelantos. Parece claro, pues, que un simple constipado sea eso, un simple resfriado. Pero cuando la cosa se evidencia más, es cuando se enmarañan dentro de esas *dolencias estándar*, a las que se les podría considerar propias de la sociedad que vivimos. Me refiero a la soledad y sus consecuencias, como pueden ser: «*La ansiedad* y el consiguiente maltrato, que se le da al propio organismo al ingerir productos tóxicos, incluyendo entre ellos una mala alimentación».

En situaciones como estas es cuando el *supuesto enfermo* decide acudir a visitar al médico esperando que le recete un *medicamento mágico* o, por qué no decirlo, varios. Y en esto tengo que reconocer que, normalmente, complacen a satisfacción la demanda de sus *pacientes*. Pero este es el momento que me planteo, ¿cómo? Y ese cómo, es a base de prescribirles *ansiolíticos* u otros fármacos por el estilo, dando por acabada la visita después de un: «*Vuelva usted el mes que viene*». (Ver: *Las dudosas ciencias de la psiquiatría y la psicología*. Capítulo 13, se abunda en la materia).

¿Sin embargo, es esta la solución? En las múltiples ocasiones que he tenido ocasión de preguntarles a los médicos sobre esta cuestión, casi siempre he obtenido la misma respuesta, es muy poco el tiempo que nos dan para hacer un diagnóstico de acuerdo a lo que las circunstancias requerirían. Ahí es el momento cuando me hago la pregunta: «¿Tan difícil resulta percibir que, ese supuesto enfermo, de lo que está doliente es de soledad?» Estoy en la seguridad que, si eso lo escuchara algún médico, me diría: «*Que esa no es su labor, que él está preparado para curar cuerpos, pero no espíritus*».

¿Y es que acaso el cuerpo y la conciencia no tienen una interrelación total?

Cierto que es así. Pero como he dicho en tantísimas ocasiones esta evidencia no la recoge la medicina mecanicista. Sí, lo sé, hay otra pretendida medicina, que se autocalifica como *alternativa* que sí lo contempla. Es esa que utiliza el *término holístico*, para simbolizar el cuerpo humano como un todo. Si bien, en mi opinión, pierden toda la credibilidad, cuando desarrollan, dentro de esta corriente, opiniones tan dispersas como la física cuántica, escogiendo los fenómenos a conveniencia y ello hace que adolezca de toda base científica. También hay otra rama de este tipo de supuesta medicina, que se denomina a sí misma *Germánica*. Esta entiende la enfermedad de acuerdo con las malas acciones que cometieron los antepasados del enfermo o, incluso, de él mismo.

Argumentos que, por increíbles que puedan parecer, tienen en la actualidad cada vez más recorrido y lo más sorprendente es que, sus usuarios, son personas que poseen una cierta cultura. La causa se debe, en mi opinión, precisamente a la laguna que ha dejado la medicina tradicional. Pues si hay algo que se les ha de reconocer a estas gentes, es que comunican adecuadamente y quizás sea por eso, que cada vez más están ganando un espacio que debería ser de la mentada medicina mecanicista. Tanto es así, que en próximos capítulos profundizaremos en esa otra medicina, cuyos conocimientos recogen lo mejor de las distintas prácticas, añadiéndolas a lo último de las distintas escuelas médicas; quienes la trabajan, la definen como *medicina Integrativa*, donde se relacionan los conocimientos y la conciencia. (Se amplía esta información en: *La interrelación de la conciencia con la física cuántica.* Capítulo 10).

Volviendo a retomar el hilo de lo que estaba comentando, se hace necesario recordar que una enfermedad jamás se puede centrar en un determinado órgano, y ya está. Eso sería lo mismo a tratar el síntoma directamente (que es lo que generalmente se hace). Pero lo que quizás no se esté haciendo siempre, es buscar lo que motiva la enfermedad. Naturalmente estoy de acuerdo que, cuando la dolencia tiene un carácter grave, lo primero que habrá que hacer es mejorar por todos los medios el órgano que esté dañado, si es que eso se puede, naturalmente. Y cuando no, actuar en consecuencia con un posible sustituto. Hoy en día como es conocida y notoria, esa solución ha salvado muchas vidas.

Pero ponerse a hablar ahora de trasplantes, nos alejaría del motivo que pretendo exponer. Así que, volviendo a la cuestión, se me ocurre la pregunta: «¿Cuál es la solución para encontrar la razón de la enfermedad?» Pues bien, en este caso, lo que yo recomendaría, sería utilizar, siguiendo el símil del título del libro, lo que es la magia blanca. ¡Pero atención! Antes de nada, creo necesario aclarar a lo que exactamente me estoy refiriendo. Pues me estoy *expresando metafóricamente*. Por lo que no es una cuestión de brujería, ni mucho menos. Pero lo que sí se obrará de esta manera, son unos resultados que bien podrán parecer mágicos. Sobre todo, si lo comparamos con los otros, aquellos que han sido atiborrados de medicamentos, por no usar un tono más despectivo. En el próximo capítulo daré más detalles sobre este asunto.

Como ejemplo de magia blanca, me refiero a que el médico después de hacer un concienzudo estudio, debe tener muy claro lo que debe comunicar en todo momento. Es en este punto, cuando creo necesario hacer un paréntesis, con el denominado *Conocimiento Informado*. Esta práctica es una obligación que todos los profesionales tienen con el enfermo, para explicarle los pormenores de la operación o experiencia que se le va a efectuar, lo que incluye pedirle una autorización por escrito. Esta actividad, cuya finalidad es relativamente reciente, se instauró en defensa de los intereses del enfermo o, al menos, es así como lo entiende la ley. Pero se ha de reconocer que los médicos la realizan con la sola finalidad de protegerse. ¿Pero y el enfermo?

Pues esa es otra cuestión. Ahí es el momento que a mi juicio hay un choque de intereses, entre el clínico y el enfermo. Al médico por condicionamientos legales le conviene dejar las cosas bien claras al respecto. Pero no se trata de decir la verdad o, para ser más exactos, su verdad y ya está. (Nunca debería olvidar que se puede equivocar). Hay un antiguo refrán castellano que dice: «*Vale más una sentencia de médico que de juez*». (Con esto se pretende decir, que son muchos los enfermos que se salvan cuando el médico les pronostica una fatalidad. (Pero son pocos los que se salvan cuando es el juez quien los condena).

En consecuencia, mi consejo de lo que debe hacer el médico, aparte de hacer firmar la inevitable autorización, es ir buscando *el punto de referencia del enfermo*, hasta saber cómo le debe hablar. Estoy en la seguridad que, a más de un clínico, cuando lea esto, le parecerá que es muy costoso. Pero en compensación, tiene la ventaja de que anímicamente ayudará a la persona a luchar contra su enfermedad. Facilitando por tanto la labor del profesional. Y, precisamente eso, será ejercer la magia blanca que anteriormente he anunciado.

Dicho de un modo más concreto, se debe tender cada vez más a un *tratamiento relacional a la carta*, lejos de las protocolizaciones establecidas. Doy por seguro, que muchos médicos, cuando sean conocedores de lo que digo, exclamarán: «*Que lo que yo explico, ya lo practican*». Si bien, yo les diría que esto comprende las *formas de trato* con las que están atendiendo coloquialmente al *paciente*. El cerebro del enfermo sufre cambios con los mensajes, que recibe de distintas maneras, desde un silencio, hasta una mirada que puede hacer el médico a un compañero, etcétera.

Consecuentemente lo que jamás debe hacer un médico es ser directo en sus explicaciones, lanzando el nombre de la enfermedad sin pensárselo dos veces. Y, por cierto, no solo eso, sino darle detalles de la dolencia, que como neófito que es, le resultarán desconcertantes. Todo ello lo único que acrecentará será su natural ansiedad. Por esa razón es preciso, que hasta llegar al punto de exponerle de una forma clara las cosas al enfermo, tienen que transcurrir varias etapas. Y la primera sin duda es la *total seguridad del padecimiento que sufre*. Hasta entonces, de ninguna manera dejará entrever sus *suposiciones*, ni a él ni a sus parientes. Teniendo en cuenta, además, que probablemente dentro del diagnóstico, el médico esté transmitiendo, sin ser consciente, sus propios miedos (como anteriormente ya he apuntado).

Finalmente, una importante advertencia, el enfermo es el primero que debe conocer su estado, una vez se hayan cumplido los requisitos antes mentados. Y eso por mucho que las partes insistan. El daño que puede producir un diagnóstico es incalculable y más aún cuando este no está debidamente contrastado. A pesar de eso, y que por lo que parece, la medicina mecanicista no siempre lo contempla de esta manera.

Toda esta cuestión me lleva a utilizar una de las palabras que componían el título del capítulo, y también formaban parte del refrán: «*Sentencia*». Sí, sentenciar, eso es lo que hace en determinadas ocasiones el médico, sin tener una plena consciencia de lo que está haciendo. Dentro de estas situaciones se pueden observar varias casuísticas. Por lo que vamos a empezar por la más evidente, como es una *metástasis*. Donde el médico una vez vencidos todos los trámites que antes ya hemos repasado, llega el momento que se cree con el deber de decirle al enfermo: «*Tiene seis meses de vida*».

Esa es la situación que el clínico presupone que está en la ineludible obligación de hablarle de hechos contrastados, incluso por otros colegas. Pero en realidad, lo que está ejerciendo son sus *propios juicios de valor*. Precisamente ese es el instante que el médico está sentenciando al enfermo, con un: «*Deje de luchar, porque su suerte ya está echada*». Aunque naturalmente, él no haya emitido esas palabras.

Ahora cabe la aclaración de hablar de casos que no entrañan ninguna gravedad. La mayoría de ellos son producto de la temporada del año o, como ya decía, propios de la sociedad actual. Pero hay los otros, esos que en realidad están lacerando la vida de muchas personas, por ser enfermedades que pueden traer, en el peor de los casos, trágicas consecuencias. Sí, me estoy refiriendo a todos los relativos con las *enfermedades oncológicas*, que en los dos párrafos anteriores ya he señalado. Para la gente de la calle, el cáncer se entiende como una sola enfermedad, pero no, son muchas y, algunas, propias de la vida que llevamos actualmente.

Si bien, no son tan solo por no cuidarse, como algunas veces, según qué médicos pretenden hacer creer, sino que también influyen otras causas, como pueden ser las denominadas hereditarias y, cómo no, la longevidad que está asumiendo la sociedad. Por eso, y aceptando mi desconocimiento, creo que la *peste moderna, se llama cáncer.*

Cierto que hubo una época en que la humanidad no entendía lo que le ocurría, ¿por qué enfermaban y por qué morían casi todos de una misma familia? En aquellas épocas se achacaba a castigos divinos. No es que esta culpa en pleno siglo XXI se haya superado, porque aún prevalece, entre las gentes, esta creencia. Y lo más curioso, es que no es solo entre gente sencilla, pues he podido constatarlo entre personas que se pueden considerar con un cierto nivel cultural. La sensación sobre todo de la familia, cuando alguien enferma, casi siempre la tiene que achacar a algo y, cuando no, a alguien.

Y es ahí cuando muchas veces son los médicos los pararrayos de todos los males. Y eso es algo que deben conocer, como profesionales de la medicina, para evitar tomárselo como una afrenta personal. Sí, la relación que comenzó entre el médico, o los médicos, y la familia, al principio era ciertamente respetuosa, en el momento que avanza la enfermedad, y se van repitiendo los ingresos, se vuelve cada vez más tensa. Casi siempre se debe a la concomitancia que mantienen con las enfermeras (este es un asunto que analizaremos aparte). Pues ahora nos vamos a centrar en las relaciones con el médico. Y es aquí cuando se vuelve a evidenciar su incapacidad de relación.

No es precisamente porque atienda mal a la familia, simplemente es porque no la entiende. Y que conste, no considero que sea por responsabilidad exclusiva de los médicos (me estoy refiriendo al equipo) sino que es el propio jefe del departamento, quien no contempla dedicar un tiempo, para esta importante cuestión. Eso que debería ser un ejemplo de bioética, a la que tanta publicidad se le quiere dar, demuestra la deshumanización de esta medicina que se considera moderna. Pero, aparte de todo lo que pueda parecer, es el momento que la familia se siente más desconcertada, culpando a los médicos de todo lo que le pueda ocurrir al enfermo. Cierto que esto no es así. Aunque se puede decir que los clínicos se están ganando, a pulso, unas relaciones cada vez más tensas, de las que huyen literalmente, no dando la cara.

Quizás algún profesional cuando me lea se sonría por dentro, pensando que este es un problema menor. Pero no lo es, y lo sabría si hiciera un esfuerzo de empatía y se pusiera en el lugar de la familia. Sí, esa familia que, a buen seguro, será el sostén del enfermo y con el que podrá contar incondicionalmente, durante todo el tiempo que dure la enfermedad. Y este es, sin ningún lugar a dudas, el grave error que cometen generalmente algunos médicos o, mejor diría, bastantes médicos, al no atender a la familia como en mi opinión se debería tener en cuenta.

Puede que esos familiares, que el clínico en tantas ocasiones rehúye, no se enfrenten con él abiertamente. Pero ese es el principal motivo, que hace que busquen, en la *medicina alternativa*, una comprensión que no encuentran en la llamada medicina científica. No, no es que esperen soluciones, porque en el fondo saben que, hoy por hoy, no hay. Lo que buscan verdaderamente son palabras que los tranquilicen. Estas situaciones cada vez irán a más. Mientras tanto, los factótums de la medicina claman por la intromisión que está teniendo la *medicina alternativa* dentro de la actual sociedad. (De acuerdo a como particularizaré en: *Los derechos del médico*. Capítulo 20).

A mi juicio, todo lo anterior plantea una importante pregunta: «¿Hay posibilidades de hacerlo de otra manera?» Y es evidente que es así, se puede elegir otra alternativa. Se trata naturalmente de informar, sí. Pero dando la información *sin fatalismo*. Todo ello se debe desarrollar dentro de una serie de *sesiones preparadas*. Para que el enfermo comprenda esa supuesta realidad que emite la ciencia. Esos son los momentos en que el profesional lo acompañará brindándole su opinión. Y es ahí donde le preguntará, si desea compartir estas conversaciones con algún familiar en concreto. Precisamente en este punto es donde querría hacer un alto para reflexionar.

Haciendo la pregunta: «¿Se percibe la diferencia con el anterior planteamiento?» Considero de vital importancia, para la comprensión del método que planteo, la interpretación de este asunto. Sí, lo sé, eso en la facultad jamás se explicó. Y me atrevo a decir más, pocos médicos lo practican y, si lo hacen, es de una manera automatizada. Donde les puede guiar más la simpatía que les pueda causar el enfermo o su familia, que un modo sistémico que siempre y sin excepción deberían ejercer. (Para más información en: *El conocimiento inconsciente*. Capítulo 4).

Este procedimiento debe considerarse universal. Me refiero que también es válido en situaciones que en principio no revistan gravedad, como anteriormente ya he planteado. Esto tendrá una doble ventaja, por una parte, practicar sin tanto riesgo y, por otra, ayudar también al enfermo en la lucha con su enfermedad. Es ahí cuando deseo acogerme a las palabras de un reportaje que más adelante expondré, del reputado y conocido oncólogo barcelonés *José Baselga*. Este expresa de un modo destacado, entre otras cosas: «*El poder de un médico es tremendo, puede hacer que una persona se cure o no».* Con esto, como se podrá leer en el mencionado artículo, los médicos que no saben comunicar, resultan nulos.

Para desarrollar este método, es preciso apropiarse de una concreta filosofía de trabajo, que el profesional podrá adquirir con sus experiencias. Preguntando, de manera indirecta, tanto al enfermo como a sus familiares. Para después construir paulatinamente el mejor camino para llegar a la conciencia, tanto del enfermo como de sus familiares. Aunque pueda parecer que las personas son muy distintas, esto no es así. Quizás lo que diferencia a un determinado tipo de persona de la otra son sobre todo sus maneras al expresarse.

Pero en el fondo, en ciertos momentos, como pueden ser los de la enfermedad, hay una tendencia en que se igualan las prioridades. Poco importa si el enfermo es pobre o rico, si es ilustrado o, por el contrario, es una persona sencilla. Lo que tiene la enfermedad es que nos iguala a todos los mortales y quizás esa sea la razón, cuando entrevemos la posibilidad que nos puede llegar la hora, todos y sin prácticamente ninguna excepción, pensamos igual.

Si el clínico tiene en cuenta lo anterior, se apercibirá que el mejor médico no es el más sabio, sino aquel que sabe exponer de un modo distendido lo que le ocurre al enfermo y, naturalmente, transmitirlo a sus familiares. Debo reconocer que estas inquietudes no son solo mías, *Galeno* en el siglo II de nuestra era, insistía que el verdadero médico, debía ser al mismo tiempo un filósofo, ya que no solo debía saber tratar la enfermedad, sino que además debía explicarla con soltura.

Como testimonio de todo lo expuesto, considero interesante un artículo publicado en el periódico *La Vanguardia* de Barcelona el domingo 2 de abril del 2.017. Con esto, aunque pretendo evidenciar a la medicina mecanicista, lejos de mí está la voluntad de faltar al respeto a tan reconocidos profesionales. Del reportaje extraigo lo siguiente: «El médico psiquiatra, psicólogo y filósofo, maestro de bioética, e investigador del *CSIC Diego Gracia,* en una conversación con *Felipe Solsona* profesor de bioética y, hasta hace poco, jefe del comité de ética y jefe del servicio de la *UCI* del *Hospital del Mar,* mantienen una interesante y, para mí, esclarecedora conversación». De la cual la más sorpresiva por mi parte, es que estos asuntos aún en pleno siglo XXI se estén redimiendo. Por lo que se reconoce implícitamente que los médicos no salen preparados. No solo de la universidad, sino que después, por lo que deja entrever la conversación, se deja al libre albedrío: *«Que cada maestro aporta su librillo»,* y ruego que se me perdone la ligereza como lo expreso.

Sin pretender ser incorrecto con estos responsables del control ético de la medicina. Lo que realmente me sorprende no son las muchas cosas interesantes que vierten con sus opiniones, sino un caso que explica uno de ellos, que da la noción de lo alejados que se encuentran en las formas con que pretendo plantear la cuestión que estoy exponiendo. Se trata de lo siguiente, y cito literalmente, respetando el texto de la misma manera que aparece en la publicación:

«Tuvimos un caso en la UCI, un paciente con una grave lesión cerebral. Consultaron al comité de bioética sobre cómo minimizar el tratamiento, porque la familia creía que él no podía seguir en esas circunstancias. Retiramos el oxígeno, la hidratación, los sueros. -Estamos esperando su muerte-, me dijo la familia cuando fui a ver al paciente, -Y desde que le hemos limitado los tratamientos no ha venido ningún médico por aquí-».

Después la entrevista sigue sin más. Y es ahí el momento que me doy cuenta que, al entonces responsable del comité de ética, no se le ocurrió, ni por un instante, que en aquella trágica situación era la familia la que merecía un tiempo de dedicación. Espacio donde poder explicarles, de un modo sosegado, lo que representaba exactamente el paso que habían decidido dar. Lejos de dar por sentado que comprendían perfectamente la situación, igual que si fueran colegas. Lo que más me llama la atención de todo esto, es que además ambos tienen el *trato de maestro*. Deseo insistir que no es mi voluntad ser insolente de ninguna manera. Pero la finalidad de este estudio tiene la pretensión de cambiar las cosas, aunque esto le valga al que escribe no ser por el momento comprendido.

Por el contrario, me complace informar, lo que recoge el magazine semanal de la *Vanguardia* con fecha 9 de abril 2.017, las declaraciones del prestigioso oncólogo *José Baselga,* que en la actualidad dirige *El Memorial Sloan ketteering Cancer*, considerado uno de los mejores institutos del mundo en el tratamiento e investigación del cáncer. Dentro de sus instalaciones en Nueva York alberga a más de 14.000 sanitarios de todo tipo. Pues bien, en la lectura de este corto reportaje, tengo que rendirme ante las declaraciones que hace este eminente médico. Sin embargo, solo una cosa quizás debería reprocharle y es que no se extrañe de la falta de capacidad de comunicación de algunos profesionales. ¿Por qué lo digo? Lo expongo dentro de un *destacado* que hace el propio magazine, que cito literalmente:

Yo a los médicos que comunican mal no los quiero, la parte humana es clave.

> *«El poder de un médico es tremendo, puede hacer que una persona se cure o no»*

No puedo por más que adherirme a las palabras de este reconocido médico, lo que realmente me extraña es que acepte la posibilidad que haya médicos sin ninguna capacidad de comunicación. Para después decir: «*El poder que tiene el médico, ya con sus palabras puede hacer que un enfermo se cure o no*». Esta manifestación viniendo de este prominente médico, me hace comprender, hasta qué nivel está errada la medicina mecanicista. Cuestión que vengo apuntando a lo largo de este estudio. Aunque, desde mi opinión, ya he reconocido que suscribo las palabras de este médico. Mi desconcierto es que él acepte sin más que pueda haber médicos con su correspondiente autorización para poder ejercer como tales, sin ninguna capacidad de comunicación. Si bien, eso sí, no los quiere en su equipo.

Creo que las dos publicaciones que he citado ya son suficientes, como testimonio para justificar lo que vengo exponiendo a lo largo de este ensayo, más tarde he tenido ocasión de leer otras, pero he preferido restringirlas a las ya expuestas, porque no es la finalidad de este análisis. Lo que sí me hace comprender, es el divorcio que hay entre las fuerzas de choque de los centros sanitarios y lo que se está impartiendo en la universidad.

No obstante, todo eso nada más se puede justificar, si se acepta que los responsables de la transmisión de conocimientos médicos, a pesar de convivir con esta necesidad, no sean conscientes que eso se tiene que aprender. Ya que no es cuestión de esperar que la experiencia actúe, en este caso, en el lugar de quienes deberían ser los responsables de impartir los conocimientos, como se ha hecho siempre. Esto hace que, en consecuencia, se tenga como algo secundario, donde para ellos lo importante es el conocimiento del funcionamiento del organismo, olvidando por tanto que la *psiquis* también forma parte del mismo.

Capítulo 8

El médico hechicero

Antes de nada, debo comenzar por una premisa que es la siguiente: «Este tipo de médico, al que etiqueto con la alusión que le da nombre al ya mencionado capítulo, sería el equivalente a lo que representaría poseer una capacidad para desarrollar *magia blanca*». Capacidad que, anteriormente, ya he aclarado que la considero metafórica. El tipo de profesional del que hablo debería empezar a forjarse en la universidad. Allí independientemente de todos los *conocimientos tecnocientíficos*, relativos a la profesión que va a ejercer, se le tendrían que inculcar otros, que son los que guardan una estrecha relación con las *relaciones humanas*. Eso debería ser tan determinante que, aquel que fuera incapaz de mostrar una predisposición natural para desarrollar una cierta empatía hacia los demás, fuera automáticamente invalidado para poder ejercer esta profesión y, por ello, no apto para estudiarla.

La cuestión que planteo, estoy en la seguridad que algunos profesionales, cuando la lean, pensarán que peco de exageración; en tanto otros afirmarán que, de una forma u otra, eso ya lo hace la universidad. Tanto a unos como a otros les he decir que están equivocados. Diría más, en las conversaciones que he mantenido ocasionalmente con algunos docentes, me han admitido que ellos no solo no están duchos en ese tipo de labores, sino que consideran que eso debe surgir de la propia persona. Y ahí está el *Nudo Gordiano* de toda la cuestión. Es natural que el docente que imparte conocimientos de medicina, sea un médico en ejercicio, quizás con más años de experiencia que otros, pero, al fin y al cabo, un médico más. Médico al que no se le puede pedir que transmita aquello que él no recibió.

Con esto no quiero decir, que se pueda encontrar ocasionalmente algún clínico, que le dé una determinada importancia al trato con el enfermo. Pero, ¡atención! Recuérdese que ese trato no consiste solamente en amabilidad, cuestión que de una forma u otra ya se dispensa. Sino que me estoy refiriendo a una relación absolutamente *intencionada*. Por lo que, dentro de esta propuesta, que más ampliamente voy a desarrollar, no hay nada baladí. En mi opinión, esta es una de las causas fundamentales de las que adolece el ejercicio de la medicina moderna. Independientemente del comportamiento que pueda tener el profesional. Pues no solo la mentada intencionalidad trasciende de las buenas o malas palabras, sino que además han de ser las adecuadas en el caso de cada enfermo. (De acuerdo a como ya expresaba en el capítulo anterior).

Cierto que en la actualidad hay una corriente, donde paulatinamente ha ido evolucionando, dentro de la ciencia ya experimentada, a una ciencia en la que se distingue al individuo como tal. Si bien, persiste una innegable reminiscencia a darle la importancia que se merecen estas cuestiones. Parece que, ejercitar determinados cambios, pudiera suscitar un detraimiento de la eficacia de la propia terapia que se aplica.

A lo largo de la *historia de la medicina*, como se puede leer en el capítulo de referencia, las antiguas escuelas ya crearon un código de buenas prácticas y actitudes morales, que estaban en consonancia con las creencias del momento (recuérdese el conocido *Juramento hipocrático*). Más tarde este acto fue evolucionando igual que si fuera un mero trámite, con el que culminar el fin de la licenciatura de medicina. No fue hasta el final de la *Segunda Guerra Mundial*, con la llamada *Declaración de Ginebra*, cuando se volvieron a repasar los redactados, incluyendo toda una serie de nuevos conceptos éticos, entre los que se encontraban los *Derechos del Enfermo*.

Como ejemplo de ello en el año 1.971 surgió por primera vez el *Pensamiento Bioético*. Palabra que fue acuñada con la finalidad de entender aspectos que la ciencia parecía que había abandonado o, quizás, expresándome de un modo más directo, no valoraba en absoluto. Pero, ante todo, obsérvese en qué consiste esta palabra y qué desarrollo tiene dentro de la profesión médica. Son muchos los lugares donde continuamente se vienen acogiendo a este término concreto en cuestión, como si fuera un comodín mágico, al que hacer referencia cuando se tiene que explicar aquello que no se ha hecho bien.

Históricamente se puede afirmar que, prácticamente toda la ética médica, de acuerdo a como se conoce, ha tenido su propia orientación. Cuestión que se podría considerar una visión abstracta, en la que se encontraban el médico y enfermo. Esta posición ha hecho que la relación siempre haya sido presidida por una actitud paternalista, del médico *versus* el enfermo. Lo cual ha puesto al profesional de la medicina en un aspecto superior, haciéndole entender al enfermo que su capacidad para poder tomar decisiones era más bien escasa. Lo alarmante es que, en la actualidad, muchas de las actitudes dominantes de los médicos, continúan prevaleciendo en los nuevos textos que incluyen la bioética. Aunque me consta que esto pueda ser discutido por más de un clínico, al considerar que no es cierto. (Un ejemplo de todo lo que menciono se puede comprobar en: *Los derechos del médico.* Capítulo 20, con el comunicado que hizo: *El Consell de Col·legis de Metges de Catalunya*).

De esta manera, poco a poco, la bioética ha tenido la pretensión de convertir todos los espacios de la salud en una nueva visión, donde se evidencia una nueva conciencia social. Desde allí se ha empezado a potenciar una capacidad de relación más humanitaria. Pero lejos de resolver el problema, las cosas en el fondo, si no han quedado como estaban, no han cambiado lo que las expectativas, al parecer, prometían. De la situación actual, se pueden encontrar varias razones. La primera, es el cambio de la sociedad y la segunda, es que el médico en el fondo no ha cambiado. Y no ha cambiado, al menos en la perspectiva que se pudiera prever. Destacar esto es volver otra vez al principio del capítulo. Donde, como ya he repetido en otras partes de este estudio, la medicina mecanicista que se imparte, ni de lejos, deja entrever al médico la persona que se esconde detrás del enfermo, por mucho que él crea que sí.

Si tuviera que hacer un resumen de todo lo referido sobre la bioética, diría que esta, aunque se le ha de reconocer un gran interés por algunos asuntos importantes, como podrían ser: «Los cuidados intensivos, la atención de la medicina paliativa, los trasplantes de órganos, el desarrollo de la medicina en las terapias genéticas, la fertilización *in vitro*, la anticoncepción de emergencia y tantos otros que se harían largos de enumerar». Sobre todo, porque la actualidad está continuamente poniendo sobre la mesa nuevas cuestiones que resultan difíciles y contradictorias de dilucidar. Sin embargo, donde empezó, pero no supo cómo continuar, fue en el *modo intencionado e interrelacionado*, que debe ejercer el médico con el enfermo. O también, de una manera más generalizada, en los derechos de los enfermos en los centros hospitalarios.

Estoy en la seguridad que, muchos de los médicos que me lean, disentirán de la última afirmación que hago en el párrafo anterior. Pero aun reconociendo, que en la actualidad hay una susceptible mejora en el ámbito hospitalario, continúan existiendo necesidades que a lo largo de este estudio pondré a disposición para su análisis. Algunas, precisamente por estar muy lejanas en la visión mecanicista del médico, podrán parecer extrañas. Pero en cambio, en el momento que, motivados por alguna dolencia, dejan la *bata blanca* y se ven obligados a vestirse con el *pijama hospitalario*, son reconocidas por estos. Es ahí cuando cambia su visión totalmente. Aunque, por circunstancias que he presenciado, una vez resuelto el problema, el médico vuelve al pensamiento anterior.

Precisamente es por la actitud intencionada, que el buen profesional será aquel que sea capaz de *teatralizar* mejor sus argumentaciones. De ahí que se me ocurra una primera pregunta: «¿Qué finalidad debe tener esta acción?» En el momento que nos pongamos a reflexionar sobre ello, descubriremos dos propósitos. 1: La importancia que tiene en todo momento saber exactamente lo que expresa. 2: Y es aquí cuando hay que recordar que debe ser de un modo intencional. O, dicho de otra manera, cómo desarrolla aquello que se explica al enfermo y a sus familiares. Y ahí entra la *teatralización intencionada*.

No desearía que se comprendiera mal, ya que no se trata de hacer teatro, ni mucho menos. Pero sí de elegir el guion adecuado con los tonos igualmente apropiados, dentro de una transparencia programada. (Aquí tengo que volver a mencionar el capítulo anterior, cuando aludía a los puntos de referencia del enfermo y las continuas fases de comunicación a las que acogerse en su diagnóstico).

La estrategia que presento no es nueva. Pues como se podrá consultar, cuando hablaba sobre la historia antigua de la medicina, ya explicaba la importancia que le daban en aquellas lejanas épocas los griegos a la teatralización del médico. Tanta, que no se podría comprender la curación sin la participación incuestionable de esta herramienta, y nunca mejor dicho. Al principio puede costar un poco de aceptar. Pero al tiempo, y reflexionando sobre ello, pronto se tendrá consciencia, de la repercusión que tiene este hecho dentro de la labor cotidiana. Los efectos del *placebo*, no solo son fruto de supuestos medicamentos inocuos. Se ha de reconocer que eso ha sido lo habitual, precisamente por el desconocimiento de los médicos, en este otro modo de ejercerlo, porque les resulta desconocido.

Sí, desconocido. Porque, al parecer, corrientemente no se tiene noción de la fuerza que pueden ejercer las palabras. No, no digo que este desconocimiento sea igual para todos los profesionales. Pero lo que sí puedo afirmar con rotundidad, que difícilmente se podrá encontrar un médico que diga: «*Que él cura a sus pacientes con la ayuda de las palabras*». Aunque estoy en la seguridad que algunos, en determinados momentos, ejercen esa mentada fuerza. Pero, solo es fruto de la simpatía que les pueda ofrecer el enfermo, la familia o que sea producido por la casualidad (salvando excepciones, naturalmente). Sin embargo, la inmensa mayoría al leer esto pensarán que lo que estoy diciendo pertenece a una idea utópica.

En consecuencia, convendría desarrollar un poco lo que son determinadas palabras u oraciones (entiéndase gramaticales). A las cuales podríamos disponer en varios grupos, donde, para mejor recordarlas, las etiquetaríamos como palabras con *intenciones acariciantes*, palabras con *intención exorcista*, palabras con *intención amuleto*, palabras con *intención fetiche*. Y así todo un largo tipo de nomenclaturas que nos inviten a pensar de qué forma intencionada se puede hablar con el enfermo y sus familiares. Este particular, que ahora especifico, ya la apuntaba en el capítulo anterior. Donde explicaba la importancia que tiene que el profesional se entrene en estas cuestiones. Solo añadir una cuestión más, si se busca en un diccionario de símbolos, el significado de cada vocablo, servirá de ayuda para encontrar las mencionadas oraciones.

Entrenamiento a la espera que un día no muy lejano, estos conocimientos sean impartidos dentro de la propia licenciatura. Y no como en alguna ocasión se me ha indicado en los centros hospitalarios, donde organizan cursos de comunicación. Pues, si bien defiendo que el enfermo siempre y ante todo es un cliente, por lo que me consta, estos conocimientos que se facilitan están más o menos copiados del mundo de la comunicación empresarial. Quizás contestaría la curiosidad de alguien que me esté leyendo y piense en qué baso esta opinión. Pues muy fácil, los profesionales que han asistido a ellos y han tenido la cortesía por su parte de darme su opinión. Siempre, ha sido buena o muy buena. Entonces, ¿se preguntarán por qué hablo así? Pues muy sencillo, porque en sus razones solo me hablaban de cómo comunicar. Pero no de lo que trascendía de esa comunicación al enfermo.

Dicho de otro modo, en ningún momento se habló del paciente, palabra, que hasta los que pretenden enseñar a comunicar utilizan. Solo se habla de las cosas que debía hacer o decir el médico. Ahí es el momento que siempre he recordado una máxima, que hago dentro de mi propuesta: «No se trata que el enfermo te entienda, sino que tú entiendas al enfermo». Dicho esto, me viene a la memoria: *El mito de la caverna de Platón*. Como se recordará en él los presos que se encuentran dentro de la caverna, no echan en falta aquello que desconocen. Eso, aplicado a los médicos que asisten a estos cursos, quiere decir que en ellos se aprende a comunicar, pero no a comprender al enfermo, por las causas que antes ya he mencionado.

Explicar con más detalle la importancia que tiene la conversación intencionada por parte del médico es, por poner un ejemplo: «Lo determinante que es que el enfermo mantenga confianza en su curación». Negar esta evidencia, es negar las nuevas manifestaciones de la *neurociencia*. No es el médico quien cura al enfermo, sino que es el propio organismo del enfermo el que se cura. Sin embargo, la participación del médico puede ser, y de sí lo es, precisa en su sanación. Pero, sin la predisposición del enfermo para superar el mal, difícilmente podrá sanar.

Un ejemplo muy válido de todo esto lo practican los *urólogos*. Los cuales, conocen perfectamente lo que representa para la hombría de los varones tener problemas de erección, tanto que, entre otras cosas, les ocasiona graves problemas de confianza. Ante esta situación se vieron en la necesidad de cambiar la palabra, con la que los libros de medicina definían este problema. De esta manera, se permutó la palabra *impotencia*, por otras más acordes, en la que no sintieran menosprecio, como es: «*Disfunción eréctil*». Esta es una prueba más que se ofrece, cuando en el cerebro hay una predisposición para superar las grandes dificultades. De este modo aumentarán las posibilidades que, si no pueden ser de curación, sí pueden servir para paliar el mal.

Y eso es lo que hacen las actitudes que puedan tener el médico y las enfermeras con determinados enfermos. Lo que hay que crear, dentro de la mente de la persona que se encuentra postrada, es un convencimiento de que va a ser capaz de superar el mal. No, no se trata de engañar con falsas expectativas. Pero lo que el profesional debe evitar a toda costa es *sentenciar*. Es eso precisamente lo que habitualmente hace el médico cuando se encuentra desbordado por el conocimiento de que la enfermedad ha tomado derroteros irreversibles. ¿Qué hacer entonces? Pues contemporizar. Pronto se abrirán nuevas vías de comunicación insospechadas si se siguen las pautas que indico. Todo, menos transmitir, de un modo inconsciente, los propios miedos que puede sufrir el profesional. (Recuérdese que en el capítulo anterior ya abordaba este asunto).

Sí, lo sé. Todo esto puede parecer un tanto desmedido. Pero quien piense así es porque está inmerso dentro de lo que representa la cultura mecanicista en la medicina. Esa que, no dejaré de repetir, no contempla la fuerza que puede tener la *conciencia* en la *cura de las enfermedades*. Aunque aquí pueda haber una división de opiniones entre los médicos, todos acaban finalmente actuando de la misma forma. Los que dicen defender esta creencia, después se puede comprobar que, cuando desarrollan su trabajo, no le dan valor alguno o si acaso, eso sí, palabras.

Desde muy antiguo ciertas creencias orientales han abordado la relación de la conciencia con el organismo. Pero desde que *Max Planck* (1.858 al 1.947) puso al alcance el conocimiento de la *física cuántica* y, con ello, el comportamiento de las *partículas subatómicas*, es un asunto para guardarle una cierta atención. No voy a hacer aquí un planteamiento de cómo es el *entrelazamiento cuántico*, ni mucho menos. Pero sí haré una llamada a que la lógica que, hasta el momento hemos asumido como única, puede ser distinta desde esa nueva y extraña sapiencia. Y tener la mente abierta para aceptar otras razones que, aunque existen, se desconocen. (Precisamente en: *Las emociones de enfermos y allegados*. Capítulo 9, haremos un viaje a la sima de la mente, tutelados por la neurociencia, comprobando qué mecanismos usa el cerebro de una persona, cuando se halla enferma).

Con esto deseo rememorar algo que ocurrió en el mundo de la medicina hará unos 50 años, sucedió en *Estados Unidos*. Fue alguien que en aquella época se atrevió a desafiar las serias y restrictivas maneras con que se trataba a las personas hospitalizadas que padecían graves enfermedades. El médico se llama *Hunter Doherty*, más conocido por: *El Doctor de la Risoterapia*, entre otras cosas, este afamado médico es diplomático y activista social. Dentro de este activismo fundó en 1.971 el *Instituto Gesundheit*, en él, se atiende a los enfermos, con las técnicas de relación que él desarrolló. Seguramente los cinéfilos lo recordarán por la película con el título: *Patch Adams*, presentada en el año 1.998 que protagonizó el desaparecido *Robin Williams*.

Allí se abordaba el mismo problema que pretendo magnificar. Como se podrá observar en las frases que he extraído de la propia película, creo que pueden ser de una gran ayuda para saber qué es exactamente lo que deseo expresar. Solo recordar que estas palabras están citadas por un médico para sus enfermos o, en otro caso, como una acción didáctica para sus alumnos. Por cierto, aquí se debe memorar la estrategia de la teatralización y todas las palabras que anteriormente he etiquetado, pues en todas ellas hay uno o varios *mensajes subliminales*. Considero que es importante leerlas con detenimiento, sobre todo pensando que van dirigidas a personas que tienen su ánimo alterado por las razones de su propia dolencia. O a futuros profesionales. Por lo que, si no se tiene en cuenta el escenario en que se halla el médico, y particularmente, el tipo de personas a que van dirigidas, extraídas de contexto, podrían parecer una verdadera cursilada.

Finalmente deseo insistir que, todas las oraciones que cito a continuación, son de la propia película y decían más o menos así. De cualquier forma, no importa si no fueron exactamente expresadas en ella, pero aquellas alocuciones me han servido de inspiración, para transmitir estas palabras que desbordan sensibilidad…

La muerte es natural, no es un enemigo, si vamos a luchar contra alguna enfermedad hagámoslo contra la peor de todas: La indiferencia.

¿Qué hay de malo en la muerte? ¿A qué le tenemos tanto miedo? ¿Por qué no tratamos la muerte con humanidad, dignidad y decencia, y dios me perdone, hasta con humor?

Un médico tiene la misión no sólo de prevenir la muerte sino también de mejorar la calidad de vida. Si tratan una enfermedad, ganan o pierden; si tratan a una persona, les garantizo que siempre ganarán sin importar las consecuencias.

Profundiza lo que los demás no ven. Lo que los demás deciden no ver, por evitar enfrentamientos, conformismo o desidia. Imagina el mundo de una forma nueva cada día.

Está lleno de estudiantes de medicina, ahora no se dejen llevar por las palabras de los profesionales que están cansados, la vida es un milagro, que nadie los aparte de él, respeten el mecanismo del cuerpo humano para que sea ese el objetivo de sus estudios y no las calificaciones que no les dan idea de la clase de profesional que podrán llegar a ser, y no esperen demasiado tiempo para recuperar su humanidad.

La solución no está en enfocarse en el problema sino en buscar las causas que crean el problema.

¿Estoy tan loco porque creo que la risa lo cura todo?

¿Por qué insistes en ser reconocido y no te ocupas de ser alguien que valga la pena conocer?

Amar lo que haces es la única manera de destacar en este trabajo que requiere tanto sacrificio.

Todos moriremos, Truman, nuestro trabajo consiste en aumentar la salud, ¿sabes lo que significa?, significa mejorar la calidad de vida, no sólo retrasar la muerte.

Los medicamentos pueden curar, pero solo las palabras alivian el dolor del alma.

Eres el guionista de tu felicidad y a ti te corresponde decidir cada día ser feliz y hacer felices a los que te rodean.

¡Qué gran privilegio es que estemos vivos! ¡Debemos gozar de cada momento que nos regala la vida!

Una vez leídas. Cuesta volver otra vez a recoger el hilo de la cuestión, ciertamente creo que algunas de estas frases son muy acertadas y me han hecho recordar momentos ya muy lejanos que viví durante mis años de enfermedad. Ojalá hubiera encontrado algún sanitario que me hubiera hablado así. No, no es necesario que nadie me recuerde que estos pensamientos pertenecen a una película. Pero, visto de este modo, soy yo quien tiene que recordar que, este film, estuvo inspirado en un caso real. Tan real que el *Instituto Gesundheit* se puede encontrar en la localidad de *Hillsboro* (Virginia Occidental).

Extraña pues que, después de esta experiencia, nadie dentro de las organizaciones de la salud haya tomado buena nota de este asunto. Y no solo de lo que representa la *risoterapia*, sino de todo lo que conlleva la relación con el enfermo. Así mismo a la vez resulta extraño que las facultades de medicina pasen por alto este asunto como vengo diciendo a lo largo de este estudio.

Pero, si cabe, lo que me ha sorprendido más es que, mientras estaba escribiendo este capítulo, llegara a mis manos una publicación del periódico *La Vanguardia* de fecha 25 de junio de 2.017 donde en el apartado tendencias, hay un artículo que anuncia a la compañía teatral los *Pallapupas*, cuya especialidad es la risoterapia.

Ahora cito literalmente:

Los Pallapupas son expertos en enfermos infantiles y ahora llevan un año experimentando en un hospital de adultos especializado en cáncer. Payasos y adultos, payasos y cáncer, son combinaciones difíciles sobre el papel. El Institut Català d'Oncologia (ICO) se lanzó a probarlo en el Duran i Reynals, dentro de un programa que incorpora esos otros servicios que no son propiamente médicos y que pueden mejorar la vida de los pacientes. En el programa Convivir con el Cáncer hay desde asistencia jurídica rápida con el Colegio de Abogados hasta entrenamiento de maquillaje tras la quimio para intentar estar y verse mejor.

La propuesta quedó aprobada con un benefactor anónimo y las reglas claras: la experiencia debía evaluarse científicamente. Será probablemente una tesis doctoral en la que se deberá demostrar hasta qué punto estas intervenciones, esa incursión de risas en una enfermedad tan larga y tan dura, tienen un efecto positivo. De momento, el servicio se ha extendido a las salas de espera de consultas externas y radioterapia y a la sala de hospitalización de hematología. Parece que sienta bien.

Más tarde, y esto lo estoy añadiendo cuando estoy repasando el libro, esta compañía está siendo publicitada por todas las partes, ¿será que están tomando consciencia de que sus actuaciones ayudan a los enfermos?

Ahora adjunto un resumen que se encontraba dentro de la mentada publicación, de una enferma y su esposo, *José Rovira* junto a *Montse Cotela*, vecinos del Prat.

Un rato de buen rollo, que falta nos hace. Aunque la verdad es que nosotros estamos muy animados y siempre charlamos a gusto con la gente. Hemos tenido suerte, se lo detectaron muy pequeño, sí de mama, y ya hemos hecho 18 sesiones de radio, de las 25 que le tocan. Y como venimos cada día, te encuentras con muchos que ya conoces. Y te das cuenta de que no estás tan mal. Así que cuando llegan estos, disfrutamos, Y te rompe un poco el día, di que no siempre es fácil. Y así continúa...

Esta lectura puso de manifiesto varias cosas. Independientemente de la conversación con el esposo de la enferma, que no tengo nada que objetar, faltaría más. Lo que me hizo *alucinar* y perdón por la expresión, es lo siguiente, dice el referido hospital: «*Que incorporan otros servicios que no son propiamente médicos*». ¿Qué ocurre, que los médicos no se pueden reír realizando su trabajo o hacer reír? ¿Es tanta la confusión que tienen, que aceptan dentro del programa el asesoramiento de abogados? Y que conste, que no estoy contra eso, pero al unirlo todo en una oferta conjunta demuestran que no entienden nada. Sin embargo, también considero correcto que haya un servicio de maquillaje, pues eso motivará al enfermo. Aunque por lo visto eso lo entienden como una cortesía para el que está sufriendo la enfermedad. Pero verdaderamente, lo que me ha hecho exclamar que alucinaba, es que se diga que tiene que *evaluarse científicamente*. Pregunto: «¿De qué modo se puede cuantificar si un trato agradable ayuda al enfermo?» Esto es parejo con que se diga a estas alturas, que la experiencia será refrendada por una tesis doctoral.

Pues señores directores, y supongo que también clínicos, solo tienen que informarse del trabajo que comenzó el médico *Hunter Doherty* en 1.971 precisamente con enfermos de cáncer y que actualmente, su organización, continúa desarrollando. Con esto no me quiero ceñir solo a la risoterapia ni mucho menos, sino a todo lo que vengo exponiendo a lo largo de este ensayo.

Capítulo 9

Las emociones de enfermos y allegados

Voy a hacer una comparación que en principio podrá parecer un tanto extemporánea, pero luego, una vez reflexionada, se podrá observar que tiene sentido. Veamos: «¿Qué diferencia hay entre un médico y un peluquero?» Pues mucha. Ya que, si lo analizamos desde un punto de vista profesional, el médico puede llegar a salvar vidas y el peluquero máximo que podrá ofrecer, es un corte de cabello; la cuestión es pues incomparable. Ahora bien, hay una cosa crucial que se olvida. Una vez ambos han cumplido con su cometido: «¿Qué queda?» Pues, lo que queda, es el trato que el cliente haya podido recibir.

Este mismo planteamiento se podría extender a todas las profesiones que se ven en la necesidad, para su desempeño, de relacionarse con los demás. Sin embargo, como este estudio trata de médicos, me voy a centrar en ellos y en su capacidad para crear emociones, sean buenas o malas. Y esto será finalmente lo que va a motivar el presente capítulo.

Hay quienes podrán pensar que eso del trato es lo menos importante, ya que lo que tiene verdadera trascendencia es la curación del enfermo. Y, a quienes piensen así, he de darles toda la razón. ¿Pero por el bien de una medicina más humana, no sería ideal que esta, además de curar, lo hiciera con sensibilidad? Que, si la extrapolamos a la expresión del médico, tendríamos que permutarla, por *una comunicación intencionada*. (De acuerdo como se afirma en: *El médico hechicero*. Capítulo 8).

111

Ahora bien, recuérdese que esa sensibilidad debe ser intencionada. Estoy en la seguridad que casi todos los profesionales contestarían con un sí rotundo. Pero, sin embargo, la pregunta que también podrían hacer sería: «¿Cómo?»

De acuerdo con este planteamiento. Diría que la primera cosa que debe hacer el médico al tratar por primera vez a un supuesto enfermo, será entenderlo. Por ello, muchas de las preguntas que al principio le realice, no deberían ir dirigidas al motivo que le ha traído ante su presencia, sino a conocerlo y saber cómo piensa. El ejercicio de este modo de operar, le facilitará después en gran manera su trabajo. Pues como es conocido por cualquier profesional en ejercicio, el que se presenta por primera vez en una consulta difícilmente explica toda la verdad o, mejor debería decir, que lo que cuenta es su verdad.

Eso no sería tan necesario para el enfermo que esté hospitalizado. Siempre en el bien entendido que el *protocolo* incluya una memoria con las características del que yace en la cama. Creo que a los que hayan leído mi propuesta de trabajo hasta aquí, no será necesario que les explique las razones que motivan conocer las particularidades que se escapan de la propia enfermedad. No obstante, debo reconocer que este protocolo al que aludo, tampoco es fácil que se encuentre habitualmente en un centro sanitario. Por las razones que tantas veces ya he expresado.

Por ello, si analizamos fríamente la cuestión, lo primero que debe investigar el médico es si el enfermo tiene deseos de curarse o no. Eso tendrá que ver con los beneficios inconscientes o prejuicios que este pueda tener. No, no es una cuestión superficial. Porque detrás de esa actitud que, como repito, se halla en el inconsciente, se encontrará parte de la clave del modo de aplicar el tratamiento que se le vaya a dispensar. Claro, naturalmente, si se valora la enfermedad desde un punto de vista total u holístico. De otro modo significará continuar como se está haciendo en la actualidad en la mayoría de casos.

El motivo de esta situación solo es uno y es el poco valor que la medicina, en general, le da a lo que pueda pensar o sentir el enfermo. Dicho de un modo más directo, en lo que en realidad los médicos están adiestrados es en curar las enfermedades del cuerpo. Aunque en eso olviden algo que a mi juicio es fundamental. Y es que el organismo humano es *psicosomático*. Para expresarlo, busqué en los términos griegos donde se entendía como la conjunción de cuatro conceptos: *Psique, Cuerpo, Drástico* y *Heurístico*. Siendo más concreto, quiere decir: «*Cuando un trastorno psíquico se convierte en una afección física*».

Sí, lo sé, que alguien estará pensando que hay una especialidad en medicina que es la *psiquiatría*. Y esta es la que se ocupa precisamente de eso. (Pero como mostraré en: *Las dudosas ciencias de la psiquiatría y la psicología*. Capítulo 13, donde me extenderé sobre este asunto, más que una ocupación resulta ser una preocupación. Por lo que entrar ahora a analizar esta disquisición nos alejaría del motivo que fundamenta este espacio).

Una vez hecha esta aclaración voy a proseguir. El psicosomatismo, es el origen de muchas enfermedades físicas. Uno de los mayores problemas del padecimiento es el miedo y la angustia que produce la propia dolencia. Y, en ocasiones, el médico sin saberlo contribuye a acrecentar la situación, por los motivos que ya hemos estudiado anteriormente. No obstante, también se ha de tener en cuenta la personalidad del propio médico. Ya que esta puede ser consecuencia de la ansiedad, que le puede originar tener que enfrentarse al enfermo con la noticia de su dolencia. Hasta cierto punto, es una situación involuntaria, que bien reconducida puede llegar a ser incluso beneficiosa para crear un ambiente de confidencialidad, entre el médico, el enfermo y la familia. (De acuerdo como se expone en: *El conocimiento inconsciente*. Capítulo 4).

Me refiero que, a veces, cuando la enfermedad pueda conjeturar la posibilidad de suponer algo serio, el hecho que el médico lo transmita de una forma natural, pero bien teatralizada (como ya hemos visto en los dos capítulos anteriores) mostrando un cierto desvelo, sin duda le hará ganar confianza ante los ojos del enfermo y familiares. Pero, atención, en estas situaciones creo necesario recordar que de ninguna manera se tiene que dar el diagnóstico, si no es siguiendo el protocolo que en los ya mentados capítulos he indicado.

Es ahí cuando creo necesario recordar el daño que puede hacer el médico con sus actitudes o palabras. Ya que la sensibilidad de quien no está en condiciones es muy receptiva, sobre todo para percibir *malas emociones*. Pero también cabe otra posibilidad. Y esta es el desconocimiento que el profesional tenga sobre el enfermo (como antes ya he indicado) torpeza que puede causar un clima de incomprensiones, por hallarse las dos partes con visiones distintas de un asunto que, a la vez, puede parecer evidente para ambos. Para un mejor entendimiento, he dispuesto este cuento, que facilitará su comprensión:

«Cierta vez mientras paseaba un mono por un parque, observó un pez sumergido en el agua, como quiera que hasta entonces no había visto ninguno, pensó que el pez se estaría ahogando, así que sin dudarlo lo sacó del agua y, no solo eso, sino que lo calentó con sus manos; hasta que el pobre pez murió. El mono jamás sospechó que con su acción había matado al pez. De modo que, cada vez que pasaba por el estanque, repetía el generoso acto para salvar a un pez. Pero con tan mala suerte que siempre llegaba tarde y el pez

moría. De todas maneras, su conciencia estaba tranquila, pues él
bien sabía que no se puede vivir sin respirar».

Si se hace una reflexión sobre esta historia, no se podrá negar que, sobre todo, lo que prevalece es la buena fe. Aunque esta, presidida por la ignorancia, tenga funestas consecuencias para aquellos desgraciados peces que el mono quería ayudar. Si extrapolamos la experiencia al terreno práctico entre el médico y el enfermo, pronto descubriremos que, si el médico desconoce los valores personales del enfermo, sus palabras o actitudes pueden resultar muy dañinas. Y en cambio el profesional, no percatarse que esa información que le está ofreciendo y que cree necesaria, está haciendo un daño que, valga la redundancia, es innecesario. ¿Quizás así se entienda mejor el motivo que planteaba al principio sobre la necesidad de conocer al enfermo?

De acuerdo con todo lo referido, no me sorprende en absoluto comprobar que, una determinada cantidad de facultativos, estén más pendientes de los datos que arroja su computadora, que de la expresión de las personas que están visitando. Y no me sorprende, porque en realidad por los motivos que ya he indicado, desconocen algo a lo que no le prestan ninguna atención. Y ese algo significa: «*De qué modo comprende las cosas el enfermo*». Por sí solo este particular indica el nivel de deshumanización que ha alcanzado la llamada medicina científica.

Esta triste realidad es bastante habitual en los consultorios de la *Seguridad Social*, donde acompañados del mantra: «*Tengo mucho trabajo*». Pierden la perspectiva de la persona que están atendiendo. Pero con la particularidad, que no toman conciencia de ello. Por eso cuando el enfermo intenta explicar el lugar donde le duele, se repite machaconamente igual que si fuera uno de esos juguetes mecánicos. Porque lo único que desea es que se le preste atención. O diría más, sobre todo que se aparente que se le está escuchando.

En circunstancias como las que describo, se da de manera inconsciente un curioso fenómeno entre médico y enfermo. Se trata de las llamadas: «*Transferencias*». Dicho de otro modo, son la actitud que toma el enfermo en el momento de ser visitado por el médico y la reacción de este, respecto al enfermo. En este escenario el enfermo transfiere al médico sus miedos. Y el facultativo los recibe transportándolos a su propia persona. Esta situación comporta que la opinión que el médico utilizará en el diagnóstico, quede influida por sus propios temores. Y ese es el momento, cuando los clínicos ofrecen sentencias del todo innecesarias que, a buen seguro, perjudicarán emocionalmente el sosiego de la persona que están visitando. Sobre todo, cuando, después de las consabidas pruebas, se demuestra que esos miedos eran infundados.

La particularidad que tienen las transferencias es que son inconscientes. Y al final todos los compañeros parecen aceptar que, estos comportamientos, son propios de la personalidad de cada médico.

Ante estas situaciones. Considero muy necesario darle la importancia que tienen estas conductas profesionales. Por lo que creo preciso, hacer unos ineludibles ejercicios para impedir que se puedan repetir esas circunstancias. Situaciones que, precisamente por ser inconscientes, el médico no se percata de los malos ratos que hace pasar. Aquí sí que veo imprescindible usar la palabra *paciente*. Quizás planteándolo de la siguiente manera se me podrá entender mejor: «¿Qué pensarías si un compañero y colega, dejándose llevar por sus miedos involuntarios, diagnosticara de esta manera a un ser muy querido para ti?» Con esto se hace muy válido recordar la máxima que dice: «*El médico pocas veces cura, alguna alivia, pero siempre debe consolar*». De todos los conceptos, que me parecen muy legítimos, me quedo, con el que el propio aforismo destaca más. Me refiero a: «*Consolar*». Sí, sobre todo eso es lo que tiene que tener presente, a mi juicio, el médico. Y esa es, además, la principal finalidad de este estudio que planteo a modo de propuesta de trabajo.

Volviendo al aforismo, cuya autoría se atribuye a *Hipócrates*. Sirvan pues de gran utilidad, esas aportaciones para el estudio que nos ocupa. Todo médico, debería poseer una gran sensibilidad cuando tratara a sus enfermos. Debido a que el que está doliente es fácil *que no tenga un carácter afable*. Por ello es preciso que el profesional sea comprensivo, recordando de donde proviene su mala educación. Pero sobre todo no se debe dejar ofuscar, por estar ante una persona que manifiesta una determinada sintomatología, que a veces puede resultar contradictoria. Ya que ante todo es un ser humano, lo mismo que podría llegar a ser el propio médico (o cualquier sanitario) en circunstancias paralelas.

Estas situaciones a las que aludo, no están exentas de transferencias sobre todo en los médicos jóvenes, pues cuando surgen es en el momento que aparecen los temores. Los cuales, dependiendo del modo que hayan podido observar en sus maestros, versarán en distintas fórmulas de relación con los enfermos. Destaco aquellas con las que generalmente vehiculizan más sus inseguridades. Con ello, hacen suyos unos determinados modelos, enmascarándolos mediante dos actitudes contradictorias que, dependiendo de la situación, permutan entre un paternalismo trasnochado o una actitud dialogante, pero poco creíble.

¿Pero qué situaciones tienen que concurrir para actuar de una forma o de la otra? Parece claro, pero en la actualidad, los médicos, sean jóvenes o no tanto, no son ni de lejos como los de antes. Con esto no pretendo decir, ni mucho menos, que estas diferencias en algunos aspectos, sean mejores o peores. Sino que lo que en realidad deseo destacar, es que son más *inseguros* quizás, y eso va en descargo de su actitud. Por dos razones a mi juicio fundamentales. Una, por los continuos adelantos a la que está sometida la medicina, lo cual les obliga a cuestionarse cualquier cosa que ayer mismo podía ser un asunto incuestionable. Y la otra, porque el usuario de los servicios médicos está más informado y no se le puede conformar con cualquier explicación. Ahora exigen ilustraciones que después incluso se atreven a discutir. Eso anteriormente no le ocurría a un médico ni en sus peores sueños.

Esta situación representa que los médicos, y ahora hablando en general, se deban ganar su credibilidad constantemente. Cuando antes le bastaba al que iba a visitarles, con la presencia de su bata blanca para conseguir emociones que resultaran positivas. Pero hay otras circunstancias que se escapan de la tranquilidad que representa recibir en la consulta. Son esos momentos, que debido a la urgente atención que debe disponer el que está siendo atendido, tiene que establecerse un ingreso inmediato, para que sea rápidamente intervenido quirúrgicamente. Cuando despierta de la intervención y recupera lentamente su cognición. Pregunta: «¿*Dónde estoy?*» Y ese es el momento que alguien le descubre que se halla en *La Unidad de Cuidados Intensivos*.

En ese mismo instante el enfermo deja de ser el protagonista. *Cierto, has leído bien.* Deja de serlo por lo que voy a relatar. Ahora son los familiares los que adquieren todo el protagonismo. También para ellos es el momento en que descubren un mundo de prisas que hasta entonces les era desconocido. Después del informe previo, que los médicos facilitaron a la familia, nadie más parece tener tiempo para atender a los parientes, quienes, desorientados, van mendigando que se les amplíe información. La situación repercute de tal manera en todo el grupo familiar que, por momentos, aparecen las *diversas alteraciones emocionales*. Y estas, se quiera o no, redundan en el ingresado.

Durante los días de estancia en la *UCI*, se pueden continuar repitiendo los diversos arrebatos emocionales. Llegando incluso en algunos momentos a alterar el natural desarrollo de la propia unidad. Pero, ¿por qué ocurre todo eso? ¿Por qué muchas veces es incluso necesario que intervenga seguridad, a fin de aplacar a los exaltados parientes? Parece muy curioso que estas situaciones se repitan más de lo que sería medianamente lógico. Y que nadie se aperciba de lo que en realidad está sucediendo. Es muy fácil criticar a los parientes diciendo que son gentes de poca cultura. También es muy fácil, para las autoridades, crear leyes con castigos ejemplares. Pero eso solo demuestra una cosa: «*Lo deshumanizada que está la medicina*». Y la poca empatía que hay, con aquellos que temen por la vida de su ser más querido. Y todo por un solo motivo, por la falta de atención que se debería dispensar a aquellos atribulados familiares.

En mi opinión. Y quiero que conste, que en este caso exculpo en gran manera a los médicos y demás sanitarios. Aunque, sin embargo, considero absolutamente responsables a quienes dirigen el departamento. ¿Cómo puede ser que sean incapaces de percibir la gran ansiedad que siente esa gente? Y dejen en el criterio de unas enfermeras que lo único que saben decir es: «*Que ellas no saben nada*». Respondiendo con una frialdad absoluta. Igual que si fueran alguna de las máquinas expendedoras de refrescos que se encuentran por las plantas del hospital. Pero de ellas solo surge una frase: «*Que hay que respetar el protocolo del centro hospitalario*».

Entre tanto, ¿qué ocurre con la persona que se halla ingresada? Pues que está literalmente vendida a las circunstancias. Cuando empieza a recuperarse mínimamente de la situación en que se hallaba cuando despertó, toma consciencia que ha perdido el control de la situación. Ahí es cuando intenta preguntar a las enfermeras y estas le quitan cualquier importancia al contexto. Aunque le indican que se lo pregunte al médico. Ese es el momento en que surgen por primera vez las emociones negativas en el que se halla postrado. Insiste continuamente como si fuera una letanía de: «*¿Cuándo vendrá el* médico?»

Finalmente llegan *un grupo de facultativos*, los dirige el titular que tiene asignado. Por lo general no se presenta. Si bien, se dirige a él amablemente para preguntarle de forma rutinaria: «*¿Qué tal se encuentra? … ¡No! Esa pregunta se la tiene que hacer al cirujano*»; le espeta el médico a requerimiento del que se halla en la cama. Seguidamente, se dirige al equipo de jóvenes licenciados que le acompañan. Ignorando totalmente a ese que todos definen como el *paciente*. Según y cómo, el médico ejercerá allí mismo sus artes de maestro, haciéndoles preguntas relacionadas con la dolencia que aqueja a su paciente.

Y así pasarán unos días, hasta que llegue el momento que una enfermera le indica que será trasladado a sala. A partir de ahí vivirá una situación muy especial. Sí, es una realidad que una sanitaria ya le vaticinó: «*Si te quejas por estar aquí, ya verás cuando te ingresen en la sala*». ¡Y vaya si lo va a comprobar! Al pronto, aparecen dos enfermeros acompañados de una camilla, quienes, de una manera fácil y diestra, trasladan al enfermo de la cama a la camilla. El trato con ellos es agradable. Después de preguntarle: «*¿Tiene frío?*» «*¿Desea una manta más?*» Empieza el traslado por largos pasillos, después llegan a un amplio ascensor. Donde se encuentra con otras personas vestidas con ropa de calle, es la primera vez, en muchos días, que se da cuenta que el mundo continúa allí donde lo dejó.

Finalmente llegan a la habitación que tiene otorgada. Oye que uno de los enfermeros pronuncia en voz alta: «*La 305*». Allí de la misma forma, pero de modo inverso, lo trasladan a la cama asignada, los camilleros se despiden con la misma amabilidad que llegaron. Por cierto, debido a un comentario, se da cuenta que solo es uno porque el otro está en prácticas. Pronto llega a la habitación una enfermera, quien le pregunta: «*¿Cuál es tu nombre?*» Él interiormente agradece el tuteo, lo entiende como el primer acto de amabilidad en mucho tiempo. Después observa como escriben su nombre de pila, en un lugar habilitado en la cabecera de la cama. Poco se imagina que será más conocido como el de la 305, en vez de por su nombre y apellido. Realmente la organización lo conoce como uno de los pacientes de la 305. (Sí, estoy seguro que los responsables del centro sanitario nunca lo reconocerán, pero la realidad es que es así).

Durante unos días se le acumularán gran cantidad de inconvenientes, donde será regañado varias veces por las *enfermeras*, bueno no solo enfermeras, con el tiempo se entera que también hay *auxiliares*. Aunque de ese detalle, como de tantos otros, a él nadie le ha explicado nada. Probablemente deben suponer que esas cosas son tan lógicas que todo el mundo ya las sabe. Ahí empieza un periplo de acontecimientos, en lo que todo se da por supuesto. Por momentos se encuentra desorientado, sin saber muy bien a quien acudir, para que le explique cómo se tiene que comportar para no meterse en problemas.

A pesar de que no se encuentra bien, le invade una gran rabia interior, pues nadie parece interesarse por lo que le sucede. Cuando lo intenta explicar, le dicen que no es el único enfermo. Finalmente, conoce a la enfermera jefa de sala (así es como se presenta) le explica todos los problemas que tiene con los pacientes y el poco personal con que cuenta. Ciertamente la mujer se halla desesperada por no poder acudir a las distintas urgencias que se le presentan. Quizás en otras circunstancias hubiera podido comprender a la atribulada sanitaria. Pero, de la manera como se halla, le es del todo imposible.

Un detalle a tener en cuenta. Esta situación se desarrolla en la sala de *Patología Hepática*. (He recogido la peculiaridad de este lugar, por razones personales, pero cualquiera de estas circunstancias se podría extender, naturalmente con sus distintos problemas, a otra de las salas que posea cualquier centro. El enfermo sufre una *cirrosis hepática*, que se le descompensó a raíz de una operación quirúrgica. Todo ello complicado por una *ascitis* y con unos testículos, que, al estar *herniados,* se le han desarrollado de forma muy importante, lo cual le impide moverse con facilidad. Por ello no puede usar el pijama y usa una de las batas que se atan por detrás.

De toda la cuestión descrita hay una circunstancia que al parecer se ignora (y eso que es una sala especializada en enfermos hepáticos). Se trata de los *trastornos de la personalidad* que padecen ocasionalmente estos enfermos. Algunas veces su carácter es tan irascible que hay que tener una gran paciencia y comprensión, que desgraciadamente no siempre se halla entre las enfermeras. Esta situación comporta que sea un tipo de enfermo incómodo, aunque jamás se le debería tachar de mal educado, simplemente es un enfermo que, debido a su dolencia, no está en una situación psíquica satisfactoria.

Por todos esos motivos, usa el timbre para llamar a las sanitarias, más de lo que, la media de enfermos, hace. Al estar significado como un paciente incómodo, las respuestas a la llamada no siempre son rápidas. Son también esos momentos en que se mezclan las broncas con las malas caras. Y es cuando se le reprocha que no tenga ninguna paciencia. Por otra parte, no parece que a la auxiliar le importe el motivo de esa impaciencia. En el fondo, si se pusiera en el lugar del enfermo, sabría que muchas de las llamadas que hace son para aplacar el miedo, la angustia y muchas veces la desolación que siente. Por eso se halla invadido continuamente por un torrente de emociones negativas, y se siente terriblemente solo.

A todo esto, tengo una especial propuesta que podría solucionar los problemas que plantean este tipo de enfermos. Se trata de dotar a todos los sanitarios, y particularmente a los auxiliares, de una mejor preparación cognitiva para la relación con estos enfermos. Para ello sería preciso recurrir a la ficha que anteriormente ya he mentado. Sí, en esa donde se conocieran todas las peculiaridades del enfermo. Una vez con ese conocimiento, crear una comisión de médicos donde podrían abundar los jóvenes, enfermeras y auxiliares, que pudieran estudiar los comportamientos no solo del enfermo, sino también de todos los sanitarios que se relacionan con él. Para que finalmente de forma metódica y rápida se consiguiera orientar la relación con el enfermo.

Estoy en la seguridad que muchos de los profesionales versados en múltiples experiencias, cuando lean esto, me tacharán poco menos que de iluso. Ya que bastante trabajo tiene el centro sanitario como para tener que dedicarse también a esas cuestiones. Quienes opinen así lo que demuestran es una *visión reduccionista* de su trabajo. Pues la estabilidad psíquica del enfermo no solo redundará en él, sino en el mejor desarrollo de la tarea de toda la sala. Otra cosa sería plantearse cómo hacerlo. Pero ese es en realidad el *quid* de la cuestión.

¿Y la familia? Pues ese es otro asunto, en tanto están ellos en el centro hospitalario, cambia el trato de la relación con el enfermo. Tampoco es que mude excesivamente. Pues si la familia les llama la atención por alguna cosa que comprueban que el enfermo tiene la razón, es precisamente ahí cuando se evidenciará que el enfermo ante todo es un *paciente* y no un *cliente*. Creo que sería bueno recordarles a estas trabajadoras sanitarias, que están atendiendo a alguien que, con su contribución y sus impuestos, está posibilitando que el profesional pueda cobrar su sueldo. Aunque eso es un asunto a debatir en otras circunstancias.

No quisiera finalizar este episodio exonerando en parte tanto a las enfermeras como a las auxiliares, pues por el mismo motivo que afirmaba que los médicos no reciben una *determinada formación en el trato intencionado* que deben dispensar a los enfermos, también esa falta se evidencia en el caso de las sanitarias, si bien, su ausencia se hace más visible si cabe, al ser ellas quienes tienen que tratar con los enfermos con una cierta continuidad superior a los clínicos. Aunque, en el caso de estos últimos, sea más trascendente la relación, como se puede apreciar en los casos que planteo.

Capítulo 10

Interrelación cuántica de la conciencia

Introducción a la salud, enfermedad y terapia de la medicina cuántica

He tenido mis dudas si este capítulo debería estar situado al final del ensayo o, incluso mejor, en un anexo. Quien pueda preguntarse qué razones tenía para hacer esta reflexión, es porque no deseaba de ninguna manera que se hiciera una mala interpretación del libro, por las ideas que voy a mostrar en este episodio. No obstante, después de dudar he decidido finalmente situarlo en el lugar que le corresponde. Ya que, al fin y al cabo, a quien le pueda parecer inverosímil lo que describo, solo será debido al propio desconocimiento de estas cuestiones. Sobre todo, si se tiene en cuenta que estos saberes ya tienen más de cien años. Otra cosa sería el motivo del porqué este conocimiento no ha sido difundido debidamente. Por esa razón y a pesar de todo, me ha parecido imprescindible incluirlo en la *propuesta-estudio* que estoy ofreciendo.

Una de las cosas que ignora la medicina mecanicista, es la aplicación del mundo cuántico a la curación. Al desconocerlo es tratado como si fuera propio de las medicinas alternativas y se le niega cualquier viso de autenticidad científica. Es cierto que, la mentada medicina alternativa ha hecho uso y abuso de esos conocimientos, quienes, sin ningún tipo de preparación, han promocionado al igual que si fueran milagros. Pero eso no es un justificante para que, la denominada medicina científica, se haya puesto de espaldas a realidades que por extrañas que puedan parecer, no dejan de influir poderosamente en la sanación.

No tengo ninguna duda que lo que precisa este conocimiento es investigación. Ya que hablar de este tipo de cosas comporta para el médico un cierto desasosiego, sobre todo porque representa salirse de los cánones establecidos de siempre. Cierto que, para un profesional, que todos sus estudios, así como sus prácticas, han versado sobre unos saberes que han ignorado el *universo subatómico*, le tiene que resultar muy difícil asumirlo. Si bien, y en el caso que llegara a aceptar la cuestión, tampoco sabría cómo hacerlo.

En el supuesto de que un médico quisiera saber más sobre todas estas cuestiones, poco, por no decir nada, encontraría en los libros oficiales de medicina. Esa sería la primera frontera que tendría que salvar. Pero la cosa aún se agravaría más, ya que se encontraría con una colisión frontal con el *Colegio Profesional* al que pertenece. Dado que, el corporativismo al que está sometida la medicina, difícilmente aceptará una visión que no sea la oficial. (Según se pone de manifiesto: *En los derechos del médico*. Capítulo 20).

De cualquier manera, la supuesta ventaja que se le podría plantear al médico que quisiera dar este salto, podría ser encontrar una seguridad que no halla en la ciencia que ha estudiado. Aunque, a decir verdad, tampoco obtendrá la seguridad en la propuesta de este nuevo concepto de medicina. De este modo, difícilmente se pueden aceptar las pruebas sin un conocimiento que garantice, si no el éxito, sí que vaya a tener unas ciertas posibilidades de conseguirlo.

Éxito, que tampoco, como afirmo, la medicina que denominamos científica en ningún momento garantiza. El dilema comienza cuando por un motivo u otro, se presiente que a la curación clásica le falta algo. Pero, ¿qué es eso que le puede faltar? Quizás la respuesta la podríamos encontrar en los propios ancestros de nuestra especie. Deberíamos recordar, las formas como se ejercía la medicina antes de la *Edad Media*. Pues parece que olvidamos que la civilización humana es muy antigua. Y, dentro de su historia, hubo determinados sabios que nos legaron unos conocimientos, que posteriormente se perdieron, interpretándose como religiones o filosofías a seguir, que bien nos podrían ofrecer una pista que nos diera luz al asunto que nos ocupa.

De aquellos lejanos tiempos voy a darle voz a *Leucipo de Mileto*, fue un filósofo griego nacido el siglo V (a. C.). A este personaje se le atribuye el descubrimiento del *átomo*. Este conocimiento planteó un gran cambio en la interpretación de lo que es la materia. Corrigió algo que hasta entonces era aceptado: «*Cualquier cosa se podía dividir en diminutos trozos*». Pero él añadió que, llegado un momento, *ya no se podría partir en más fragmentos*. Con esta afirmación estaba planteando la existencia del átomo. Si bien, se dice que *Leucipo* bien pudo ser un mito, y que nunca llegó a existir. Sea de una manera o de la otra, el conocimiento del átomo en esa época no cambia, lo que evidencia que por aquellos tiempos ya se conocía su existencia.

Cuenta la historia que *Leucipo de Mileto* fue maestro de *Demócrito* y a ellos se les atribuye la *fundación del atomismo mecanicista*, según el cual la realidad está formada por partículas infinitas invisibles, de formas variadas y siempre en movimiento (los átomos). Del griego antiguo: «*Aquello que no puede ser dividido*, un ejemplo sería el vacío». Con esto se planteó por primera vez la posibilidad de: «*Ser o no Ser*». Ser, estaría representado por los átomos y no ser, por el vacío. «Vacío que existe lo mismo que el ser». La teoría atómica es una hipótesis que indica que los átomos son eternos, indivisibles, homogéneos, incomprensibles e invisibles. Los átomos, se diferencian solo en forma y tamaño, pero no por cualidades internas. Variando las propiedades de la materia según el agrupamiento de los propios átomos.

Su concepción no se generó por medio de la experimentación, ni por ninguna complicada fórmula matemática, dado que en aquella época no se conocían en modo alguno las prácticas científicas. Fue por tanto una conclusión filosófica, que explicaba la realidad, en contra de los demás pensadores de la época, que manifestaban que la materia podía dividirse indefinidamente. Con esta aportación, se planteaba que existía una unidad indivisible e indestructible. La cual, al combinarse de diferentes formas, creaba todos los *cuerpos macroscópicos* que nos rodean, incluyéndonos naturalmente, a nosotros mismos.

De ahí y dando un gran salto en años, pero dentro de la antigüedad, nos encontramos con *Asclepíades de Bitinia*, se desconoce con certeza la fecha de su nacimiento, pero se sabe que murió allí por el año 96 (a. C.). Médico nacido en Prusa (Bitinia, hoy Turquía). Ejerció sus trabajos en Roma. Fue abiertamente contrario a *Hipócrates,* particularmente a la creencia de los llamados: «*Cuatro Humores*». Desarrolló una teoría basada en la influencia de las partículas invisibles (átomos) según la cual, al atravesar los poros del cuerpo, serían la causa de las enfermedades. De este modo, señalaba por vez primera algo que bien podría parecerse a la *teoría microbiana*. Fue el fundador de la *Escuela Metódica*, donde se basaban todas sus teorías llamadas: «*Etiopatogenias*».

Finalmente, solo indicar que la teoría del átomo se enfrentó a fuertes críticas, por no poder responder a preguntas, como, por ejemplo: «¿Qué es lo que mantiene unidos a los átomos?» Lástima que, en aquellas épocas no había suficientes conocimientos para responder aquellas inteligentes preguntas. De esta forma la teoría fue desechada y no volvió a surgir hasta 2.500 años después para conformar que la hipótesis fuera totalmente razonable, pero con ella entraríamos en un conocimiento que aun hoy es absolutamente inconcebible.

Alguien se puede estar preguntando. ¿Y todo este preámbulo, para qué? Pues la respuesta es para mostrar la posibilidad que pudo haber tenido, en el caso que, en aquellas ancestrales épocas, la medicina hubiera tomado esos derroteros y no los que propuso *Hipócrates*. Con esto se puede comprobar cómo la curación pudiera haber deambulado por caminos distintos, si no se hubiera impuesto finalmente lo que hoy se considera medicina mecanicista. La verdadera competencia de la medicina, como desprende todo este estudio, no será la medicina que se puede pronosticar que se hará en el futuro, sino que será otra nueva manera de comprenderla. (De acuerdo a lo que se desarrolla en: *Ingenieros versus Médicos*. Capítulo 21).

Lo expuesto comporta hacernos una pregunta aparentemente muy sencilla, pero su respuesta no lo es en absoluto. Precisamente esta ausencia, es la que da la razón al hecho que planteaba anteriormente. ¿Por qué no se ha difundido de una manera normalizada la mecánica cuántica? Estoy en la seguridad que, más de uno de los que me estén leyendo, me diría que la aprendió en la escuela. Y a los que me respondieran de este modo les preguntaría: «¿Qué es lo que les explicaron exactamente?» Sus respuestas como mucho serían una serie de incógnitas, sin ninguna solución viable. También cabría la posibilidad que la misma pregunta se la hiciera a un físico. Bueno, este sí que supongo que me la contestaría con todo lujo de detalles. Pero no, su respuesta iría acompañada de una sucesión de complicadas fórmulas matemáticas, para demostrarme que lo que me afirmaba era cierto.

Pero, ¿de qué me servirá su certeza, si no me ofrece ninguna explicación que me haga comprender las extrañas razones del comportamiento de los *neutrones*, *protones* y *electrones*? No, no voy a decir que estamos como hace 2.500 años, cuando aquel filósofo llegó a la conclusión de que todo estaba formado por pequeñas partículas. Ya que, gracias a los avances de la ciencia, lo que nos ha traído son nuevas incógnitas, al descubrir nuevos conocimientos que creíamos que con ellos obtendríamos todas las respuestas. Y en realidad, lo que han hecho esas aportaciones es confirmar que la ciencia es incapaz de explicarlo. Y para ello lo rellena con palabras que, de sí, no quieren decir nada.

Sí, lo sé, estás pensando, ¿qué palabras son esas? Pues aquí van unas cuantas que se me ocurren de repente, como: «*Acción fantasmagórica, probabilidad de existencia, relación de intermediación, principio de incertidumbre y extrañeza cuántica*». ¿Te parecen suficientes? ¿O llenamos el libro de más terminologías que de nada servirán para comprender realmente en qué tipo de mundo estamos viviendo? Evidentemente son terminologías que crearon los físicos para explicar algo que se veían incapaces de determinar. Esto me recuerda una cita que a este respecto ofreció el *premio Nobel en Física 1.965, Richard Feynman*: «*No creo que sea un atrevimiento decir que nadie entiende la mecánica cuántica. Si pueden evitarlo no sigan torturándose con las preguntas, porque se meterán en un callejón sin salida del que nadie aun ha conseguido escapar*».

Entendido de este modo. Pudiera ser que los extraños fenómenos, quizás tengan una interpretación muy distinta a la que se les pretende dar. Aunque más bien debería decir: «*Que la pretensión no es ninguna*». Y por eso, la física cuántica, se enseña en la escuela de una manera retórica, con frases hechas, que al alumno no le queda más remedio que aceptar. Pero que no contestan a nada. Si bien, volviendo otra vez a la interpretación distinta, no soy yo quien va a descubrir esta posibilidad. Pero en la actualidad, se están sumando cada vez más científicos a la idea, que pudiera ser: «*La conciencia del espectador*» (en este caso particular sería el científico, que está haciendo el experimento) y con eso está creando esa realidad. Más adelante explicaré un cuento alegórico que facilitará lo que quiero manifestar al respecto de la conciencia.

De confirmarse esta posibilidad, nos abriría una nueva concepción no tan solo de las cosas que nos rodean, sino del universo en su totalidad. Y con ello poseeríamos, nunca mejor dicho, *la piedra filosofal* que abriría unos caminos impensables para la curación de las enfermedades. Pero antes de entrar en estas cuestiones, vamos a hacer un breve viaje en la historia para comprobar, de qué modo la humanidad, en tiempos pasados, entendía la realidad.

Heráclito y *Parménides* fueron los primeros que, dentro de nuestra cultura, crearon conclusiones que bien se podrían considerar cuánticas. El primero en hablar fue *Heráclito*, que dijo: «*Todo cambia, las cosas dejan de ser lo que son, para luego ser otras*». «*No hay nada estático, la verdad no es una sola, cambia en todo momento, consecuentemente el conocimiento es imposible*». «*Yo no puedo conocer si estoy en continuo cambio*». A lo que *Parménides* añadió: «*El movimiento es imposible, el ser es y el no ser, no es*». «*Las cosas no aparecen de la nada, todo aquello que existe, existe a partir de algo que existía antes, en consecuencia, nuestros sentidos nos engañan y por ello, nosotros no podemos afirmar nada*». Curiosamente esta última alusión coincide con las manifestaciones de *Leucipo* y *Demócrito* y particularmente con las dudas que proyecta la teoría cuántica.

Pero esos pensamientos no solo se plantearon en nuestra cultura. Fue precisamente en la India, cuna de los *Vedas,* II milenio (a. C), donde se preguntaban:

«¿Cuándo fue el principio del Universo?»

De ahí surge precisamente un antiguo himno que pertenece al Sánscrito, que dice así:

«¿Quién lo sabe con seguridad?»

«¿Quién lo declara?»

«¿Cuándo nació?»

«¿Cuándo fue la creación?»

«¿Quién puede saber cuáles son los orígenes del mundo?»

«¿Nadie sabe cuándo surgió la creación?»

«¿O si él la hizo o no?»

«¿Él lo ve todo desde los cielos?»

«¿Solo él lo sabe o, tal vez no lo sepa?»

Estas palabras que tienen una antigüedad de más de 3.500 años, dan verdaderos escalofríos al darse cuenta de los conocimientos que presuponían esas preguntas.

Desde muy antiguo en la *cultura védica* creyeron que la *conciencia* no podría interactuar como una identidad independiente, sino que formaba parte de un cuerpo universal que se correlacionaba con las distintas cosas que ocurrían en él. De esta manera nos explicaban lo que era la *simbiosis* en el universo. Teoría que, muchos años después, fue refrendada por la mecánica cuántica, aunque no de la manera que cabría suponer. Hipótesis que, aplicada a las enfermedades, quiere decir: «*Que todas provienen por una consecuencia determinada*». Por una parte, genéticas y por otra, las derivaciones de cualquier maltrato que se le pueda haber dado al organismo. De esta manera determinaban las razones fundamentales de los males que aquejan a los humanos.

Pero, ¿qué papel juega la conciencia en ello? Pues mucho y definitivo. Ya que, por extraño que pueda parecer, es la conciencia la que produce las realidades y no la realidad la que justifica la existencia de la conciencia. Parece bastante complejo entender esta obviedad, ello es debido a la forma como hemos sido educados. Por esa razón la conciencia ha sido motivo de debate dentro de la *Neurociencia*, donde no se ha logrado entender y consecuentemente producir una definición clara de lo que representa exactamente. Para un mejor entendimiento, voy a explicar la historia que antes he anunciado:

«En cierta ocasión había una pareja de enamorados que cada día se juraban amor eterno. Quiso la desgracia cebarse en ellos, enfermando la mujer. Fue ahí cuando se le confirmó el peor de los pronósticos y, al poco tiempo, falleció. No sin antes hacerle jurar desde su postrada situación, amor eterno. El amado no lo dudó un

126

momento y le dijo que siempre estaría en su memoria. Ella le dijo que, si la traicionaba, cada noche se le aparecería y no le dejaría dormir. Su amado, compungido, le reafirmó su juramento. Pasaron los días, los meses, y el hombre salía para trabajar y volvía a su casa, sin detenerse en ningún lugar. Pero un día, una nueva vecina llegó para ocupar un piso que se había quedado vacío.

Era una bella mujer. Quien respetando las normas de buena educación se presentó para informarle de la nueva noticia. Él, muy amablemente, la atendió, creándose entre los dos una corriente de simpatía. De esta manera llegaron a hacerse amigos, ya que los dos estaban solos. Hasta que sucedió, hicieron el amor. Aquella noche al dormirse se le apareció su antiguo amor, quien furiosa le dijo: "Me has engañado, y no te voy a dejar dormir". Nuestro galán, a la mañana siguiente corrió a explicárselo a su nueva amada. Y como pasan estas cosas, volvieron a hacer el amor. Y se volvió a repetir otra vez la aparición. Así como tantas veces hacían el amor, volvía otra vez a ocurrir.

Finalmente se moría de sueño, pues eran muchas las noches que llevaba sin dormir. Con lo que decidieron visitar al médico. Este, al oír la historia, les dijo que él no tenía soluciones para ese problema, recomendándoles a una bruja que vivía al otro lado de la ciudad. Desesperados, los dos se personaron en aquella vieja casa, explicándole, lo que sucedía.

La anciana le indicó, que fuera a la orilla del mar, y que seleccionara un buen puñado de piedras, pero que, sobre todo, tuviera la precaución de no contarlas. Y así lo hizo, no sin antes vencer la tentación de saber cuántas piedras había en aquel puño. Como casi todas las noches hicieron el amor, y llegado el momento de la aparición, él recordando las palabras de la bruja, le preguntó, al fantasma de su mujer, si sabía cuántas piedras tenía en el puño. Y entonces sucedió algo inexplicable, aquella mujer que había amado tanto en el pasado y que ahora lo atormentaba, desapareció, y desapareció para siempre».

¿Qué es lo que había ocurrido? ¿No lo has adivinado, querido lector? Pues la respuesta es precisamente de lo que estamos hablando, aquella realidad, era tan real y lo sabía todo, porque estaba dentro de su propia conciencia. Sí, era él mismo que, desde lo más profundo de su ser, creaba afuera algo real, tan real, que no le dejaba descansar, hasta que aquella anciana le encontró la solución.

Eso es lo que hace la conciencia con todo lo que nos rodea, incluyendo naturalmente la enfermedad.

Ahí podría estar la clave de la cuestión. Algunos filósofos han llegado a tacharla como una ilusión que genera el cerebro dentro de unos procesos de conveniencias materiales. Sin embargo, en mi opinión, la conciencia solo se puede explicar a partir de la existencia de un *estado consciente*. La diferencia entre ambos estados es notoria, mientras la consciencia puede expresar cualquier cosa que ocurra en su entorno. La conciencia solo puede hablar de lo que siente uno mismo. Es en ese momento cuando estará creando su propia realidad. Como ejemplo, basta comprobar la declaración de dos testigos en un accidente de tráfico, es muy probable que cada uno aporte una visión distinta de lo que ocurrió. ¿Acaso mienten? No. Simplemente cada uno, bajo la percepción de su memoria, ha hecho una interpretación de los hechos diferente. Consecuentemente quiere decir que cada conciencia ha vivido su propia realidad.

Todo lo referido en los párrafos anteriores nos lleva a que nos planteemos, ¿qué es la realidad? La realidad, es una interpretación psíquica que crea la conciencia de cada individuo (basta recordar la historia de los amantes). Pero para abundar aún más, voy a exponer otro ejemplo, en este caso: «El sonido que produce el trueno o la misma luz de un rayo». Pues, ¿qué es el sonido? El sonido no son más que unos decibelios que capta el oído. Lo mismo lo podríamos aplicar a otro caso: «La luz y consecuentemente a los fotones». Es evidente que, si no hay ningún ser conciente, ese sonido y esa luz jamás habrán existido. Al principio puede costar un poco de aceptar, pero basta reflexionar para darse cuenta que es así.

Sirvan todos estos ejemplos, para afirmar que habrá tantas realidades como seres con conciencia se puedan encontrar. Pero con la particularidad que todos ellos tendrán su propia realidad de las cosas. Esto nos lleva a la conclusión que la conciencia es capaz de crear realidades, que ponen en duda la verdad en que hemos sido educados. Y por tanto no deja de ser la percepción de un paradigma psíquico.

La experiencia, llevada a la física cuántica, es la que cuestiona más claramente lo que es la realidad y la conciencia del que está observando. Se trata del llamado experimento de la doble rendija, en el que se presenta un colapso de una partícula (fotón) al ser disparada a través de una barrera que tiene dos rendijas. Lo lógico, sería que pasara por una rendija u otra, o fuera parada por la barrera, pero nada de eso ocurre. Lo que sucede que, llegado el momento, actúa en un estado de superposición y se comporta como materia o como energía de ondas, cuando es observada. Lo verdaderamente extraño, es que todo ocurre como si ese mismo fenómeno supiera que se va a hacer la medición.

Es innegable, como se ha llegado a la creencia que es la propia conciencia la que crea esa realidad. Precisamente esa es la razón para que se haya pensado que no hay nada extraordinario, salvo la conciencia del observador que, en cada momento, está percibiendo una cosa u otra. Cualquier otra explicación nos comportaría una respuesta mucho más surrealista que la que se está ofreciendo. Si bien, esta nueva concepción abre unas nuevas posibilidades para el mundo psíquico absolutamente impensables. Posiblemente en un futuro, se descubran más cosas de lo que en la actualidad se conocen del cerebro. Y ellas puedan ofrecer unas respuestas sobre la curación más satisfactorias, con la ayuda de este misterio que representa la acción de la conciencia. Para quien no esté versado en los términos cuánticos pueden parecerle incomprensibles estas palabras, pero tranquilos, los físicos que acuñaron esta explicación tampoco supieron desenmarañar el misterio.

La salud, enfermedad y terapia de la Medicina Cuántica.

Para comprender la *medicina cuántica*, se debe ser conocedor de los *márgenes de realidades* que hasta ahora hemos estado describiendo. Sirva para eso toda la introducción que se ha realizado. Seguramente hablar de realidad es un término que, si no estamos en la comprensión del mundo de las partículas subatómicas, sonará absurdo. Por eso, para aceptar todo esto se tiene que hacer un esfuerzo para situarse dentro del campo en que estamos trabajando. Para ello, lo primero que nos vamos a encontrar es con una teoría, evocadora, desconcertante y a la vez también fascinante. Se puede afirmar, que es el mayor ejemplo de cómo lo extravagante sufre una transformación para terminar siendo algo útil para la curación de las enfermedades que sufren las personas.

Si partimos de la base que todo es energía. El cuerpo y la mente entendidos ambos de un modo ontológico, serán también la influencia que hay entre el sujeto y su entorno. La finalidad del método terapéutico es encontrar el equilibrio para restablecer la salud, cuando esta se encuentre alterada. Las enfermedades casi siempre son provocadas por un estrés determinado que abre una especie de *Caja de Pandora,* atacando las partes más sensibles del organismo que, como antes he indicado, pueden ser de orden genético o por descuido orgánico. Ese es el momento que el propio cuerpo transforma una célula, con un serio peligro para la integridad física. O en otro caso un patógeno entra en el organismo creando igualmente situaciones no deseadas. La medicina mecanicista o científica, hasta ahora ataca como puede y como sabe al intruso. Pero lo que generalmente no se plantea es: «¿Por qué ha sucedido?»

Contemplada la vida de un modo cuántico, sería el equilibrio y la armonía de todas las partes que componen la célula. O el defecto o posible desequilibrio y desorden de la misma. De este modo se plasmaría la salud o la enfermedad. En el momento que un organismo pierde la capacidad para mantener armónicamente las funciones que tiene asignadas, es cuando se evidencia la dolencia. De esta cualidad se manifestará el mal funcionamiento en todo el organismo en su conjunto. Este tipo de medicina contempla muy particularmente la *enfermedad psicosomática*, dándole una gran importancia a este tipo de manifestaciones. Por ello, debido a su peculiaridad, destaca mucho el bienestar de la mente. Llegando a encontrar una relación directa, que puede llegar a desencadenar la enfermedad orgánica, favorecida por elementos internos o externos, como pueden ser patógenos que crea el propio organismo o virus adquiridos del entorno.

Consecuentemente, casi todas las enfermedades se devienen por *emociones propias de experiencias frustrantes*. Ahí es cuando el enfermo corre el riesgo de manifestarse, creando un nivel vital en franca decadencia, donde es el propio individuo el que pierde las ganas de sanar. Cuestión que para la medicina tradicional pasa desapercibida. Ese es el momento que el doliente precisa las soluciones que le proporciona la medicina cuántica.

El procedimiento de la terapia cuántica, precisa que el terapeuta sea capaz de reconocer las resonancias patológicas de cualquier enfermedad, con ello realizará la aplicación precisa de fotones. Será a partir de ahí como todas las células se unificarán en un mismo centro de vibración. Esta acción dará lugar a que toda la estructura corporal tenga una resonancia uniforme y precisa en toda la totalidad. Las técnicas que se emplean en la medicina cuántica, están pensadas para comprender todo el procedimiento, que hay entre los distintos órganos que componen el cuerpo y la mente. Con todo esto se da inicio al proceso de curación. Penetrando en las distintas partes que configuran el organismo, hasta que se llegue a configurar con la propia mente. Por ese motivo la estimulación que se realice cuánticamente, hará memorizar a las células su función inicial, por la que desde un principio justificaron su existencia.

Este tipo de tratamiento corrige los posibles errores provocados por la psiquis. Permitiendo solucionar las fuerzas que producen la pérdida de energía esencial. Consecuentemente, se producirá un restablecimiento de todos los elementos energéticos, consiguiendo de este modo una modulación en las líneas que le dan fuerza a todo el organismo. Para la realización de esta terapia, es preciso que sea efectuada por un experto preparado en este tipo de medicina. Con esto caben muchas posibilidades de restablecer el normal desarrollo de los órganos dañados. De este modo podrá recuperarse la dolencia, a no ser que la fuente que la inició, u otra, vuelva a resurgir, alterando nuevamente el equilibrio conseguido.

Puede parecer un tanto complicado entender todo este asunto. Esto puede ser debido entre otras cosas, a que he tenido el cuidado de simplificarlo al máximo. Ya que mi pretensión es ofrecer una breve pincelada a aquel médico que pudiera estar interesado en estudiar, con mucha más profundidad, lo que es la denominada y poco conocida medicina cuántica. Para ello se ha de tener en cuenta que es el *propio organismo el que procede a su autosanación*. Comprendida esta afirmación desde los conocimientos que nos provee la medicina mecanicista, puede parecer imposible. Y no solo eso, sino que esto es el principal motivo de las denuncias del *Colegio de Médicos*, a quienes incurren en estas prácticas. Sin embargo, desde mi posición objetiva en este caso, considero que hay muchas cosas de la medicina cuántica que, una vez estudiadas, podrían aplicarse a la denominada medicina científica.

Después de esto y con el fin de abundar más ofrezco estos conocimientos, que estoy en la seguridad que enriquecerán todo lo narrado.

Hablando dentro de una lógica científica: «¿Qué es el dolor físico si no, una reproducción de lo que nuestra mente experimenta de las distintas sensaciones que percibimos de un mundo que, en ocasiones, nos parece inescrutable?» Todo lo que ocupa el espacio que nos rodea son imágenes psíquicas que, únicamente, recibe nuestra conciencia de forma inmediata. Ellas son el objeto de la psique que las modifica, falsificándolas hasta el punto que para recrear la realidad precisa de recursos artificiales. Con ello, se consigue averiguar qué cosas son las que percibimos, para saber, por ejemplo: «Cómo es un tono de vibración en el aire en una frecuencia determinada, o que un color está definido dentro de una fijada longitud de onda de luz». En el fondo estamos envueltos de imágenes psíquicas, a las que nos resulta imposible acceder en la esencia de lo que observamos.

Otro ejemplo sería el tacto. Cuando nos abrazamos, ¿acaso el cuerpo del ser amado es sólido? Apretamos nuestro cuerpo hacia el otro y sentimos la presión; pero esto solo es una sensación que existe estrictamente dentro de nuestra mente. Y es lo que proyecta el cuerpo, cuya existencia reside así mismo dentro de la psiquis. Lo que hay que tener en cuenta es que esta sensación no la causan los dos cuerpos sólidos, sino el hecho de que los átomos tengan electrones de carga negativa en sus capas externas. Como es conocido, las cargas del mismo tipo se repelen entre sí; por eso, los electrones del cuerpo al que abrazamos, son repelidos por nuestro cuerpo y es cuando se siente esa fuerza de repulsión que nos detiene a ambos. Impidiendo así mismo que se cree una ósmosis que supondría la mezcla de los dos organismos. No hay nada sólido que entre en contacto con otros sólidos y eso se comprueba cuando nos apretujamos entre nosotros. Los átomos de nuestros cuerpos están vacíos, como todas las cosas que componen el universo, que también están vacías.

Sé que puede resultar difícil de leer y, si cabe, de comprender, pero esto es algo que la física cuántica ha demostrado. Si bien, esta última parte puede resultar tan inverosímil, como la afirmación que dice, que desarrollando una serie de mecanismos, que tengo que reconocer que, para mí, son desconocidos, se puede obtener la autocuración del organismo. Pero ahora por el momento lo único que nos queda, y no es poco, es saber que podemos utilizar una fuerza que por desconocida hemos ignorado. Si bien, se ha de aceptar que son muchas las personas que la están ejercitando, sin saberlo.

Por ese motivo voy a incluir aquí una experiencia que viví mientras estaba confeccionando este episodio; se trata de Cristina (nombre real).

La conocí en un establecimiento próximo a mi casa, me llamaron la atención una serie de factores donde destacaba un turbante que le arropaba su cabeza, acompañada con un aparatoso apósito que cubría media parte del antebrazo. Estaba claro que era una persona que estaba recibiendo *quimioterapia*. Después de un momento de indecisión, me presenté y le pregunté: «*Si estaba recibiendo sesiones de quimio*». Ella me respondió amablemente, admitiéndome sin más que estaba sufriendo un cáncer de pecho. Su respuesta fue tan natural que, por un momento, pensé que ahí se iba a acabar la conversación. Pero, lejos de eso, al salir a la calle continuó diciéndome que no había tenido tiempo de pensarlo. Ya que desde que se lo dijeron habían comenzado las sesiones y que, en dos meses, la operaban. Ahí hizo un silencio, para decirme seguidamente, que sabía muy bien lo que era el cáncer, ya que hacía unos años había superado uno de piel y que, ahora, lo tenía totalmente curado.

Finalmente me despedí, no sin antes agradecerle la información que utilizaría para el libro. Pero lo que no le dije es lo impresionado que me dejó. No, no es exactamente por las cosas que me dijo, que también. Lo que realmente me conmovió, es cómo me explicó su dolencia. Donde no se avistaba ningún tipo de preocupación, si acaso una queja, que desde aquí me hago solidario, y habla de la deshumanización que sufre la medicina. Ya que el tratamiento se lo dispensaban por la tarde, dificultándole por ello, el poderse duchar, ella me confesó que lo había referido, pero nadie le supo dar ningún tipo de respuesta.

Pero volviendo a su actitud, en mi opinión esa señora era una enferma que ya tenía superada la enfermedad. Puede parecer que estoy exagerando o que peco de ingenuidad. Pero mi experiencia personal, que más tarde voy a relatar, y la información que, casualmente, estos días he podido leer del conocido oncólogo *Pere García* (1.949) Hospital Clínic Barcelona. Uno de los máximos exponentes internacionales, sobre el conocimiento del sistema nervioso, las neuronas, el cerebro y el cáncer. Afirma, que el *estrés emocional crónico* puede iniciar un proceso cancerígeno. Después explica en una larga entrevista en *El Periódico digital*, de todos los pormenores del porqué de sus afirmaciones, donde le da una gran importancia, a las emociones que han podido sufrir sus enfermos de cáncer. Con estas afirmaciones el médico oncólogo *Pere García,* ha llegado a las conclusiones cuánticas, que antes he referido. Visto de este modo ya no parece tan extraña la teoría que propone la medicina cuántica, ¿verdad?

Se le puede llamar actitud, también emocionalidad, pues, al fin y al cabo, ¿qué es la emoción? Si no la expresión de cómo nos enfrentamos a los acontecimientos que nos proporciona la vida. Evidentemente, no se trata de una actitud impostada. Sino más bien el modo como nos resistimos a ella, desde el más puro sentido que nos puede reportar la parte *inconsciente del cerebro*. Aquí toma importancia aquella frase muy utilizada publicitariamente, pero que en este caso su aplicación es real: «*Cualquier cosa que temas o desees tendrá más posibilidades que suceda*». Esto puede ocurrir porque la conciencia acaba produciendo una determinada predestinación.

Ahora solo me queda explicar mi experiencia, de ello hará ahora unos 12 años. Por una visita rutinaria me descubrieron entre otras cosas que estaba padeciendo una *cirrosis hepática*, se da la circunstancia que mi padre murió de esta enfermedad. Y que yo durante mis años mozos siempre temí padecerla. Ahora con los conocimientos que he adquirido, puedo asegurar, por raro que pueda parecer, que es algo que yo, de un modo u otro, atraje.

Pero como no se trata de explicar mi vida, si no de hablar de lo que sucedió… Diré que fue la experiencia más cruel que jamás he vivido. Si bien, lo que voy a narrar es cómo la superé, a pesar de los obstáculos que en el primer momento me encontré. Para empezar, en aquellos tiempos, los *servicios sociales* no veían con buenos ojos, a las personas que no teníamos pareja, para ser candidatos al trasplante; las razones que argüían, eran que para superar esta enfermedad se requería mucha entereza, y esto resultaba difícil para una persona que carecía del soporte de alguien muy cercano.

Sería largo de explicar cómo sorteé esta traba, pero lo importante es que lo hice. Una vez ya estaba en la lista de candidatos al trasplante de mi comunidad, otro nuevo problema aconteció, se trataba de mi *MELD*, siglas que en inglés califican la gravedad de esta enfermedad y su premura para ser trasplantado. Pues bien, en mi caso esta medición contenía una sombra, por lo cual, si llegaba al trasplante sería en unas condiciones muy precarias.

Ahorro decir las terribles molestias que me asolaban, así como las continuas *encefaleas hepáticas*, a las que entraba con más facilidad que la media. El caso es que un día decidí preguntarle al médico que cada mes me visitaba, si él conocía algún lugar de la geografía española al que pudiera acudir. El médico me dijo que eso no se podía hacer, ya que cada comunidad tenía su propia lista y que era imposible de cambiarlo.

Tres meses me costó de convencerlo, lo que equivalió a tres visitas; finalmente me dijo que en esos días había un médico de otra comunidad, que estaba especializándose en estas labores, le insistí, y aun tuve que exhortarlo dos meses más. No voy hablar de todo lo que pasó, y mucho menos de lo mal que me encontraba, pero la realidad, es que tres meses después estaba trasplantado.

No, esto no es un cuento, es mi vivencia real, posiblemente, si hubiera escuchado a los jóvenes médicos y no tan jóvenes del hospital, hoy no estaría contando esta historia. Pero yo siempre tuve la confianza, que, a pesar de mi delicada situación física y psíquica, ayudado por mis hijos saldría de aquella enfermedad terminal.

Ahora que han pasado más de nueve años de aquella operación, recuerdo las muchas palabras de desaliento, que sin ser conscientes me ofrecían los médicos, la finalidad de contar esta historia no es para retraerles nada ni mucho menos, pues todo lo que ocurrió, lo estoy reflejando de una manera genérica en el estudio que estoy ofreciendo.

Lo que sí que deseo resaltar, es que ni en los peores momentos, cuando me decían que mis riñones no estaban respondiendo, pensé en rendirme, sino totalmente lo contrario. Era yo quien animaba a mi familia y la hacía movilizar. O perdón, bien pensado no era yo mismo, sino ese otro yo que todos llevamos adentro, que se llama conciencia. Solo por eso. Y por la impagable gratitud a las personas que me donaron el hígado de su querido familiar. El trabajo del equipo médico. Y las posibilidades, por haber nacido en una zona del mundo donde existe eso que se llama: «*Estado del Bienestar*».

Como conclusión de todo lo expuesto en este capítulo; incluyendo mi propia experiencia. Tengo que reconocer en primera persona, que los humanos podemos desarrollar una fuerza psíquica que, aunque se ignore su existencia, hay mucha gente que sin conocerla recurren a ella. Cambiando realidades que a priori parecen imposibles. También dejar constancia que la materia psíquica es un mundo de átomos. Y en consecuencia que la psique es lo único real.

Recreando la interpretación de lo que nos sucede sobre ella misma. Quizás todo lo referente a este episodio se tenga que leer varias veces. Pero es la definición de esa realidad que vivimos todos. Ahora solo me quedaría un último planteamiento. Si la realidad es un estado de la conciencia, ¿qué es la muerte? En el próximo capítulo profundizaremos en esta misteriosa cuestión, que ha sido motivo de la necesidad de los *Homo sapiens* de encontrar a dios.

Capítulo 11

El deceso

Si eres un profesional de la salud, en cualquiera de sus vertientes, sigue este consejo: «*Lee con atención*», pues hay algunas cosas que se vierten en él que te harán reflexionar y, si no lo eres, es muy posible que amplíes los conocimientos sobre el particular que ocupa este episodio.

Antes de empezar voy a solicitar una licencia para evocar los ya lejanos tiempos de mi infancia y mi juventud. Recuerdo todas las personas que conocí y que paulatinamente fueron desapareciendo de mi vida. Cuánto dolor me produce recordar a mis abuelos, a mis padres, a mis tíos, algún amigo y tantos otros que ahora no memorizo. Todos esos recuerdos se agolpan y me parecen por momentos una ilusión que solo ha existido en mi mente. Ahí es cuando me replanteo: «¿Qué ha representado la muerte dentro de mi existencia?» Esta reflexión me trae a colación unas palabras que no sé dónde las leí, decían aproximadamente así:

«El peor de los males, no es que la muerte no signifique nada para nosotros, ya que en tanto vivimos no existe. Y, sin embargo, cuando está presente los que no existimos somos nosotros. Nos pasamos la vida rehuyéndola y en otras ocasiones invocándola, aunque sea con la boca pequeña, como una solución a todos nuestros males».

El *Homo sapiens* como a todas las cosas que teme, lo primero que hace es negarlas y la muerte no podía ser menos. Para ello la disfraza con toda una serie de palabras que utiliza a modo de *eufemismos*, por esa razón la invoca mediante sinónimos, a los que recurre para evitar nombrarla. Como se puede leer en esta larga lista que adjunto son múltiples y variados: *fallecimiento, defunción, óbito, deceso, tránsito, expiración, perecimiento, fenecimiento, exitus, cesación* y un modo de decirlo que comúnmente se usa en medicina: «*Ha entrado en un proceso necrótico*».

Pero, ¿qué es la muerte? ¿Qué representa morir? Son pensamientos que apenas analizamos (los motivos los veremos más adelante). En el episodio anterior estudiábamos lo que es la realidad y allí pudimos observar por activa y por pasiva, que la mentada realidad no puede existir si no hay vida. Visto así es cuando nos volvemos a plantear la pregunta inicial: «¿Qué es la muerte?» En la Cultura Occidental, cuna de nuestra forma de pensar, si hay algo que verdaderamente se teme es a la muerte, eso es debido a que la *Religión Cristiana*, que ha dado entendimiento a los que somos naturales de esos lugares, siempre la ha presentado como algo sin posibilidad de continuación en este mundo.

Pero, contrariamente, la muerte permite acceder a los creyentes a disfrutar de una vida eterna acompañados de su dios. Parece pues, como mínimo, *contradictorio* que estos mismos continúen temiéndola. Pero no vamos a hablar de otras religiones o filosofías que sí la contemplan, dado que la finalidad de este estudio es *conocer los motivos y las actitudes* que nos impulsan ante el fallecimiento de las personas queridas, o el miedo que nos crea el pensar que tenemos que morir. Así como la despedida, por expresarlo de alguna manera, de nuestros iguales.

Al nacer ya tenemos echada la suerte. Si hay algo seguro, al menos por el momento, es que nuestra vida tiene un final. Si bien, del modo como en los últimos tiempos transcurren los acontecimientos, no sería de extrañar que los médicos de un futuro no se dediquen a curar, sino a cuidar los esquemas artificiales de nuestro organismo. Aunque vete a saber si en ese mañana que se está proyectando, no le estaremos denominando médico a una persona de carne y hueso, sino que nos referiremos a una máquina. (De acuerdo como se expresa en: *Ingenieros Versus Médicos*. Capítulo 21).

Todo empezó durante los primeros años del siglo XX, cuando paulatinamente los médicos fueron tomando protagonismo y empezaron a informar que el enfermo podría morir. Hasta entonces estaba muy extendida la costumbre de escamotear la situación huyendo de circunstancias que pudieran comprometer al profesional y, con ello, poner en tela de juicio sus conocimientos. Eso representó un paso muy importante para los familiares y, particularmente, para las personas que presumiblemente se hallaban en el *trance de expirar*. A partir de ahí la muerte dejó de entenderse como algo *vergonzante* por parte de los profesionales de la medicina. Pudiendo atender a los enfermos de un modo adecuado a la dignidad que todo humano se merece. Y no tan solo eso, lo mejor que pudo representar este cambio de mentalidad es que se llegaron a salvar muchas vidas, que de otra manera hubieran sido abandonadas a su desgracia.

De todos modos, antes de entrar a valorar cómo lo médicos tratan la muerte, hay que considerar dos formas básicas de fallecimiento, que naturalmente solo *afectan a los allegados del difunto*. Una de ellas es la *muerte traumática*, producida por un accidente o cualquier otra causa que produzca el óbito inmediato.

Entre tanto la otra sería aquella que cada día se va visualizando, igual que si fuera la *llama de una vela que se va extinguiendo*. Esta precisamente, aunque significa *morir dos veces*, es menos traumática, ya que el primer golpe ocurre cuando los familiares reciben la mala noticia y el otro en el momento que llega la hora del pronóstico final. Ahí los allegados se van haciendo a la idea, resultando menos embarazoso para el clínico dar la mala nueva del fallecimiento.

Sin embargo, en el primer caso, las personas que aman al que ha tenido la desgracia, sufren un impacto de tal magnitud, que resulta difícil para los médicos que les están atendiendo poderles tranquilizar con palabras. No me cabe ninguna duda que es uno de los peores momentos que pueden vivir los profesionales de la salud. Dentro de un contexto de este tipo, a pesar de que existen determinados protocolos para calmar a las personas afectadas, la única solución a la que se recurre cuando las palabras no parecen surtir ningún efecto, es servirles tranquilizantes del modo, que crean los clínicos, más conveniente.

Abundando más en el párrafo anterior, el obstáculo que deberá tener en cuenta el médico será sortear los distintos *tipos de carácter* de los familiares, que se encuentran ante el trance de la mala noticia. De ahí voy a resaltar dos, por ser totalmente opuestos. El primero es cuando la persona entra en una actitud casi *catatónica*, donde parece estar ausente de lo que está ocurriendo. El otro es presa de lo que podría definir como *locura transitoria*. Ahí concurren distintas fases. En la primera, grita obviando cualquier tipo de educación y muestra una cierta incredulidad por la noticia que ha recibido. A continuación, y sin bajar el tono histérico, comienza a culpar a algún familiar de lo que ha sucedido, si el fallecimiento, se ha producido por accidente o incluso por suicidio. Finalmente, si la muerte ha sido la consecuencia de una enfermedad, la actitud más recurrente será inculpar a los médicos del desenlace.

Ante escenarios de esta magnitud, solo cabe llamar a los *agentes de seguridad*, que se hallan en el hospital, para aplacar al que se encuentra en la situación que, como ya he apuntado, es propia de la locura transitoria. No me cabe ninguna duda, como anteriormente ya he comentado, que es uno de los peores momentos que se pueden vivir en un centro de salud. Es precisamente, en estas situaciones, donde se dan las agresiones a los médicos o sanitarios. Esa es la razón principal de que los *Servicios de Urgencias* estén dotados con personal de seguridad.

Sería fácil calificar, a una parte de la población, de insensatos, mal educados e incluso de locos. Pero el profesional de la salud que lo desee observar de un *modo analítico*, solo tiene que recurrir a informarse de las causas de la mentada locura transitoria, en la que desgraciadamente aún no se ha encontrado una solución que no sea el tranquilizante intravenoso.

Ahora sí vamos a preguntarnos: «¿Cuál es la actitud de los *profesionales de la salud*, cuando se hallan ante el hecho concreto de la muerte del enfermo?» En este apartado no solo se incluye a los médicos, si no a los» sanitarios y demás componentes del equipo que lo han tratado en el centro hospitalario. La realidad es que, en situaciones como estas, cuando llega el momento final, no se encontrará ningún profesional cerca del que está expirando. Ya que el clínico y los demás, solo han sido formados fundamentalmente para sanar o para paliar el dolor. Por eso el paso hacia la muerte les produce una especie de culpa y una impotencia que no pueden redimir por pertenecer al *inconsciente más profundo*, llegando en ocasiones hasta somatizarlo. (De acuerdo como se explica, en: *El conocimiento inconsciente*. Capítulo 4).

En concreto esta situación les resulta tan extraña, como puede ser para cualquier otra persona que no esté relacionada con la salud. Quizás en esos momentos, para los creyentes, les podría ser más fácil comprender ese traspaso hacia el más allá, pero no acostumbra a ser así. Entre tanto los demás, a buen seguro, deberán disponer de una supuesta *entereza racional* que difícilmente se da. Y, para el médico, la función final será firmar la defunción y con eso habrá finalizado su trabajo. Sí, lo sé, hay una especialidad que trata con el fallecido, el *forense*. Pero esa relación se establece con un *cuerpo necrótico*, cuya utilidad para la medicina solo puede ser la investigación.

La vida del clínico está rodeada de gente angustiada que teme por la salud de sus seres más queridos. Y, sin embargo, los estudiantes de medicina ignoran esta delicada cuestión. Luego, una vez licenciados, se las tendrán que ingeniar para resolver realidades que ni remotamente pudieron suponer que existieran. Resultaba tan complicado y entretenido estudiar el organismo humano, que jamás llegaron a pensar que se encontrarían con algo para lo que no están preparados. El motivo es porque la universidad se olvidó de indicarles este importante detalle. Y, es más, a poco que desarrollen por su cuenta un método de trabajo muy específico, nunca lo estarán. (En *Las emociones de enfermos y allegados*. Capítulo 9, damos una sobrada explicación de lo que representa para los familiares esta preocupante situación).

Lo peor de todo es que los médicos con años de ejercicio han tomado cada uno de ellos un estilo, probablemente a imitación del médico que fue su superior en los tiempos del *MIR*. Pero eso no garantiza en absoluto que la situación la vayan a resolver correctamente. Solo hay que recordar que ninguno de ellos recibió una preparación adecuada en tan importante cuestión. Valdría pues el esfuerzo que, los *factótums* de los *colegios médicos*, se plantearan porqué en la licenciatura no hay nada que ofrezca una solución al respecto. Pero esto no sería la única cosa que se debería revisar, ya que este estudio está lleno de demandas que a buen seguro le harían un bien al desarrollo de la medicina en relación con los enfermos y familiares.

Esta cuestión que expongo, se puede observar cuando a un médico se le da el encargo de que *informe a los familiares de la mala nueva*. Ahí he sido testigo de situaciones que producen verdadero bochorno. Ya que, por lo general, e ignoro el motivo, ese encargo siempre se lo dan a un médico joven; en el momento que el joven facultativo se tiene que enfrentar con una temerosa persona o familia, según sea el caso, es cuando le surgen todo tipo de inseguridades. Ahí he llegado a escuchar cómo una esposa desolada llorando le daba las gracias por la noticia. Pero atención ¿qué es lo que había entendido la consorte? Pues todo lo contrario de lo que pretendía explicar el clínico. En este contexto se hacen válidas las palabras del filósofo y psicólogo estadounidense *William James*, cuando dijo: «*No hay mayor mentira que una verdad mal interpretada*».

Comprendo que algunos profesionales que me lean les pueda parecer una exageración, pero estoy seguro que aquellos que se hayan podido encontrar en situaciones paralelas, lo creerán. Resulta muy difícil explicarle a alguien, así en frio, que su querido familiar ha fallecido, utilizando cualquiera de los sinónimos que antes he mostrado. ¿Quizás será por eso que recurren a la *frase de la necrosis* que anteriormente he referido? Dado que este enunciado es el que oculta mejor la adversa realidad que se envuelve con ese eufemismo.

Estoy en la seguridad que más de un lector se estará preguntando: «¿Cuál sería mi propuesta?» Independientemente de la que ya he apuntado, es que se le dé la correspondiente importancia dentro de la licenciatura al especial trato que deben mantener los médicos con el enfermo y sus familiares. Ese sería, sin lugar a dudas, el primer paso para abandonar la medicina mecanicista, cada vez más deshumanizada y que hoy, sin ser muy conscientes, están practicando casi todos los médicos. No obstante, aquí va mi proposición para paliar esta, a mi juicio, delicada situación: «Todo se concreta en crear medios para que vivan la *dramatización dentro de un supuesto escenario*». Puede parecer, a priori, que esto no es lo mismo que tener que enfrentarse a circunstancias reales. Pero quien piense así se equivoca. Encontrar las palabras adecuadas solo es cuestión de practicar, después el inconsciente, en el momento de la verdad, ya se encargará de hacer suyas las referidas palabras. (Aquí tengo que volver a recurrir a: *El conocimiento inconsciente*. Capítulo 4).

Para hacer propia la facilidad de comunicación es preciso entreno, sí, entreno y, aunque parezca una mala comparación, es lo mismo que se hace para ejercitar a los vendedores. Solo que en este caso lo que se transmiten son *emociones*, que requieren una especial atención por parte de los profesionales de la salud. Sin embargo, hay algo muy importante y a destacar, que debería valorar el médico: «Eso es la gran diferencia que hay para el familiar que se encuentra ante la situación de pasar por el mal trago, el escuchar unas palabras adecuadas, acompañadas de un tono apropiado, al contrario de aquellos modos que, en su momento, tuve que escuchar yo, cuando me confirmaron la gravedad de la enfermedad de mi padre». (De acuerdo a como refiero en la *Presentación de este estudio*).

En estos últimos párrafos hemos estado hablando de las actitudes de los familiares, y del médico, ante el fallecimiento de un ser querido. Ahora vamos a observar qué es lo que ocurre, cuando son las propias personas las que se encuentran ante la puerta de la muerte. Ese es el momento en que se aferran a cualquier detalle que les sirva de aliciente para sobrevivir. Importante cuestión que no debería pasar desapercibida para el médico (como más adelante analizaremos).

Muerte, vaya palabra. Es para pensarlo, sobre todo cuando la proyectamos en nosotros mismos. Y es cierto, como he comentado anteriormente, nos educan desde muy pequeños a temerla. Pero quizás, después de vivir un largo periodo de tiempo, cuando aparecen los achaques, es el momento que tomamos más consciencia de que todo es cíclico. Precisamente por un instante es cuando nos apercibimos que quizás no es tan malo morir. Pero, para que todo eso suceda, es evidente que detrás de ti debes tener una vida llena de situaciones incumplidas y otras en que te sientas satisfecho de haberlas logrado. De este modo no habría que temer a la muerte, sino que hay que temer ciertas maneras de vivir, esas sí que pueden resultar del todo horrorosas. Solo hay que visitar ciertas residencias donde se puede contemplar con cierto dolor, lo que pueden llegar a sufrir algunas personas.

Otro ejemplo ocurre cuando el enfermo desea saber la verdad y, de acuerdo con sus indicaciones, le informan de la gravedad de su dolencia. Y dentro de esa realidad, es sabedor que hay una fecha que tiene el inconveniente de tropezar con el futuro *nacimiento de su primer nieto* o también puede ser, con la *boda de su amada hija*. Dos cosas dentro de un mosaico de los grandes acontecimientos en la vida de una persona, que la muerte le pretende arrebatar. ¡Maldita seas, *muerte!* Grita en su fuero interior el enfermo y, sin saberse muy bien porqué, vence la fecha que le habían adjudicado los médicos y no abandona este mundo hasta que se han cumplido sus deseos.

La medicina aún no ha encontrado una explicación científica que justifique ese alargamiento de la vida. Son tantas las veces que suceden este tipo de cosas, que los médicos lo consideran como algo natural. Pero analizado desde un punto de vista *ortodoxo científico*, no tiene nada de lógico, que no sea la prueba irrefutable que hay algunas cosas que este tipo de ciencia no recoge. (Quizás deberíamos volver a leer: *Interrelación cuántica de la conciencia*. Capítulo 10, y hacer nuestra propia interpretación del asunto).

Pues, ¿no es acaso un principio de la ciencia buscar respuestas a preguntas que se nos hacen evidentes? ¿Siendo así por qué no hay ningún estudio publicado sobre estas cuestiones? La respuesta es simple, ante situaciones de esta índole que se escapan del pensamiento mecanicista, la medicina simplemente las ignora. Quizás algún día, buscando algún otro asunto, se encuentre la respuesta a esa pregunta. Pero todo habrá sido debido a lo que se denomina *serendipia*. Causalidad que tantos hallazgos ha representado para la medicina.

La muerte, desde el punto de vista médico científico, es ante todo un diagnóstico basado en una percepción práctica e inmediata del hecho en concreto. Por ello nunca puede tener la consideración de certeza absoluta. Aceptado este principio, la muerte tiene dos vertientes, una, que es la *muerte clínica* y la otra, es la que se refiere al *proceso biológico de morir*. Veamos pues la diferencia que hay entre estas dos maneras de interpretarla. En el primer caso, se diagnostica ante la evidencia de que en el *encéfalo no hay actividad alguna*. Aun teniendo esa posible seguridad, no se puede dar una certidumbre total y absoluta. En el segundo caso, es más evidente, ya que la muerte significa el *cese de todas las actividades biológicas*.

El cerebro es el órgano que se destaca por ser el gran desconocido de la medicina. Se sabe tan poco de él, que puede parecer muy difícil, que sea precisamente un cerebro el que estudie a otro cerebro, creando de este modo una gran paradoja. Pero, a pesar de ello, es el único medio del que se dispone para entender qué es lo que nos ocurre, aunque nunca será una apreciación exacta. De acuerdo con esta premisa, se ha estudiado la actividad cerebral del moribundo, que desde hace tiempo ha sido objeto de análisis. Las experiencias cercanas a la muerte, por personas que han estado en la línea metafórica que separa la vida y lo que, poéticamente, se denomina: «*El Más Allá*».

Sí, lo sé, estás pensando que estoy cargando de literatura algo que es un paso tan normal como es el propio nacer. Pero esto solo es un subterfugio para explicar algo en lo que han coincidido muchas personas cuando se han encontrado en la situación que vengo describiendo, lo revelan más o menos así:

«De pronto me encontré en el techo de aquella habitación, estaba flotando en el aire, pero con la particularidad que miraba hacia el suelo. ¡Oh! No lo podía creer, era yo, aquel que veía postrado en la cama. Pero, ¿cómo podía ser, si yo estaba ahí arriba? ¡Hum! Parecía que mi cuerpo estaba sufriendo, pero en cambio yo me hallaba muy bien, nada me dolía. Además, aquella sensación tan extraña, pues me encontraba en una ingravidez, mientras subía y bajaba de un lado al otro de la sala.

De pronto, observé como unos sanitarios comenzaron a gritar, mientras descargaban sobre mi corazón un desfibrilador, que cada vez que me lo ponían encima, mi cuerpo saltaba. Momentos después se produjo un silencio y pude ver cómo me tapaban la cara con una sábana, en tanto los doctores salían de la habitación y hablaban en una sala contigua con mi esposa, quien rompió a llorar, hasta que cayó al suelo desmayada.

No sabía qué podía estar ocurriendo. Yo me sentía muy bien, como nunca me había podido sentir. Lo más curioso es que empecé a recordar toda mi vida como si fuera una película, toda ella pasaba por mi mente con una velocidad que parecía imposible que pudiera ser así.

Fue entonces cuando me di cuenta que me estaba deslizando por un tubo luminoso, en la lejanía se veía un punto de luz muy blanco y cegador, pero que me atraía poderosamente. Me embargaba una gran felicidad y por nada del mundo hubiera querido volver para atrás, cuanto más avanzaba, más me daba cuenta que mi cuerpo se iba desintegrando, nada me pesaba y la felicidad era inenarrable. No sé lo que me ha ocurrido, realmente no lo sé».

Esta es la sensación que, a modo de experiencia, crea el cerebro cuando cruza el umbral de la vida en el traspaso hacia la muerte. La mente empieza a producir unas determinadas *endorfinas*, que facilitan el camino narcotizando el dolor y creando un profundo bienestar. Se podría decir que este es el último servicio que hace el cerebro al organismo antes de morir. Sin embargo, todo eso no son más que conjeturas, por mucho que se asegure que se han hecho tomografías. Pues no existe por el momento ninguna garantía científica que avale la experiencia de las personas que, de un modo u otro, se han reincorporado a la vida. (Particularmente las tomografías, que se hayan podido tomar, se desacreditan según se explica en: *Las dudosas ciencias de la psiquiatría y la psicología*. Capítulo 13).

Ahora vamos a cerrar este apartado, y analizaremos la muerte desde el punto de vista de la *Connotación legal*. Los médicos no siempre han tenido el protagonismo para certificarla. Determinar el óbito era un acto de gran trascendencia sobre todo si el difunto tenía un reconocimiento dentro de la sociedad. De este modo podríamos decir que la muerte se podía congelar todo el tiempo que se creyera necesario, hasta que por razones *político-sociales* conviniera anunciarla. Hasta entonces el muerto estaba vivo, y eso era así porque así lo acreditaban los documentos.

A partir de su certificación se podía pasar a la inhumación del cadáver, siguiendo toda la pompa y boatos que le pudieran corresponder. Este escenario se pudo contemplar hasta principios del siglo XIX, desde esos tiempos el médico estaba presente mientras consideraba que podía hacer algo para paliar el dolor o restituir la salud. Todo esto era hasta el momento que consideraba al enfermo desahuciado, entonces el médico lo dejaba al cuidado de sus familiares y él se ausentaba definitivamente por los motivos que anteriormente ya he explicado.

En consecuencia, como ya he referido, el *certificado del médico sobre la muerte*, no se produjo hasta principios del siglo XIX. Todo ello estaba estrechamente relacionado con los criterios científicos que en aquellos tiempos proporcionaba la medicina. A partir de aquellas épocas, la sociedad ha ido demandando al médico una serie de exigencias en las que se basa *legalmente la defunción*, hasta llegar a tener un valor testimonial absoluto. Sin embargo, eso no quiere decir que alguna vez, por las llamadas *Razones de Estado*, no se haya recurrido a la antigua costumbre que anteriormente he relatado.

La eutanasia. Ahora cambiando totalmente de asunto, vamos a analizar en qué consiste y qué es exactamente eso que se define por eutanasia. La sociedad moderna está plagada de derechos y libertades, pero también, buscando un justo equilibrio, de prohibiciones. Entre ellas se encuentran la pérdida de derechos sobre el propio organismo. Dicho de otro modo: *Propiciarse la muerte en cualquier situación es punible.* ¿Pero son acaso las leyes actuales, a las que debemos acogernos sin manifestar queja alguna? Otros casos, como pudieron ser el *aborto* en su día, se resolvieron en este país. No obstante, también me consta que está en vías de estudio el cambio de esta ley tan restrictiva, sobre un asunto que, en mi opinión, solo le debería corresponder a la persona interesada.

La eutanasia es una de las causas en continuo debate dentro de la bioética. Pero además no solo es ella, sino que entra de lleno en los distintos tipos de *creencias.* Pues en este caso, no solo afecta a la persona que se le vaya a administrar, sino a todo el personal sanitario que intervenga. Ya que dependiendo de donde se haga y como se vaya a realizar, el médico o cualquier otro sanitario, tendrá que participar en la consumación. Visto desde el punto de vista de los creyentes, estos anteponen a cualquier razón que se pudiera esgrimir, la prohibición que representa quitar una vida.

Pero todas estas cosas van más lejos. Parece ser que, los contrarios a la eutanasia, ignoran que en los tiempos que se promulgaron las supuestas leyes divinas, no existían los adelantos que ni de lejos pudieron imaginar. Esta situación quiere decir que, a un moribundo, se le puede torturar usando de forma artificial unos elementos que supuestamente sirven para salvar la vida. Vaya ironía que se presenta ante este tipo de situaciones, donde tanto los *profesionales* como los *familiares*, pierden de vista la finalidad de la medicina, que es curar o aliviar el dolor, pero nunca torturar, aunque esta acción pueda tener dos fines.

Uno, el deseo de investigación de algunos médicos saltándose de esta manera los más elementales principios que inspiran a la profesión. Y otro, el de satisfacer a unos dolidos familiares, buscando una esperanza inútil. La paradoja de todo esto es la conjunción de intereses entre esos médicos faltos de ética y la ignorancia de los familiares, sobre la evitable tortura que se está infligiendo al enfermo.

Abundando más en esta cuestión, la historia recoge, cómo a muchas personas, con un *determinado poder* o *una situación económica desahogada,* se les ha propiciado la despedida más cruel que puede ejercer la medicina. No me cabe ninguna duda que cualquier profesional implicado en este tipo de situaciones tendrá sus propios argumentos. Pero, lo que quizás no piensan quienes actúan así, es en el tormento que se les aplica a aquellos que consideran sus pacientes.

Como se podrá leer más adelante, la eutanasia tiene distintas clasificaciones, en las que no hay un acuerdo unánime. Ya que lo que se está buscando no es la *opinión técnica que pueda poseer el médico*. Pues aquí participan otros criterios, que antes ya he significado, como son: «*La propia ley y las creencias*». Estas últimas no incumben al único que le deberían concernir, al enfermo, sino que lo que acostumbra a prevalecer es el criterio particular de los médicos, teniendo los familiares o el interesado una difícil participación.

Entrando en la descripción de las distintas formas de propiciar la eutanasia, se resumen en las cinco que a continuación detallo:

Eutanasia directa: «Esta se establece cuando las acciones que se implementan al enfermo tienen como finalidad provocarle el cese de su actividad orgánica». En este tipo de acción caben dos supuestos. Activa, cuando se le ocasiona la muerte al enfermo por la administración de sustancias letales. Pasiva, cuando se procede por omisión, es decir, se desiste de un nuevo tratamiento o, en su caso, se suspende el uso de unos instrumentos que permiten mantener con vida al enfermo.

Eutanasia indirecta: «Cuando en ningún momento se tiene intención de alargar la vida, sino aliviarle el dolor». Esta situación se pone de relieve cuando se suministran distintas drogas, cuya finalidad no solo contribuye a atenuar su sufrimiento, sino que también ocasionan un rápido deterioro en el organismo del doliente.

Eutanasia voluntaria: «Esta modalidad es la más clara». Ya que, al enfermo consciente de su gravedad, le acompaña un estado mental equilibrado, ante esta situación exige que se le administren los medios para poner fin a su existencia. En este tipo de acción cabe el supuesto que sea *delegada*, cuando el enfermo ha perdido la consciencia, pero anteriormente manifestó su voluntad de que le fuera propiciada una muerte digna. Esta voluntad puede haber sido manifestada verbalmente o por *testamento vital*.

Eutanasia involuntaria: «En este caso el moribundo no está en posesión de las facultades psíquicas para requerir una solución rápida de su sufrimiento o para oponerse a esta acción». Son enfermos que, debido a varias causas, se les somete a un tratamiento para finalizar su vida, sin conocer en realidad cuál hubiera sido su opinión.

Eutanasia asistida: «También se conoce como suicidio con ayuda». Aquella en que es el propio enfermo quien pone fin a su vida de una manera activa. Si bien, para hacerlo, ha dispuesto de los medios o indicaciones, que un tercero le ha facilitado.

No creo necesario indicar que, en el caso que alguien participe en este tipo de acciones, aun teniendo en cuenta que en la actualidad está terminantemente prohibido por la ley, debe tener la seguridad que el enfermo se encuentra en fase terminal. Aunque también deseo insistir que se deberá enfrentar a las responsabilidades penales que por esta acción le correspondan.

Para acabar este apartado, solo me queda hacer una reflexión de otras muchas cosas que pudiera haber manifestado. Pero considerando que el asunto es lo suficientemente personal como para no ir dando opiniones o puntos de vista. Razón por la cual, me he limitado a las justas y necesarias, para abordar este espinoso asunto. Sin embargo, sí desearía indicar algo a los que se estén iniciando en sus estudios de medicina. Aunque este supuesto, en mi opinión, debería ser válido para todos los médicos en ejercicio.

Y es lo siguiente: «Soy consciente de que lo que voy a afirmar puede parecer un tanto atrevido». Pero estoy en la seguridad que, cuando se reflexione, se podrá entender mejor: «Quienes pretendan desarrollar su licenciatura en una de las profesiones más enaltecidas que puede haber (para mí, la primera)». Tendrá que replantearse todas sus *convicciones religiosas*. Pues el ejercicio de la medicina en ocasiones puede resultar controvertido, con determinadas creencias. No obstante, me consta que ha habido médicos, famosos por su labor, con fuertes convicciones religiosas. Lo que se ignora es si en realidad, en tanto ejercían su trabajo, cumplían escrupulosamente todos los preceptos que les exigía su creencia.

Ahora sí finalizo con la síntesis de una lectura que no hace mucho leí en un artículo en internet; como titular, una esposa atribulada manifestaba:

¡Le han hecho sufrir mucho! Después explicaba el tortuoso periplo al que había sido sometido su marido: El sistema ha sido muy cruel, nos mandaron a un centro religioso especializado en paliativos, allí los médicos se negaron a sedarle. Con 50 años, dolores insoportables e inmovilizado y decían que no sufría lo suficiente. Por eso cuando lo trasladaron a otro centro, fue para mí un alivio, al que quiero dar las gracias. Sin embargo, ahí tampoco fue fácil. Hasta que a él (obvio la fecha) le administraron una sedación terminal. Manuel (nombre figurado) quería que le evitaran un sufrimiento que no iba a cesar y que le acompañaría hasta el final.

El problema en la aplicación de esta terapia, manifestó Manuel, es que depende del criterio de los sanitarios. En su petición en internet lo expresa así:

«El actual protocolo no tiene en cuenta mi criterio, a pesar de que estoy en uso de mis facultades mentales. Se opta, en cambio, por parámetros ajenos a mí que deciden someterme a un ensaña-

miento terapéutico cruel. Todos los que pasamos por esta situación
sabemos que dependemos del grado de sensibilización del médico
que nos han asignado».

Este caso real explica el sufrimiento que se esconde detrás de las opiniones de los facultativos y también de la ley. Me he permitido acortar el artículo, así como soslayar el nombre y la fecha del desenlace. Ya que, si bien ha sido hecho público por internet, no he querido, por respeto a su persona, que quedara en este libro reflejado su nombre, aunque sí todo lo que he considerado destacable de sus manifestaciones.

Capítulo aparte de todo este estudio sobre la valoración de la muerte, es la situación que se crea con la donación de órganos, eso representa salvar muchas vidas. Es la mayor entrega que cualquier humano puede llegar a hacer. Representa que el fallecimiento de un ser querido, sirva para dar una esperanza de vida a otros seres, que si no fuera por la cesión de su propio cuerpo también morirían. Y en este caso, lo digo: «Porque afortunadamente esto representó una causa directa por la que ahora puedo estar escribiendo este ensayo».

Como colofón de este episodio, se puede decir que en la actualidad el estado español es un ejemplo mundial en *los trasplantes de órganos*. Aquí sobran todas mis palabras. Pues la medicina y sobre todo los *protocolos* que se han desarrollado para conseguir las donaciones han conseguido un éxito incuestionable, digno de imitación por los demás países del mundo.

Ahora sí, para finalizar con todas las cosas concernientes a la muerte, creo imprescindible mencionar lo que es y representa el: «*Testamento vital*». Este consiste en un documento llamado de *Voluntades Anticipadas*, conocido genéricamente con el título antes nombrado. En él se expresa la voluntad del firmante, sobre las atenciones médicas que desea o no desea recibir, en el caso de llegar a padecer una enfermedad irreversible o terminal, que haya provocado un estado que le impida expresarse por sí mismo.

Con este certificado se evitan muchos malentendidos o incluso poner a la familia en una difícil tesitura al tener que decidir algo, que por sí misma muchas veces se siente incapacitada, dejando la última palabra en manos de los médicos, los cuales actúan de acuerdo a sus convicciones. Sin embargo, lo que realmente echo en falta es que no se haga por parte de las altas instancias médicas el debido *proselitismo*, a fin de conseguir transmitir la necesidad del testamento vital. Mi experiencia personal me dice que, a pesar de haber pasado momentos difíciles de salud, donde se me hablaba de mi gravedad extrema, en ningún momento, ni por asomo siquiera, se me llegó a plantear. Creo que, sin lugar a dudas, esta es otra de las cuestiones en la que deberían actuar los *Colegios Médicos*, con la finalidad que lo promovieran en sus afiliados. Aunque pienso que simplemente es otra cosa más, que debería ser estudiada de la larga lista que en este estudio expongo.

Y ahora solo me queda hacer una posdata basada en la ciencia que estudia los átomos, para aquellos que, no siendo creyentes, puedan esperar una vida eterna. Si de acuerdo con lo que dice la física cuántica, el tiempo es una ilusión, si la realidad es una recreación de la conciencia. ¿Puede ciertamente desaparecer esa conciencia? Esa es la clásica pregunta que desde que el hombre tiene uso de razón se ha venido haciendo. Y de ese deseo, se ha valido para buscar las respuestas, en los distintos dioses que se han adorado en este mundo y que estoy en la seguridad que, en este o en otro, se les seguirá rindiendo pleitesía.

Capítulo 12

La medicina paliativa

La muerte. Quizás, quien no haya pasado nunca, por el trance de vivir de cerca, cómo a un ser muy querido, día a día, se le apaga la vida, le pueda costar mucho comprender la situación. En estas determinadas circunstancias es cuando el cerebro cavila y, al hacerlo, imagina lo peor. Sí, estoy hablando de un familiar muy próximo, que se halla desahuciado. No, no digo que el enfermo no sufra, porque sufre y mucho. Pero hay unos seres que están alrededor de él, que se pueden contar con los dedos de la mano y sobrarían dedos, que padecen un dolor emocional de tal calibre, que lo podríamos considerar superlativo.

Precisamente son esos que van mendigando a los médicos una mentira piadosa, que el profesional no les puede ofrecer. Son tiempos en que la tecnología ha abierto unas expectativas de vida muy superiores a las que se tenían no hace ahora ni veinte años. Todo ello ha hecho posible que muchas enfermedades que se podían considerar terminales, en la actualidad no lo sean. Pero, como es evidente, no por eso a todas las dolencias se les ha encontrado cura. Son momentos de negación para aquel que le acaban de informar, de un modo un tanto sorpresivo, que su ser más querido tiene sus días contados. Después de un primer momento de incredulidad, de buscar explicación a lo sucedido, decide consultar otras opiniones. Eso, en el mejor de los casos, pues a las familias humildes solo les va a quedar el derecho a la desesperación, pero sin ir mucho más allá.

Sea de una forma u otra, las expectativas que ofrece la *Sanidad Pública* iguala a los humanos. Aquí no sirve que sea uno pobre o rico, influyente o un ser como tantos otros, todos quedamos en igualdad. Si bien, tendría que apostillar que, en ciertas ocasiones, en la búsqueda de alargarle la vida, *por ser quien es*, se le puede llegar a atormentar de un modo, que al agonizante no se le deje morir en paz, hasta que finalmente todo su organismo claudique. Son esas situaciones, que el egoísmo humano está por encima de la empatía que les podría merecer el ser querido. No, no digo que el ensañamiento sea gratuito, solo que se niegan a perderlo de sus vidas. O también por algo peor, por un motivo social. Está en la mente de todos, esas personas que independientemente de lo que pudieron hacer en sus vidas, no se les permitió morir en paz, quizás como una réplica divina de lo que hicieron a lo largo de su existencia.

Hasta no hace tanto, estas situaciones resultaban un tanto embarazosas para todo el mundo. Por ello, si hay algún lugar en que la medicina mecanicista evidencia más su incapacidad, es en esta especialidad que se ha venido a llamar: «*Paliativa*». Posiblemente, se podría encontrar otro apelativo para explicar lo que se hace en ese tipo de unidades, que se ubican en determinados centros hospitalarios. Generalmente, no es que estén creadas exprofeso, sino que han sido adaptadas de unas instalaciones ya existentes, que habían quedado un tanto obsoletas. Quiero aquí recordar que la *tradición hipocrática* entra en contradicción con su juramento, como podremos leer más adelante, no recomendando, por tanto, el trato con enfermos incurables, de acuerdo como hemos podido apreciar en el episodio anterior.

Lo expresado en el párrafo previo, en cuanto a la disposición de los lugares donde se ejerce este tipo de especialidad, no es más que un ejemplo de la importancia que las autoridades médicas le dan a este problema. Pues por mucho que se pretenda justificar, que este tipo de atención esté muy cuidado, la realidad es que se encuentra muy distante de lo que se podría considerar óptimo. No obstante, es lógico que esto sea así, pues este es precisamente el problema endémico, de eso que vengo determinando como medicina mecanicista. Y por ello, se considera un dispendio poco menos que innecesario, dedicarle un presupuesto de un cierto valor, a una *metodología paliativa del dolor*. Pero, atención, me estoy refiriendo al *sufrimiento emocional*, que se debería aplicar a los enfermos sin posibilidad de continuación y a sus familiares. Dejando por tanto restringidos estos cuidados a los centros privados. Quien pueda decir lo contrario o desconoce la situación, o miente por intereses espurios.

Esa es en buena medida, lo que la interpretación de este tipo de medicina ocupa a los facultativos. Y no es porque presente muchas dificultades ni mucho menos, pues con los adelantos de hoy en día la mitigación del dolor es una cosa hecha. Pero está la otra parte que, por cierto, es muy importante, donde la medicina se pone de espaldas como ya he indicado en el párrafo anterior. Se trataría de que los profesionales que se dedicaran a ello, deberían poseer unos conocimientos propios de la *filosofía*. Sería más fácil decir de psicología, para que se me entendiera mejor. (Pero eso significaría contradecirme, de acuerdo como explico en: *Las dudosas ciencias de la psiquiatría y la psicología*. Capítulo 13).

Sí, no se trata de sacerdotes, ni nada por el estilo. Pues eso, quienes lo deseen, ya lo solicitarán. Siempre y teniendo en cuenta, que en este tipo de instalaciones es fácil encontrarlos pululando. El hecho de hablar de filosofía, podrá sorprenderte si eres un profesional de la sanidad. Pues esta especialidad tan cercana a la medicina, los médicos jamás quisieron asumirla y la abandonaron en favor de las enfermeras. Quizás se me entenderá mejor si menciono una terapia que tendrá una antigüedad de unos treinta años, como es: *«El acompañamiento al duelo»*. Después volveré sobre ello. Ahora y, siguiendo la importancia de esta cuestión, me hace recordar lo que explicaba en el episodio anterior, cuando hablaba de la muerte. Los médicos nunca han sido buenos amigos para relacionarse con ella. Ya que, en su profesión, lo que les han enseñado es a intentar sanar. Así que cuando entienden que no hay nada que hacer, parece que ellos estén fuera de lugar. No obstante, esta afirmación, se contradice con uno de los principios del *Juramento Hipocrático*, que entre otras cosas dice: *«Si no puedes curar, alivia, y si no puedes aliviar, consuela»*.

Mal se lo ponen hoy en día al médico eso de consolar. ¿Cómo puede hacer algo para lo que jamás se preparó? Sí, este es el principal motivo por lo que a mi parecer cedieron estas cuestiones a la enfermería y porque anteriormente manifestaban su clara incapacidad para ejercer esta especialidad. Si bien ahora compruebo, con un cierto escepticismo, que cuando he deseado debatirlo con algunas sanitarias, sus respuestas tampoco me han convencido.

Pero hagamos un poco de historia. Hasta no hace tantos años, este tipo de atención al enfermo terminal, la medicina no lo contemplaba. Ante esta ausencia de conocimiento, a los médicos les resultaba un verdadero engorro, en el que además tenían que relacionarse con los parientes, siempre presentes, dada la gravedad de la situación. Eso representaba que en el momento que estabilizaban al enfermo y, ante la dificultad que figuraba no poder hacerle ninguna nueva terapia, era dado de alta. Para que en los próximos días volviera a ingresar otra vez, en las *Urgencias* del centro hospitalario donde había estado acogido. La historia se repetía una vez y otra, creando un carrusel interminable y, a la vez, una gran desorientación en los familiares, que no encontraban ningún tipo de consuelo entre los distintos sanitarios.

Profesionales, que ni de lejos se planteaban qué hacer con el enfermo y, mucho menos, con sus parientes. A todo esto, había que sumarle la descoordinación de los propios centros donde eran atendidos, los cuales en ocasiones se veían en la necesidad de tener que dedicarles camas cuando acontecía una agudización de la gravedad. Negándoselas consecuentemente a otros que eventualmente, sí podían curar. Esto creaba un franco malestar entre los médicos y los familiares. Quienes a veces tenían que escuchar palabras, que mejor nunca hubieran sido pronunciadas por ciertos facultativos. Particularmente, los que tenían la responsabilidad de acomodación de los nuevos ingresos. La situación, observada desde la distancia que ahora dan los años, era lógica, ya que no había ninguna pauta que seguir, ni para unos ni para los otros.

Hasta que finalmente llegó el primer lugar donde se tuvo constancia que se debía hacer algo con respecto a los enfermos clasificados sin solución médica. Fue en *Gran Bretaña*, allí se entendió y se aceptó, lo que era el: «*Enfermo Terminal*» y lo que se debía hacer con él. Para ello se creó la primera *Sociedad de Medicina Paliativa* de *Inglaterra* e *Irlanda,* corría el año 1.985. Más tarde, y como consecuencia, el *Reino Unido* se convirtió en el primer país que reconoció *la Medicina Paliativa como especialidad.* Esta aceptación de *estatus*, fue más importante de lo que parece, pues hasta entonces un enfermo de estas características se encontraba en una situación, que bien podríamos definirla como *lugar de nadie.* El asunto no es baladí y solo lo podrán entender aquellos que por motivos personales hayan vivido esta penosa situación.

Con el reconocimiento de la medicina paliativa, se estaba aceptando oficialmente que había enfermos incurables. Situación que abrió otra controversia y no pequeña, por cierto: «El derecho del enfermo a saber la verdad». Pronto se iniciaron conversaciones entre las *autoridades m*édicas dedicadas a estos menesteres. Donde finalmente la bioética indicó, que de ninguna manera se le puede ocultar al doliente su verdadera situación. Sin embargo, en este contexto hay otros impedimentos, por un lado, la familia, quienes en ocasiones piensan que el enfermo no podrá resistir la noticia y lo que le causará será una pena tan grande que acrecentará aún más su dolor. También y entre tanto, coincidirá una interpretación de algunos facultativos (pocos, por cierto) con una *preparación humanista*, los cuales entienden que el conocimiento de la gravedad del enfermo, lo que le va a provocar es acelerar su propia *sentencia*. (Cuestión que ya planteaba en: *Diagnostico o Sentencia*. Capítulo 7, en mi opinión, allí se ofrece la que considero mejor solución).

De cualquier forma, todas estas dudas se resolverían si dentro de las visitas normalizadas de los médicos, se incluyera de forma obligatoria la firma de un documento, que como exponía en el capítulo anterior, se trataba del *Testamento Vital*. De este modo se actuaría con certeza evitando la interpretación de terceros, ante una situación de esta importancia. Parece lógico comprender que, cuando el pensamiento de la muerte está lejano, parezca un tanto extemporáneo hablar de estas cosas. Pero de la misma manera que se extienden *Testamentos* legando los bienes, se podría entender necesario hacerlo así. Solo sería preciso que las *Colegios Médicos* abandonaran de una vez para siempre, la mentalidad mecanicista que guía todos sus actos. (Pido disculpas por volver a insistir en ello).

Podrá parecer en estas circunstancias que el enfermo es el único protagonista activo. Pero, en realidad, no se puede olvidar que la familia también requiere atención. Vamos pues a abordar el tema que teníamos hasta ahora un tanto olvidado. Cuando hablábamos del enfermo, se ha de entender lo que significa que se halle en fase terminal. Todos al nacer sabemos que un día tendremos que morir. Pero lo más curioso es que son muy pocos los que en estos tiempos piensan en ese día.

En nuestra cultura nos hemos acostumbrado a negar la muerte (como ya indicaba en el capítulo anterior). Pero se ha de reconocer que en la actualidad eso es cada vez más evidente. Lejos quedan aquellos tiempos, que las gentes fueran humildes o no, estaban afiliadas a una compañía de seguros, donde se incluía un nicho de propiedad y el enterramiento. Recuerdo mi infancia, cuando uno de los domingos de cada mes, se personaba un señor, bajo el nombre de una determinada compañía de seguros, que para abreviar saludaba con: «*Soy el cobrador de los muertos*». Exclamación que, si la trasladamos a hoy en día puede resultar jocosa, pero entonces era una realidad muy seria.

Sí, es cierto, a nadie le cabe la menor duda que morir, hemos de morir todos. Pero la realidad es que son poquísimos los que pueden llegar a pensar qué clase de muerte les espera. Claro, si pudiéramos elegir a todos nos gustaría que fuese en un plácido sueño, después de haber tenido una larga vida, donde hayamos colmado todas nuestras aspiraciones, sobre todo las relativas a la familia. Eso sería lo ideal. Pero esa es una de las muertes que se dan menos veces. De este modo, cuando somos jóvenes no valoramos en absoluto esta circunstancia, porque queda muy lejana, esa es la principal razón que nuestros comportamientos sean imprudentes. Y no solo eso, sino que, al parecer, ignoramos que todo el maltrato que le damos al organismo, tiene memoria y que, en los futuros años, pretenderá ajustar las cuentas.

Sea por una cosa u otra, las salas de los hospitales están llenas. Paradójicamente, en esos lugares los médicos nunca sufren la crisis por falta de enfermos. Unos entran otros salen y, algunos de los que salieron, en corto tiempo o más tarde, vuelven a entrar. Poco a poco el enfermo descubre lo que quiere decir *Crónico*. Ese es el momento que los médicos los llenan de prohibiciones, en cuanto a tabaco, bebida, comida y, también, cualquier otro tipo de cosas que el enfermo pudiera disfrutar. Ahí se puede decir que empieza el verdadero viacrucis para el doliente. Sí, y digo empieza, pues el final posiblemente aun lo tenga lejos, aunque no tan lejano para una persona que pudiera no estar viviendo esta situación. ¿Por qué lo digo? Pues porque el paso del tiempo, en los momentos de dolor, se hace más largo.

Ahí se empieza a plantear la situación. Una vez aceptada la verdadera gravedad de la enfermedad por parte de la familia, es cuando hay que decidir cuál es el mejor lugar para el enfermo. En esta decisión raramente prevalecen los deseos del protagonista. Pues lo que se impone son las necesidades logísticas, propias de la dificultad de la enfermedad y la disposición que puedan tener sus cuidadores. Antaño, cuando no existían unidades de cuidados paliativos propiamente dichas, no había lugar a dudas, no se tenía más remedio que bascular entre cortas estancias en el hospital y salidas para el domicilio. Hasta que se volvía otra vez a tener que ingresarlo (como anteriormente ya he referido).

Actualmente los enfermos que padecen esta situación, y se encuentran ingresados, aunque estén rodeados de la familia más querida, se hallan muy solos. Es más, me voy a atrever a decir algo que, pocas personas que se hallan en la situación indicada, lo reconocerían: «Hay momentos que se desea no tener a nadie alrededor». No, no es un sentimiento egoísta, sino todo lo contrario, quienes están así por momentos sufren más por los que aman, que por ellos mismos. Son esas cosas que no se descubrirían jamás, si jamás se llega a estar en esa tesitura tan crucial, donde se le empieza a perder el miedo a la muerte.

Los que están ingresados en este escenario (sí, eso que representa estar atendido en una sala de terminales) Paulatinamente se van conformando con menos cosas para ser felices. Quizás, que hoy no le haya dolido en todo el día, o que no haya tenido necesidad de pedir más medicación para atenuarle el dolor. También cualquier noticia, por pequeña que pueda ser, referente a algo que ya le queda muy lejano. Realmente, se podría decir que están viviendo en otra dimensión. Sí, lo sé, claro que no todo el mundo interpreta su enfermedad de la misma manera. Pero me puedo aventurar a expresar, que sea como sea lo que explique, queda muy lejos de la percepción de las personas que le rodean. Puedo decir más, los que crean que lo conocen, porque llevan toda una vida a su lado, ya no sabrán descubrir sus pensamientos, porque ahora ha encontrado otra comprensión distinta de las cosas.

Lo peor de todo esto es que deja de ser percibido, por toda esa gente que le ama y que está llorando por él. Generalmente, es muy difícil que se piense en lo que puede sentir el enfermo, más bien es la pena que arrastra cada uno de los parientes, lo que no les permite preguntarse: «Qué puede sentir una persona, que sabe que le queda muy poco tiempo». Y que conste, que cabe la posibilidad que nadie se lo haya dicho. Pues, aunque muestre ignorancia de su situación, *su inconsciente lo sabe* y, a poco que se le observe, se descubrirá que lo que estoy afirmando es cierto.

Por eso no dudo que, el conocimiento del sentir del enfermo, le debería venir muy bien al médico. Y no para compartir su dolor, pues eso representaría dejar de ser profesional, sino más bien, para entender cuál debe ser su actitud con él y con su entorno. Aunque precisamente estas cuestiones, como en otra parte del estudio ya indico, serían una cuestión más propia de los jefes de equipo.

Sí, el conocimiento del estado anímico del enfermo, influye poderosamente en su movilidad, siendo su dinamización integral, una parte destacada del ejercicio de la medicina paliativa. Precisamente, son los familiares que de una forma equivocada provocan la inmovilidad del que se encuentra postrado sin capacidad de ánimo. Es en esos momentos, que el clínico deberá intervenir para animarle, a que se levante y sobre todo a que camine. Actuación que posteriormente la tendrá que compartir con los parientes, quienes, en el ánimo de protegerle, lo que están haciendo es agudizar aún más su quebranto físico.

Al igual que los centros hospitalarios normales, se piensa que el mejor lugar en que puede estar una persona aquejada de una enfermedad incurable, es en su casa. Eso motiva que por poco que se pueda, una vez restituida una cierta movilidad, y con un estado de ánimo mejorado, los enfermos pueden deambular por su domicilio o incluso, si es posible, volver a hacer una vida que, aunque muy controlada, seguro que les ayudará a relativizar su sufrimiento. Para todo ello, indudablemente se precisará la complicidad de la familia que convive con él.

Y deseo insistir en lo que he comentado, al inicio del capítulo. Sí, de terapias que los médicos deben practicar. Una de las dos cuestiones principales en esta especialidad, es ante todo evitar el sufrimiento. Pero atención, siempre que se habla de padecimiento del está postrado en un lecho y particularmente en estas circunstancias, se puede entender que es dolor físico, y lo es. Si bien, el clínico deberá estar alerta al otro tipo de dolor, que es el emocional. Dolor que solo él es el más indicado para conseguir mitigarlo. Dada la autoridad que, en estas circunstancias, adquiere el facultativo ante el enfermo. Lejos nos quedan aquellas épocas, en que las gentes con una profunda cultura religiosa, aceptaban que su enfermedad había sido la voluntad de dios y eso les daba suficiente entereza para soportar el dolor. Hoy las cuestiones son sociales y más complejas que entonces.

Vamos pues a hacer un análisis más profundo y concreto, de en qué consisten las terapias paliativas. Este tipo de especialidad, solo debería tener una finalidad, proporcionar bienestar y apoyo a los enfermos y también a sus familiares (de acuerdo como hasta ahora he expuesto). Sin embargo, en ocasiones, hay que observar una gran desconsideración. Ya que en el momento que el enfermo entra en una determinada gravedad, es separado de sus seres queridos. En estos individuales casos, no tiene valor la expresión: «*El enfermo precisa tranquilidad*». Pues dada su particular situación, lo que necesita es cariño y, ante la posibilidad de que haya perdido la consciencia, habrá que tener en cuenta las necesidades de los familiares.

Otra cuestión importante a observar, es que este tipo de tratamientos, no buscan de ninguna manera detener el proceso, ni tampoco acelerarlo, en un final que se presume como cierto y próximo. Lo contrario pudiera representar una falta muy grave, que afectaría directamente a la bioética. Estas situaciones, que quiero pensar que son acciones muy aisladas, se crean cuando algún médico con una determinada autoridad, pretende hacer pruebas bajo hipótesis y conjeturas que en absoluto son seguras. Ahí es el momento que el profesional adquiere la capacidad de *hechicero*, para convencer a la familia que se avenga a aceptar el tratamiento que él propone, naturalmente con un menosprecio total de quien está agonizando.

Ese es uno de los motivos principales por los que creo, que, el médico, tiene que adquirir esta doble personalidad. Identidad que debe bascular, entre lo que es un facultativo especializado en tratamientos paliativos y lo que sería un filósofo. ¿Pero qué es lo que pretendo decir? Pues, que además de médico, tiene que tener esta última característica. Estoy en la convicción que, dentro de sí, muchos profesionales dedicados a la sanidad, albergan el carácter de un filósofo. Eso es precisamente, lo que precisan las personas que se encuentran en esa delicada situación. En los momentos que se pierde toda la seguridad, es cuando se aferran a una voz que consideran la más autorizada. Ahí, en esta realidad, no caben dos personas distintas. Pues cualquier contradicción, por pequeña que pueda ser, afectará, de un modo desproporcionado, a quien se halla aquejado de un mal al que no se sabe hacer frente.

Lejos de este tipo de filosofía humanista, quedan los sentimientos religiosos y, mucho menos, los de piedad. Los clínicos que ejerzan este tipo de trabajo, deben poseer al respecto, una determinada preparación. Si bien, no todos los médicos son adecuados para ello. Razón por la cual, a los que no les sea posible desarrollar de *forma natural este tipo de actitudes*, deberán dedicarse a otros menesteres, que no estén en relación directa con estos enfermos. Si bien tendría que decir, no deberían relacionarse con ningún enfermo, pero hasta hoy la medicina permite el ejercicio a individuos carentes de empatía.

Una vez hecha esta aclaración, y retomando el asunto donde se ha quedado, solo deben dejarse llevar por su propia intuición. Naturalmente, no sin antes haber sondeado las creencias y formas de entender la vida, con la familia y allegados. Se puede dar el caso, y de sí se da con frecuencia, que la opinión clerical, de un determinado tipo de familiar muy cercano, esté absolutamente enfrentada, al pensamiento de la persona a la que se le tiene que prestar la principal atención.

No, no es fácil y, sobre todo no es fácil hacerlo bien. Las cosas pueden parecer muy lógicas cuando se desarrollan dentro de un determinado ambiente. Aquí, como en tantos lugares de la sociedad, se hace evidente lo importante que es lo *políticamente correcto*. Particularmente, si de *familia adinerada* se trata. En estas situaciones, aunque el enfermo se halle en la *medicina pública* (solo por la razón que aquí hay tratamientos que en otros lugares no se pueden ofrecer con las mismas garantías) casi con toda seguridad, se habrán ocupado para trasladarle a unas instalaciones particularizadas.

En las unidades de medicina paliativa privada, las instalaciones son acogedoras, propias de un hotel de cinco estrellas. El trato con la familia es exquisito y con el enfermo se harán las cosas que, por requerimiento, la familia desee. Aquí pierden esa palabra que dentro del estudio he intentado evitar por todos los medios, de ninguna manera son *pacientes*, aunque precisamente podría ser aceptable en este caso el apelativo, pero no, son clientes. Aunque el centro esté pensado más para los visitantes, que para el propio enfermo.

No quisiera acabar este capítulo sin recordar el muro de silencio que muchas veces encierra al enfermo. No es posible ejercer la medicina paliativa sin un gran grado de honradez y profesionalidad. En mi opinión, el médico que se dedica a estos quehaceres, y los resuelve con éxito, es digno de admiración.

Pues, aunque su finalidad no es salvar la vida, sí hace que esta sea en los últimos días del doliente lo más agradable y digna posible. Será por eso que aparte de médico, tiene que ser un humanista con un corazón muy grande. Y que para ello es imprescindible que ame la filosofía.

Capítulo 13

Las dudosas ciencias de la psiquiatría y la psicología

Desde la aparición del *Homo sapiens* considerar la cordura es apreciar una delgada línea entre lo que es razonable y lo que no es. Para que se me entienda mejor, solo se tiene que observar a nuestro alrededor para comprender que los primeros tiempos, no han cambiado mucho de los actuales. Quiero decir: «*Que los humanos continuamos comportándonos como verdaderos animales, donde solo nos dirigen los instintos*». ¿O es que acaso las guerras, la autodestrucción, los celos patológicos, los llamados delitos de género, ser espectadores y discutir por los espectáculos que ahora llamamos deportes, no son una forma de expresión más propia de seres que no están en sus cabales?

Estoy seguro que habrá quien podrá encontrar una motivación lógica, para cualquiera de las cosas que como ejemplo he nombrado. Pero quien lo justifique de cualquier manera, será porque él mismo se halla inmerso en alguna de esas determinadas cuestiones, de las que por lo que parece ninguno nos podemos sustraer.

Llegados a este punto, hemos de aceptar que los humanos estamos sumidos en nuestra propia evolución, contrariamente a la creencia de que hemos alcanzado plenamente la racionalización. Evaluación que no quiere decir que la cuestión, por ahora utópica, si la consiguiéramos, fuéramos más felices. Pues estoy en la seguridad que, si un día sucediera, desaparecerían de nosotros las *emociones*. Y es muy probable, que en esos momentos estaríamos *dirigidos por algoritmos*, más propio de las máquinas que de animales, que es en el fondo de la cuestión lo que en realidad somos.

¿O quizás ese sentimiento tan ensalzado en todas las culturas supuestamente civilizadas, como es el amor, no contiene en sí una gran dosis de locura? Sí, lo puedo aceptar, locura transitoria y bienvenida sea. Pero no por ello nos podemos apartar de sensaciones que son más propias de gentes que podrían ser diagnosticadas de sufrir una *esquizofrenia*. ¿Acaso al ser enamorado no le parece que su persona amada tiene atributos, que solo él en esos momentos percibe? Y solo será en esos momentos, porque luego, una vez pasado el tiempo, pondrá en una justa medida su apreciación.

Podría seleccionar miles de ejemplos que me darían la razón. Pero hay uno que es definitivo y que, dado que estoy hablando de algo muy sensible, puede ofender a algún lector, espero y deseo que no seas tú. Se trata de las *creencias* o de la *necesidad*, no tan solo de creer en un *ser superior*, que está por encima de nosotros, en el bien y en el mal. Mejor, es él quien dicta lo que está bien y lo que no lo está. La pregunta que me hago y que refuerza toda esta exposición es: «¿Cómo hemos llegado al siglo XXI creyendo en historias que sucedieron en el momento que empezaron a cuantificarse los siglos o, incluso, algunos milenios antes?» ¿Por qué no nos extrañamos, cuando observamos a alguien arrodillado ante una estatua policromada, invadido por la emoción y hablándole como si aquella madera le estuviera entendiendo?

En cualquier otro caso, si no fuera porque las supersticiones son inherentes al ser humano, sería recomendable que fuera ingresado en un centro psiquiátrico. Pues, de otra manera, desde un punto racional no se puede encontrar ninguna explicación. Salvo que, en estos momentos, donde nos vanagloriamos de tantos inventos, estemos haciendo caso omiso a la propia evolución del *Homo sapiens* y estemos aceptando que somos fruto de un diseño inteligente. Lo que representaría negar algo tan evidente y demostrado, como son todas las excavaciones realizadas por la *antropología*, testigo de privilegio de nuestra propia evolución.

Pero como decía al principio de este capítulo, no nos guiamos por razonamientos. Sin embargo, la particularidad que tiene nuestra especie es que somos *capaces de imaginar* y esta es la gran contradicción que nos hace seres distintos a todos los demás. Lo que por una parte nos otorga una ventaja, que es que nos da una capacidad para inventar cosas. Pero a la vez esta ventaja se vuelve en nuestra contra, pues hace que creamos en algo que solo es producto de nuestra propia imaginación. Y si a esto le añadimos que somos por naturaleza *seres miméticos*, donde todas nuestras convicciones las basamos en nuestros *propios miedos,* la cuestión está servida.

Cualquiera podría pensar que le he dado un giro al estudio y me estoy apartando del asunto en el que he anunciado me debo ocupar, como es: «*El comportamiento de los médicos*». Pero no temas, estoy en ello, solo que, todo lo que he narrado hasta ahora, ha sido la entrada que me da la base para profundizar en los detalles de *los particulares aspectos de la mente*, aunque, eso sí, entendidos desde la medicina. (Para una mejor comprensión de lo expuesto hasta aquí, recomiendo la lectura de mi último libro, pues en él se detallan particularmente todas estas perspectivas: ***Interpretación del éxito***.

Antes de nada, vamos a hacer un viaje por la historia. Y ahí apreciaremos, cómo se entendían en la antigüedad ciertas anomalías del cerebro. De este particular, hay que destacar que cada época tuvo su propia forma de interpretación de las *enfermedades mentales*, incluso esta. (Creo preciso recordar, que todos los lugares que describo en los capítulos dedicados a la historia de la medicina en general, ya concretan su situación en el mapa).

Comenzaremos por la civilización más antigua de la que se tienen referencias: *Mesopotamia*, allí 4.000 (a. C.) como ya mencionaba, esta cultura era *mágico-animista* y poseía una concepción de la enfermedad, como de un castigo divino, del que eran portadores los más de 6.000 demonios. La enfermedad se denominaba *sh*êrtu, vocablo que coincidía con la palabra pecado. Con esto los sacerdotes del dios *Assipu*, se ocupaban de las enfermedades mentales.

Dando otro salto en el tiempo, observamos el *Antiguo Egipto*, este fue el comienzo del planteamiento de la medicina que se podría considerar muy elaborado, para la época que transcurría. Se trataba a la enfermedad mental, como un *trastorno del comportamiento*, por lo que se establecían atenciones estimulantes, como eran actividades recreativas. Una de las cosas a destacar es que se afirmó, por primera vez, que el cerebro era el soporte de la mente.

Haciendo un paréntesis de nuestra cultura. Paramos en la de los *aztecas*. Ahí se observaba a la locura llamada *Tlazoltéotl*, quien representaba a la Madre Tierra, diosa de la fecundidad. Pero además era la deidad de la enfermedad y, particularmente, de todos los males mentales. Según se puede apreciar en grabados, la diosa se adueñaba de los hombres provocándoles convulsiones que les ocasionaban la demencia.

Con la civilización de la *Antigua Grecia* se asentó definitivamente la medicina. No obstante, se ha de ser justo, pues esta recibió mucha información de la *egipcia*, (como ya comentaba en los capítulos dedicados a la historia).

163

Si bien, hay que observar una contrariedad de la que se puede presumir un desacierto, pues los griegos de aquellos tiempos pensaban que el cerebro se asentaba en el corazón. Algunos errores egipcios persistieron con los griegos, al clasificar varias enfermedades mentales, particularmente es de destacar a la *epilepsia*, como una enfermedad propia de la locura. Si bien, lo que verdaderamente escandaliza, es que este error se mantuvo hasta mucho tiempo después de la llamada época de la *Ilustración*, cuando se empezó a reconocer que era una *enfermedad neurológica*.

Volviendo a hacer un paréntesis, se han de valorar aquellos tiempos, donde se expresaba el *psicodrama* y la *sugestión*, mediante el *Teatro de la Tragedia Griega*, con ello se conseguían catarsis que liberaban las culpas. Todo ello se puso de actualidad con los tratamientos entre el *psicoterapeuta* y el enfermo afectado de melancolía. De todas estas nomenclaturas que han llegado hasta nuestros días, se encuentran terminologías, como: *síndrome de Ulises, complejo de Edipo, complejo de Electra* y tantos otros, que fueron en homenaje a los antiguos dramaturgos que proyectaron con sus obras una serie de arquetipos, para explicar: «*Lo que les sucedía a los protagonistas de sus historias*». La cuestión importante a tener en cuenta, es que, a pesar de los muchos siglos transcurridos, en la actualidad persisten los mismos móviles.

Para finalizar lo que se puede considerar historia antigua, nos queda la *Roma del Imperio*. De allí, se heredan todos los conocimientos que en forma de cascada les son legados por sus antecesores. Como ya señalé fue muy poco lo que aportaron. Si bien, hay que considerar que el médico de todas las épocas, *Galeno*, restableció el lugar donde se apoyaba el pensamiento, restituyendo con eso la razón a los *Antiguos Egipcios*. Digno también de mención, es la clasificación que hizo de las enfermedades mentales, que las consideró: *febriles, delirios* o *no febriles, locura*.

Ahora, en este supuesto viaje en el tiempo, llegamos a la *Edad Media*. Como explicaba en los capítulos dedicados a la historia, el mundo cayó en un profundo vacío. Y con ello, nos volvemos a encontrar con el *Diablo* como motivo principal de las enfermedades mentales. La epilepsia vuelve a ser interpretada como una posesión demoníaca, donde los que la intentaban curar, han llegado hasta nuestros días, con el nombre de *exorcistas*. Poco más me queda hablar de esta desgraciada época, que no haya desarrollado en los capítulos de la historia que trataban al respecto, anteriormente.

El Renacimiento se puede considerar como el reinicio de la medicina. Aunque continuaron prevaleciendo todas las cuestiones de la época anterior y el Diablo siguió estando presente en las enfermedades de los, entonces, considerados locos. De toda esta situación, cabe destacar a *Paracelso*, el cual es el autor del tratado: *Las enfermedades que privan la razón*. Ahí, por primera vez, se apunta que las enfermedades mentales no son culpa de castigos divinos, sino que pertenecen a procesos propios del cerebro. Con ello, planteó una clasificación en tres grupos: *Baile de San Vito, Manía* y *Locura Verdadera*. Este último lo dividió en cinco apartados: *Lunáticos, Insanos, Vesánicos, Melancólicos* y *Obsesos*.

Creo preciso hacer una breve reseña del origen del llamado *Baile de San Vito*, el nombre, fue debido a la devoción que se tenía a este santo en la *Edad Media*. Y el terrible suplicio que se le infligió a un niño de siete años en Italia, por padecer convulsiones como consecuencia de la *epilepsia* que sufría. Las otras definiciones se relacionan con los distintos motivos de suicidio: *Maníaco*, producido por causas delirantes; *Insano*, producido por una vida disoluta; *Vesánico*, producido por actitudes coléricas; *Melancólico*, producido por estados depresivos y *Obseso*, producido por la idea prefijada de la muerte.

Como es obvio, la influencia de la religión empieza a replantearse en cuestiones referentes a las enfermedades. Sin embargo, no ocurre lo mismo en el ámbito de lo que entonces se consideraba locura. Prueba de ello es el: *Malleus Maleficarum* (del latín: *Martillo de las brujas*). En este tratado se comprende la enfermedad mental, como una manera de brujería o posesión demoníaca. Donde solo cabía un tratamiento, la tortura y la hoguera, con el fin de liberar el alma del enfermo. De todo esto, se puede recordar lo que ya exponía en el capítulo: *La medicina a través de la historia*, los principios más primitivos del hombre y lo que se hacía para erradicar la enfermedad. En mi opinión, es un fiel exponente del terrible atraso que sufrió toda Europa en la *Edad Media*, alcanzando incluso al *Renacimiento*, como consecuencia de la *doctrina cristiana*.

Otro hito importante lo significó: *Erasmo de Róterdam*, publicando un ensayo cuyo título fue: *Elogio de la locura*. Este escrito realizado en forma de sátira, ridiculizaba las supersticiones, así como las prácticas piadosas de la *Iglesia Católica*. Allí incluía según él a todos los pedantes, a los que acusaba de prácticas hipócritas. El texto, más que un estudio sobre la psiquis, era una crítica religiosa a la Iglesia. Este libro tuvo una gran influencia durante todo el *Renacimiento*, valiendo como referencia para la comprensión de las enfermedades mentales.

Cierro la época del *Renacimiento* y sus relaciones psíquicas, con dos grandes de la literatura mundial, *William Shakespeare* y *Miguel de Cervantes*. Estos dos dramaturgos considerados por muchos los mejores de todos los tiempos. Dentro de sus obras crearon los arquetipos de los distintos comportamientos humanos. Creo preciso recordar a: *Hamlet* y su complejo de *Edipo*, *Otelo* y sus celos patológicos, el *Rey Lear* y sus conflictos personales. Todos ellos junto con la obra cumbre: *Don Quijote de la Mancha*, donde se configuraba a un loco idealista, junto con su fiel escudero, un hombre sencillo y eminentemente práctico, le dieron a la psiquiatría, al igual que sucedió con la *Tragedia Griega*, unos buenos motivos para emular.

Corría el siglo XVII cuando comenzó la denominada época de la *Ilustración*. Particularmente se inició en dos países, *Inglaterra* y *Francia* finalizando con la *Revolución francesa*. En aquellos tiempos, fue cuando se empezaron a plantear los primeros escarceos sobre cuál era la función del cerebro. Se podría decir que se estaba en los principios de la *neurología* como ciencia. Fue *Thomas Willis* (1.621 al 1.675) quien participó, a la sociedad de aquel momento, los conocimientos que había adquirido en sus *investigaciones neuroanatómicas*, publicando el ensayo con el nombre: *Cerebri anatome*, en él describió varias estructuras que se hallan en el cerebro. A esta celebridad, hay que añadir a *René Descartes*, quien (en 1.649) publicó: *Traité des passions de l'âme*, en él se refiere a la *glándula pineal*, como el lugar donde se hallaba el alma. Cierto que esta aportación no tuvo ningún efecto práctico, pero sí distinguía una parte concreta del cerebro.

En este contexto aparece un médico y químico alemán, *Georg Ernst Stahl* (1.659 al 1.734) primeramente, se destacó por su aportación a la *Teoría de la Combustión*, basada en una sustancia que definió como *flogisto*, que años más tarde resultó desechada. Pero lo importante para lo que nos ocupa, fue el tiempo que le dedicó al estudio de las enfermedades mentales. Por lo que se le puede considerar uno de los abanderados del movimiento médico, que entró de lleno en el análisis de los trastornos mentales. Fue precisamente, a partir de estas inquietudes, cuando empezaron a surgir los primeros terapeutas.

Finalmente, de este período sobresale la figura del médico francés *Philippe Pinel* (1.745 al 1.826). Quien, colaborando desde el ámbito profesional con la *Revolución Francesa*, escribió: *Nosographie Philosophique ou Méthôde de l'analyse appliquée à la médecine*. Con este estudio se afianzó su reconocimiento, como uno de los primeros médicos que bien pudieron ser conocidos, por una nueva especialidad, que se ocupaba solamente de los trastornos mentales, la psiquiatría.

Entramos en el siglo XIX. Ahí empiezan a crecer los desencuentros de todos los herederos de los conocimientos que habían intentado implantarse. Todo ocurre por motivos absolutamente concretos, ya que los saberes promovidos hasta entonces comportaban una gran carga de subjetividad, demostrando con ello su endeblez. Consecuentemente, motivó la aparición de varias y dispares escuelas.

Destacaron por su influencia el suizo, *Johann Caspar Lavater* (1.714 al 1.801) filósofo y teólogo protestante, el cual en 1.772 publicó: *L'art de connaître les hommes par physionomie*; más tarde en 1.774: *Fragments psychologiques*. Dos obras básicas que le valieron, hasta bien entrado el siglo XIX, la creencia que a las personas se les podía *identificar su comportamiento, analizando su fisionomía*. A este, digámosle método de análisis, se le añadió el anatomista y fisiólogo alemán *Franz Joseph Gall* (1.758 al 1.828) convencido que las funciones mentales se hallaban en determinadas áreas del cerebro, basó todo su conocimiento en una nueva metodología, que vino a llamar *frenología*.

He dejado para el final, al médico alemán *Franz Anton Mesmer* (1.734 al 1.815) su trabajo terapéutico consistía en el poder de la sugestión y de la hipnosis, creando entre sus seguidores una corriente que se conoció como: «Mesmerismo». Este descubrimiento llegó a confundirlo con un supuesto magnetismo animal. Situación que provocó que se alejara cada vez más de su verdadero descubrimiento. Lo que tuvo consecuencias, ya que se le juzgó de visionario y mentiroso.

Sin embargo, dentro de este panorama en gran parte basado en las invenciones recurrentes y la teatralidad, se destacó un gran médico español, especializado en histología y anatomía patológica, Santiago Ramón y Cajal (1.852 al 1.934). Sus investigaciones sobre las estructuras del sistema nervioso, le llevaron a descubrir que el funcionamiento del cerebro basaba su actividad en las neuronas, esta grandísima aportación hizo que, en 1.906, le concedieran el Premio Nobel de Medicina.

Con este avance hubo otros médicos que estudiaron el cerebro desde un punto de vista objetivo, lejos de los supuestos que se habían dado hasta el momento. De ellos hay que nombrar a Karl Wernicke (1.848 al 1.905) neurólogo alemán. Su aportación consistió en el descubrimiento de la afasia, hallazgo que radicó en saber que las alteraciones de comportamiento y la comprensión de las cosas, son causadas por trastornos neuronales. Fue por aquellos tiempos cuando una determinada cantidad de clínicos, empezaron a plantearse que las alteraciones cerebrales, bien pudieran influir en el comportamiento de las personas.

Por el contrario, el neurólogo francés Jean Martin Charcot (1.825 al 1.893) titular de la catedra de Anatomía patológica, fue aceptado como el pionero, en el uso de la *hipnosis*, para el tratamiento de las entonces abundantes *histerias femeninas*. No obstante, a este médico se le atribuye también el ejercicio por el que fue conocido: *«El efecto Charcot»*. Paradójicamente en la actualidad, y sin tener mucha conciencia de ello, psiquiatras y psicólogos lo usan de múltiples maneras con una total impunidad.

Más adelante volveremos sobre este asunto. Pues en la comprensión de este fenómeno, se encuentra, a mi juicio, la *Espada de Damocles* de una pretendida ciencia que tratan de hacernos creer que posee soluciones. Pero antes, vamos a continuar con la historia de la medicina frente a los trastornos mentales.

Con el siglo XX, aparece una nueva manera de aliviar las alteraciones psíquicas, se trata de unas píldoras capaces de aminorar los estados mentales supuestamente negativos. Será a partir de entonces, donde no cesarán de surgir nuevas ofertas promovidas por los *laboratorios farmacológicos* y, con ello, el interés malsano de la sociedad capitalista. Toda esta situación comportará la aparición de nuevas enfermedades, síndromes o trastornos, como les gusta ahora decir a los clínicos. (Asunto que se desarrolla más explícitamente en: *Los medicamentos*. Capítulo 19).

En este siglo también tuvo lugar la aparición de un médico austríaco especializado en neurología *Sigmund Freud* (1.856 al 1.939). Curiosamente fue discípulo de Charcot, quizás por eso en sus comienzos usó la hipnosis para tratar las histerias tan abundantes (como antes ya he referido). Siguiendo la corriente iniciada anteriormente, empieza a desarrollar una psicoterapia a la cual llamaría *Psicoanálisis*, con ella pretendía comprender lo que pensaban las gentes que acudían a su consulta. Con esta acción resaltó un conocimiento, que transformaría para siempre los saberes de la psiquiatría y la psicología, se trata de la existencia del *inconsciente*. (Como se recordará ya hago mención en: *El conocimiento inconsciente*. Capítulo 4).

Hubo otros muchos profesionales que aportaron su granito de arena. Destaco al filósofo y teólogo, el alemán Karl *Jaspers* (1.883 al 1.969). Quien estuvo tratando a personas con supuestos problemas psíquicos, eso sí, siempre entendidos desde su *doctrina existencialista*. En esta forma de entender la vida coincidió con otro personaje muy relevante, el parisino, escritor, filósofo y dramaturgo *Jean Paul Sartre* (1.905 al 1.980). Promotor de esta filosofía que tuvo una gran incidencia en la sociedad hasta bien entrados los años 60 del pasado siglo. Fue seleccionado para recibir el *Premio Nobel de Literatura* 1.964, al que rechazó, alegando la imposibilidad de aceptar esta distinción, pues era contraria a la filosofía que él practicaba.

Es cierto que se podrían nombrar muchos más médicos especializados en psiquiatría, psicología, o como se les quiera referir, dentro del siglo que estamos estudiando. Pero finalmente sería más de lo mismo. Se podrá observar que, en párrafos anteriores, cada vez que he nombrado la enfermedad psíquica, le he añadido la *coletilla, de supuesta*.

El motivo que encuentro para tildar de supuesta a una enfermedad o trastorno mental es uno, y a mi parecer, muy claro. Desde antiguo los hospicios, llamados más tarde manicomios, siempre mantuvieron una utilidad muy clara. Consistía en servir de *almacén moral*, para dejar fuera de circulación a las personas que resultaban incómodas. Desde las mujeres que se revelaban contra el *status* que las condenaba solo por su sexo o los homosexuales, por considerarlos disolutos y de mala vida. El espacio no me permite reflejar noticias a este respecto, que resultarían a la vez que ridículas, también muy tristes.

No hay que olvidar que hasta no hace tantos años, se practicaban *lobotomías* y *terapias electroconvulsivas*, con un solo fin, el de adormecer o aturdir, al supuesto enfermo. Esos tratamientos de choque, hasta mediados del siglo pasado, se realizaban con cierta normalidad. Evitaré ofrecer mi opinión pues no soy médico, pero lo dejo a la consideración de cada profesional, para que investigue sus consecuencias. Lo que me sorprende, es que en la actualidad las terapias electroconvulsivas, aún se administran, no con la frecuencia de antaño, pero cuando se encuentran con una cierta depresión rebelde, esa parece como la mejor solución.

Todo esto me ha acarreado suponer, ¿en qué base científica se asientan la psiquiatría y la psicología? Y, por más que lo analizo, solo encuentro un gran océano de supuestos. Pero sin lugar a dudas, observar las soluciones que ofrecen, después de profundizar en su historia, me ha dejado envuelto de serias dudas, lo que ha hecho que me sienta confundido. Ya que, todo lo que se proyecta en ella, no son más que conjeturas. Sí, suposiciones, hipótesis, presunciones, dígase como se quiera, donde unas vienen para cambiar a las anteriores. Pero, sin embargo, no poseen ningún contenido científico, que no sean las opiniones personales de quienes las profieren.

Para reforzar esta opinión, creo preciso volver otra vez a retomar el llamado efecto Charcot.

Efecto Charcot...

En tiempos pasados los médicos hacían presentaciones públicas de sus trabajos, sobre todo cuando querían mostrar un nuevo hallazgo a las sociedades científicas. Recuérdese cuando mencionaba las que hacía *Vesalio*, pionero en abandonar el *sitial* desde el que hasta entonces se impartían las clases magistrales, bajando junto al cadáver, mostrando por sí mismo todo lo referente a las disecciones. Pues bien, Charcot, como tantos otros de la época, hacía lo mismo.

Ahora nos trasladamos a aquellos tiempos y vamos a hacer juntos una visita al conocido hospital de París *Salpêtrière*. Ya estamos dentro de la llamada sala de lecciones. Allí hoy presenta Charcot, como en otras ocasiones, su conocida demostración: *«El gran ataque de histeria»*. Nos encontramos entre un público heterogéneo, compuesto tanto por médicos como por residentes, celebridades del momento, y visitantes varios, en los que distinguimos conocidos literatos y amantes de las artes.

Ante nosotros son presentados, al igual que en una comedia de teatro, los actores. La primera es la misma enferma de siempre que, el propio Charcot, acaba de presentar como: *«La Reina de la Histeria»,* evidentemente con el debido efecto pomposo. Por algo es la protagonista principal de la supuesta prueba científica. Dentro del elenco le acompaña la *enfermera jefa: Francisque Auguir*, la cual justifica su cometido asistiendo a la paciente por si se cae al suelo, otra auxiliar le sostiene los *puntos histerógenos*, situados según Charcot, en ambos lados de los senos.

A todo esto, Charcot, al igual que un número de magia, ha anunciado el ataque de histeria que se va a presenciar. Momentos en que exige silencio y atención, para que se puedan captar todas las fases, cuestión, que advierte, no es fácil. Ya que él mismo ha tardado mucho tiempo en apercibirse con detalle de todo. El momento en que vaya a sufrir el ataque, será iniciado por la presión de los referidos puntos histerógenos. Nos informa, que el ataque va a transcurrir en cuatro fases, a saber: *Epileptiforme, Clownal, Actitudes Pasionales y Delirantes*. Concretamente, el ataque consiste en unos determinados movimientos absolutamente tipificados.

Pertenecen a unos movimientos que previamente ya nos ha anunciado y que se concretan dentro de un cuadro unitario. La primera fase, atañe a la *epilepsia*, hasta cierto punto es lógico (ya que de los tiempos que estamos hablando, los enfermos que tenían la consideración de histéricos, se encontraban en el mismo pabellón que los epilépticos). La fase llamada *clownal* consistirá en los modos de desplazarse que hacen los payasos. Hay también que destacar que la sala está decorada con ilustraciones de los movimientos que va a realizar la enferma y eso le servirá de guion (aunque parece que solo nos apercibimos nosotros). Continuará con la fase de *actitudes pasionales*, haciendo una alegoría a las poses de la imaginería religiosa. Finalmente rematará con la fase de *delirio*, que consistirá en distintas formas de expresión, mezcla de risas, gritos y llantos.

Con todo esto ha dado comienzo el espectáculo o, lo que vendrá a ser lo mismo, el ataque. Un médico interno presiona los puntos histerógenos y el ataque en esos momentos está apareciendo. Ahí el maestro Charcot nos va explicando lo que está ocurriendo y lo que va a acontecer, haciendo gala, al igual que un prestigiador en un circo, de todas las fases ya relatadas. Me consta que, en esos instantes, Charcot se percibe a sí mismo, como un gran mago, capaz de determinar todo lo que estamos presenciando.

Y ahora volvamos otra vez a la realidad de hoy...

Sin embargo, aquella realidad no le hace comprender al gran Charcot que, cada vez que repetía el espectáculo, estaba describiendo unos fenómenos que *él* mismo inconscientemente estaba produciendo. Por lo que parece, se creía el papel de tal manera que era incapaz de darse cuenta que, todo aquel circo, lo estaba promoviendo él mismo. No obstante, llegado a su vejez, empezó a sospechar que todo aquello se le había escapado de las manos. Pero poco pudo hacer, ya que eran muchos los intereses creados, entre ellos, estaba el equipo que le acompañaba y, muy particularmente, los de: *La Reina de la Histeria*, que había encontrado con ello su modo de vivir.

De todo esto surgió lo que hoy se conoce por: «*Efecto Charcot*». Y que, como ya he comentado, es utilizado sin tener mucha consciencia por parte de psiquiatras y por psicólogos. Como ejemplo, basta observar de donde surgen los diagnósticos. Y lo que nos encontraremos es con el *Diagnostic and Statistical Manual of Mental Disorders*, más conocido por *DSM*. Este libro que se puede considerar la Biblia, tanto de psiquiatras como de psicólogos, se creó por primera vez por la *American Psychiatric Association*. El primer manual psiquiátrico oficial en describir los trastornos psicológicos apareció en 1952. Fue un avance importante que encaminó la búsqueda de un conjunto estandarizado de criterios diagnósticos. Fue un primer paso en la dirección correcta, pero adolecía de concreción en sus criterios y su confiabilidad demostró ser baja.

Por ende, el *DSM-I* se reveló que mostraba una segunda limitación, estaba basado en la hipótesis de que eran los problemas o reacciones emocionales quienes causaban el trastorno que describían. La segunda edición, o *DSM-II*, se publicó en 1968 y significó una primera clasificación de los trastornos mentales basada en el sistema contenido en la *Clasificación Internacional de Enfermedades* (*CIE*).

El *DSM-II*, de entrada, ya representó un alejamiento, de por sí importante, del concepto que contemplaba a los trastornos psicológicos como reacciones emocionales. Sus autores trataron de utilizar *términos diagnósticos* que no aplicaran un marco teórico particular, pero el tiempo demostró que queda claro que el criterio donde se asentó su base fueron los conceptos psicoanalíticos. Justamente el criterio a aplicar se mostró tan sumamente holgado que un clínico, de una tendencia teórica particular, tenía la capacidad de hacer concordar el diagnóstico de un paciente con su teoría, en vez de hacerlo casar con la condición real del mismo, tal como sería lo adecuado.

Para superar estos inconvenientes que afectaban abiertamente a la confiabilidad del manual, en 1974 la *American Psychiatric Association* congregó a un eminente grupo de trabajo, formado de académicos y clínicos reputados, con el objeto de preparar un nuevo y más amplio sistema de clasificación, que utilizara una información más actualizada sobre los trastornos mentales. El grupo se propuso desarrollar un manual cuyos criterios se aprestasen a proporcionar una base empírica clínicamente útil, confiable y aceptable, para los clínicos e investigadores sin importar su tendencia ni orientación.

Publicado en 1980, el *DSM-III* fue ampliamente anunciado como un importante progreso respecto a sus predecesores. Proporcionaba criterios de clasificación y definiciones precisas para cada trastorno. Estos criterios conllevaron para los clínicos una mejor cuantificación, a la vez que objetividad a la hora de asignar diagnósticos. Sin embargo, el *DSM-III* presentaba algunos inconvenientes, por ejemplo, en algunos aspectos el manual no detallaba suficientemente sus criterios. Debido a estas limitaciones, la *American Psychiatric Association* intentó de nuevo mejorar y afinar el sistema diagnóstico. La ya mentada asociación publicó el *DSM-III-R* en 1987, como un manual intermedio que sirviera hasta que pudiese presentarse una revisión más completa, el *DSM-IV*, en 1994.

Poco tiempo después de la publicación del *DSM-III-R*, la *American Psychiatric Association* estableció un grupo de trabajo que desarrollara el *DSM-IV*, con la obvia intención de proporcionar, en el nuevo manual, una sólida base empírica que acotara los diagnósticos. Para su redacción se dividió en grupos de trabajo más pequeños que investigaban trastornos específicos, para ello se realizó un proceso de tres etapas que implicaba más pruebas de confiabilidad y validez de los diagnósticos. En la *Etapa 1* significó empezar el proceso mediante revisiones profundas de las investigaciones ya publicadas. La llamada *Etapa 2* implicó exámenes exhaustivos de los datos de investigación, algunos de los cuales no habían sido publicados anteriormente. Todo ello con el fin de aplicar, con rigor, los criterios, ya expuestos por el *DSM-III-R*, a estos exámenes, con la intención de añadir o cambiar criterios sobre la base de hallazgos analíticos.

Leída detenidamente la evolución del *DSM*: «¿Alguien podría negar que no sea más que un *Efecto Charcot*?» O diría también: «¿Eso no recuerda a los ejemplos que se usan de la *Tragedia Griega* o, de los escritores de referencia, que antes he nombrado del *Renacimiento?*». Primero se definen los males, haciendo que los síntomas se adapten a lo que previamente se ha prefijado en el *DSM*. De manera, que así se forma el diagnóstico de los trastornos mentales. Presentándose como un gran avance de acuerdo con los criterios científicos que se exponen. Pero de ninguna manera se puede reconocer esta pretensión, ya que lo que se está haciendo es el uso de las ideas imperantes, de acuerdo como en el inicio del párrafo he expuesto. Con esto lo que se busca, es darle una legitimidad a *unas dudosas ciencias, como son la psiquiatría y la psicología.*

Capítulo aparte merece la promoción que se empezó a hacer de los medicamentos. Si bien, estos ya formaban parte de la psiquiatría desde hacía mucho tiempo, fue a partir de 1.970 cuando en realidad se inicia la prescripción masiva de fármacos por parte de todos los médicos. Una salida masiva de nuevos productos psicofarmacológicos, viene a relevar a los ya existentes, porque anuncian mayores cuotas de efectividad. Pero también ocurre algo muy especial y es que aparecen nuevas enfermedades mentales.

Aunque, el *DSM*, sortea el nombre y en su lugar usa el de *Trastorno*, de esta manera los laboratorios ofrecen una solución para las enfermedades, que no son más que *síndromes de carácter psicológico*. Explicado de otro modo, todos los trastornos se hallan tipificados dentro del *DSM*. Curiosamente esta especialidad es la única que no cura enfermedades, sino trastornos. No obstante, cuando se habla de una forma práctica, se expresa que el paciente padece una determinada enfermedad, con eso se justifica y se comprende que precise medicación.

Trastornos. Que no son más que ocurrencias de los laboratorios. O quizás, para ser políticamente correcto, debería decir que se descubren nuevas enfermedades acogiéndose a las tribulaciones que presentan las gentes de hoy en día y que son incapaces de salvarlas. De esta manera, cualquier cosa que suceda será un *trastorno psíquico* y, con ello, la solución será medicarlo. Desde la desaparición de un ser querido, la falta de empleo, no importando la causa, una situación producida por el desamor o hasta el motivo que se ha puesto de moda: «*La angustia vital*». Todo precisa una visita al médico, no siendo por ello imprescindible, si no es que se agrave mucho, que sea el psiquiatra, basta con el clínico de medicina general. Ahora cualquiera de ellos dispensa *ad hoc, píldoras milagrosas*.

Solo me queda añadir una información que demuestra hasta qué punto está llegando en estas cuestiones la colectividad, en febrero del 2.018, surgió la noticia que se dio por todos los medios de comunicación: «*Que una de cada cuatro visitas* que se atendían por la medicina primaria, era motivada por la salud mental». Por lo que se estaba planteando la necesidad que todas las escuelas públicas, dispusieran de los servicios de un psiquiatra, un psicólogo y un enfermero. Eso demuestra la gran desorientación que sufren las autoridades sobre estos asuntos. Ya que, en lugar de desechar las clases de filosofía, tendrían que formar a los maestros para prepararse para estos tiempos que vivimos. (Ver: *Los medicamentos*. Capítulo 19, se explica cómo se empieza a hacer efectivo lo relatado en ambos párrafos).

No voy a darle un gran espacio a los distintos psicofármacos que se prescriben, todos ellos están compuestos por *tranquilizantes* o *ansiolíticos*. Pues son básicamente los dos estados a neutralizar. Por ello, al no estar este estudio basado en ningún razonamiento farmacológico, ni tampoco médico, me abstendré de extenderme al respecto. Solo me queda por indicar que, por lo que parece, ningún psicofármaco tiene una acción segura cuando se ha de ingerir con excesiva prolongación y, sin embargo, a pesar de eso se continúa recetando.

Es preciso reconocer que hay enfermedades mentales que su única solución son los psicofármacos. Estas se reducen básicamente a dos: la *esquizofrenia* y la *bipolar*. Antes de nada, aclarar que ambas enfermedades son incurables y presentan un grave peligro para quien las sufre, así como para la gente que se pueda relacionar con ellos. Por lo que lo único que podrán hacer estos medicamentos será atenuar los síntomas, pero en caso de *brote psicótico*, de poco o de nada sirven. Las personas que padecen estas enfermedades, están condenadas a una vida muy controlada. Por lo que, en consecuencia, por todo ello, tampoco se les pueden dar muchas garantías. (Indicar que aquí se excluyen otros síndromes o enfermedades como pueden ser: el *Alzheimer*, el *Autismo*, la *Epilepsia* y el *Parkinson*, así como cualquier otro desorden, que sea tratado en la actualidad neurológicamente).

En este particular de las enfermedades he de hacer un inciso, hasta no hace tanto, ilustres psiquiatras y psicólogos ofrecían soluciones para curar la *homosexualidad* (ya que era considerada una enfermedad) son los descendientes de estos, una generación después, los que consideran al *autismo* una enfermedad también, ignorando que es una condición de vida.

El resto de trastornos que se les achaca, y que se les trata como enfermedades, no son nada más que causas producidas por las ocurrencias de los laboratorios (como antes ya he indicado). Para ello han seleccionado unos nombres, que describen las crisis que padecemos los humanos ante determinados problemas. Naturalmente y como es lógico figuran en el *DSM* y también en el *CIE*. Dentro de los más habituales de una larga lista que día a día se sigue engrosando, son: los *llamados trastornos de ansiedad*, de pánico, *obsesivos compulsivos*, *fobias* y dentro de ellas, la *social*, la *agorafobia*, el *estrés postraumático* y un largo etcétera.

Particularmente, entiendo que lo que persigue la sociedad es conocerse a sí misma, pero eso es un absurdo. Ya que lo que realmente hace el individuo es: «*Interpretarse a sí mismo*». Y en eso se encuentran las verdaderas motivaciones de cualquier problema psíquico. Naturalmente salvando las dos enfermedades que antes he destacado.

Explicado de una manera más concreta: «*¿Qué significa la interpretación de uno mismo?*» Para ello voy a exponerte un ejemplo: «Imagínate que una mañana entras en el baño y después de la ducha te miras en el espejo desnudo, y ahí en la intimidad y el silencio de aquel espacio te preguntas: *¿quién soy?*». Con la respuesta que te das a ti mismo, es cuando te puedes apercibir: «*Quien piensas que eres*». Y eso es lo que somos: «*Quienes* íntimamente *creemos ser*».

Volviendo otra vez a la cuestión, de todos modos, hay que reconocer que la aportación de los laboratorios farmacéuticos, causó un gran cambio de mentalidad en la sociedad. Hasta entonces estaba muy mal visto, que alguien tuviera que visitar al psiquiatra o al psicólogo. Los que consideraban que tenían que hacerlo lo ocultaban por todos los medios. Nadie quería que lo consideraran loco. Sin embargo, ocurrió algo que vino a cambiar la mentalidad. Fue la posibilidad de acogerse, ante cualquier dificultad que se presentara, a lo que podría ser una enfermedad. De este modo, si antes la culpa de sus males, era debida a la educación recibida, o incluso a la falta de voluntad; con la nueva cultura se encontró un factor que hasta entonces no se ofrecía.

Tanto el supuesto enfermo, como sus familiares están de acuerdo con el clínico. Los psiquiatras son la única rama de la medicina donde todos están en perfecta comunión, con el trastorno o la enfermedad, como se quiera expresar, que el profesional ha indicado que padece el paciente. Cuestión que sirve de salvaguarda y justifica la situación del que ufanamente se considera paciente. Ya que deja en manos de su médico la solución de sus problemas. De esta manera, el supuesto enfermo, habrá encontrado una coartada perfecta, para no tener que esforzarse en nada. Lo que subyace es un modo de dejar arrinconada la voluntad, para vencer sus complejos de adaptación social o cualquier otra causa que en realidad pudiera sufrir.

Pero vamos a analizar más detenidamente en qué consiste la visita a un psiquiatra o a un psicólogo. Si bien, antes hemos de observar otra particulari-

175

dad que solo se da dentro de estas dos especialidades, se trata de: «*La orientación*». Sí, has leído bien. Estas dos especialidades se asemejan a una *Torre de Babel*, donde coexiste una confusión de lenguas, que se expresan con la orientación que se sigue. Es de suponer que, cuando hay tantas escuelas, cada uno interprete los conocimientos a su manera. Razón suficiente, para que, de ningún modo, se les pueda denominar ciencia.

El psiquiatra es un médico, que se ha especializado en el diagnóstico de trastornos mentales. Eso sería la información formal que se puede leer en los libros de medicina. El modo de hacerlo es básicamente prescribiendo psicofármacos. Pues no es mucha la atención que le dedica al considerado paciente. La causa de no tener largas conversaciones específicas para descubrir los males que padece, es porque estas se reducen a unas pocas preguntas. Indagaciones que tendrán que estar de acuerdo con los síntomas que se especifican en el *DMS*.

Esta especialidad ha sido de siempre muy cuestionada en algunos círculos profesionales, particularmente los que ostentan la especialidad de *Neurología*. Lo evidente es que, en la medida que se vayan descubriendo las causas neurológicas de las verdaderas enfermedades, los psiquiatras perderán el sentido de ser. Ya que la psiquiatría siempre se ha especializado en el tratamiento de enfermedades mentales que no tienen un sustrato somático conocido. Por ello una dolencia deja de ser atendida en el momento que se descubre el origen biológico.

La psicología clínica es una subdisciplina de la psicología, ya que esta se divide en otros diferentes ámbitos, como son: *laboral, marketing, educación, deporte* y *forense judicial*; se exponen otras especialidades, pero por obvias no las voy a mencionar.

Centrándonos en el psicólogo clínico, es el que atiende a pacientes (así es como los denomina) con problemas psíquicos. Su trabajo básicamente consiste en dar soporte a lo que la persona que está visitando le plantee. Una de las razones por lo que a mi juicio dificulta que esta labor se pueda ofrecer con exactitud científica, son las creencias del profesional. De ninguna manera interpretará lo mismo uno que tenga un credo budista, pongamos por caso, que uno que sea católico y muy distinto de otro que sea agnóstico. Otra es la que anteriormente ya he mencionado, me refiero a las distintas escuelas que se siguen.

Los conocimientos que se imparten en psicología, en mi opinión, no dejan de ser un fraude. Los compararía a una suma de despropósitos que, en los últimos años, como ya he manifestado, no han hecho más que ir sumando nuevas enfermedades, que no son otra cosa sino desazones por enfrentarse a la vida en general.

De ahí es de donde surgen los síndromes de todo tipo y de ello se aprovechan los licenciados. ¿Cómo se puede entender una licenciatura cuyos resultados no sean en absoluto medibles? No hay ninguna manera de poder afirmar con seguridad, que el supuesto paciente tenga una determinada afección que no sea la opinión subjetiva del profesional. Estos estudios dependen de las *distintas escuelas*, como anteriormente ya he manifestado. En la actualidad hay una tendencia a negar la existencia del inconsciente, aunque esto no sea una opinión generalizada.

Que un cerebro entienda a otro cerebro no puede ser más que una cuestión de un arte especial restringido a unos pocos. Y no de una carrera que se estudia en la mayoría de ocasiones por licenciarse de algo concreto. Puede haber quienes lean esto y digan que a ellos les fue muy bien la visita al psicólogo. No obstante, yo les añadiría que les hubiera ido igual de bien sin visitarlo, ya que ciertas preocupaciones tienen un tiempo de maduración o duelo, entiéndase como se desee. No cabe duda que el cerebro se autorregula y poco a poco se repone, lo cual quiere decir que podría coincidir perfectamente con el tiempo de terapia.

Lo que precisa el ser humano en situaciones de angustia, como puede ser la pérdida de un ser querido, es tiempo. Y ese tiempo coincide en muchas ocasiones con las visitas al psicólogo. En realidad, la máxima competencia que tienen esos profesionales son las echadoras de cartas y gentes que se dedican al horóscopo. Pues los humanos siempre estamos sumidos en tribulaciones y precisamos a alguien que nos escuche. ¡Ah! Y casi se me olvidaba, ¿qué son los amigos sino los mejores psicólogos del mundo? Esta misma reflexión la podríamos extender al ámbito de la psiquiatría, pero de eso ya hemos hablado.

Ciertamente esta profesión sería más propia de *filósofos con una gran experiencia de vida*, que de licenciados con conocimientos de nomenclaturas de trastornos que aparecen en el *DSM*. A los cuales se les ha facilitado unas ciertas herramientas, para escudriñar lo que piensan o sienten las personas. Y este puede ser el mayor error. Pues quienes los visitan se encuentran en un estado de dudas y angustia. Normalmente debidos a hechos que les han acaecido en su cotidianidad (tómese como ejemplo los que anteriormente ya he indicado). Por lo que son fácilmente impresionables.

No obstante, incidiendo más en lo anterior, hay que reconocer que el *Homo sapiens* es un ser social y, por ello, precisa contar las cuitas a sus iguales. Eso se puede hacer por medio de la relación con los amigos o visitando un psicólogo, en ambos casos el acto puede funcionar. Pero si de lo que se trata es atender un tipo de dificultad, de las que son difíciles de salvar, vuelvo a indicar que, más que nada, lo que se precisa es que sea un filósofo, aunque pueda estar licenciado en psicología.

Actualmente les ha surgido una competencia que toma el nombre de *Coach*. Tanto es así que hoy en día los *Colegios de Psicología*, después de un desprecio inicial, están impartiendo clases para preparar a los asociados.

No, que nadie piense que estoy en contra de los psicólogos porque sí. Pero yo me pregunto: «¿Estamos de acuerdo en que la mayoría de problemas que padecemos los humanos, no son una enfermedad sino más bien inconvenientes educacionales?» Si es así ¿Qué significado puede tener entonces, la especialidad de psicólogo clínico? Pues sí, yo contestaré, los intereses que se han creado alrededor de esta especialidad.

Finalizaré con esta evidencia, de unos años para acá se ha abierto un nuevo espacio, que ha venido para *dilucidar* el comportamiento de los humanos. Se trata de las aportaciones de la *neurociencia*, en esta ocasión buscando razones científicas. Pero hasta ahora estamos a la espera que esos nuevos conocimientos vayan a cambiar las cosas, solo que esta vez la esperanza es superior. Psiquiatras y psicólogos, pretenden encontrar enfermedades donde no las hay.

Desde las tribulaciones cotidianas propias de la vida que vivimos, los problemas que nos surgen en el trabajo, la relación con la familia y un largo etcétera del que no acabaríamos nunca, hasta la situación que todos, de alguna manera, aspiramos a llegar, la vejez. Aunque esto comporta otro problema que hasta hace muy poco no se valoraba dentro de la medicina en general, ni tampoco en la de la salud mental: «*La geriatría*». Por ello, y aceptando la dimensión del asunto, le voy a dedicar el próximo capítulo.

P.D. Entretanto estaba acabando el libro, surge esta noticia de la que copio literalmente:

> «*Con un cartel en la puerta de entrada dice: «Tratamiento sin fármacos». Se recibe a los pacientes que acuden al hospital psiquiátrico de Asgård, en Tromsø (Noruega). Se trata del primer centro para pacientes con trastorno mental grave (psicosis, trastorno bipolar, etc.) que ofrece tratamiento psicológico en vez de fármacos y cuya iniciativa, promovida por el Ministerio de Salud de Noruega, supone un cambio de paradigma en la atención mental en este país*».

Después de esta lectura, que considero abunda aún más en mis críticas, se debería de saber cuál es exactamente el tratamiento psicológico que se ofrece, y las diferencias que tiene con el que se practica por el de todos conocido.

Capítulo 14

La geriatría

El mundo ha avanzado en una irrefrenable carrera por conseguir el *bienestar de las personas* y, sea de una forma u otra, es evidente que se está logrando. Pese a las muchas críticas recibidas por la mentalidad ecologista imperante. Donde se presagia que, por adaptar la Tierra a nuestros intereses, vamos a un desastre total. Todo ello se hace poniendo como testigo al cambio climático. Pero, ¿es que acaso había otra alternativa? Los que hablan así que, por cierto, son la mayoría, parecen olvidar que somos unos seres entre muchos más, que se desarrollaron dentro del ecosistema. ¿Quizás haya alguien que pudiera pensar que había otro modo de sobrevivir? No, sin duda también hubiéramos desaparecido, como tantas otras especies lo hicieron.

El motivo principal, por el que nos podemos autoproclamar los reyes de la naturaleza, es por nuestra propia inteligencia. Si bien, deberíamos añadirle, *supuesta inteligencia*, ya que hay razones obvias que avalan esta conjetura. Lo expuesto hasta ahora, justifica que las cosas que hemos conseguido, nos sirven para vivir de un modo mejor (de acuerdo con lo que anteriormente expresaba). Pero también, como todo en la vida, tiene su cruz. Y esta se manifiesta, ante el deseo que desde que tuvimos capacidad de razonar, buscamos afanosamente: ¡Vivir más años!

Como ejemplo, me voy a acoger al refranero español. Qué lejos queda aquel que decía: «*De los cuarenta para arriba no te mojes la barriga*». Solo tengo

179

que recordar mi niñez, para rememorar aquellas palabras que, de una manera un tanto jocosa se pronunciaban. Vocablos que estaban cargados de sabiduría popular. No, no digo que, en aquella no tan lejana época, se tuviera razón ni mucho menos, pero sirva de testimonio, lo que representaba la *Cuarentena*. Hoy, sin embargo, veo a los muchachos de cuarenta años, jóvenes para casi todo. Claro, siempre que no pretendan hacer un deporte de *alta competición*.

Poco a poco, los habitantes de la Península Ibérica nos hemos estado volviendo más longevos. Probablemente será por la famosa *dieta mediterránea* o también por el clima o vete a saber. Porque los *dietistas* y la *OMS*, han cambiado varias veces de opinión, sobre la influencia que ciertos alimentos provocan en la salud. (Ver: *Los distintos tratamientos de la obesidad*. Capítulo 15, dónde nos extenderemos sobre estos asuntos).

Lo que evidentemente representa una ventaja, ha venido a la vez a traer muchas sombras. *Si hemos de aceptar el envejecimiento, como algo natural*, resulta muy triste, así como patético, observar la manera como se interpreta a las personas que se hallan en esta situación. La sociedad actual, es altamente competitiva, donde solo se valora aquel que es capaz de producir y consumir. De esta forma, los que ya han cumplido unos años, y están en edad de jubilación, se les empieza a ver como un gasto. Primero, porque no producen, luego porque se agudizan sus achaques, lo que supone un dispendio farmacéutico. Finalmente, será más tarde o más temprano, cuando se comenzará a calcular, si los costos de los cuidados geriátricos, los podrán sufragar con su propia pensión.

Nadie parece ya recordar, lo que representaban no hace tantos años, aquellos entrañables, ilustres y respetados personajes. Los padres y las madres, que todas las familias tenían en su seno, tuvieran los años que tuvieran, claro, si el ocaso de la vida, no nos había privado de ellos. Quienes de una forma venerable impartían consejos, que todos escuchaban con atención. Ahora todo eso se ha acabado. Primero, las obligaciones cotidianas no nos permiten tenerlos en casa y, segundo, cuando quieren opinar, simplemente se les dice: «*Que son otros tiempos y que, sus valores, hace mucho que se quedaron obsoletos*».

A todo esto, hay que rendirse ante otra particularidad de esta sociedad. Donde se impone por doquier la llamada: «*Eficiencia de la gestión y el gasto*». Ahí es cuando los abuelos, vuelven a encontrarse otra vez, *en entredicho*. Esto se contradice con las soluciones rápidas que se demandan. Siempre acompañadas de prisas que, a la vez, provocan un estado de *neurosis* absoluto. Neurosis que, unos a otros, nos contagiamos. Lo que deja, como resultado final, el olvido de la problemática que puedan sufrir los mayores.

Situación que no hace más que erosionar la seguridad del que se siente incapaz de producir, sea porque esté jubilado y no se lo permite el *Estado,* o sea por sus propios achaques. Lo cierto es que la referida situación, le crea una *falta de autoestima* que le acompañará hasta el final de sus días. De este modo, el entorno no hace más que cercenar cualquier iniciativa que pudiera poseer aquella persona, a la que, no hace mucho, se le respetaba, tanto por sus aportaciones económicas, sus conocimientos, como por su experiencia.

Si tuviera que hacer una primera conclusión de este escenario, diría que: «*Hoy es un gran problema llegar a viejo*». Lo es, primero, por la situación que vive el anciano o el que no lo es tanto. Pues, en realidad, da lo mismo, solo será cuestión que transcurran unos pocos años, para que pueda comprobar, en su propia persona, la verdadera situación en que se encuentra. De este modo, cada vez tomará más consciencia de lo inevitable. Todo ello le conlleva a aceptar una situación, que jamás pensó que aceptaría. Posteriormente, cuando le hacen acreedor a su *nuevo estatus*, es un viejo y, como tal, será tratado por la sociedad. Poco a poco, el entorno irá formateando su carácter y comprobará cómo pierde todos aquellos privilegios, de los que anteriormente gozaba.

Ahora, ya no tiene derecho ni a quejarse pues, de hacerlo, será acusado de *viejo gruñón*, precisamente por aquellos que él en su día ayudó a crecer. Alguien que me esté leyendo, podrá pensar que estoy exagerando. Pero no es nada de eso. Esta situación es la que les espera a todos los que tengan el privilegio de llegar a ciertas edades. Naturalmente que, visto de esta manera, no sé si puede considerarse un privilegio. Es en ese momento que no importa cómo se sienta la persona, simplemente, se le trata como un anciano, hasta que, finalmente, se doblega y lo acepta.

Ahí es cuando recuerda aquellos momentos, en que en la agenda no disponía de un solo espacio para su distracción personal, hoy se halla vacía. Y solo tiene su razón de ser, por las constantes citas con el médico. Precisamente, es en este contexto, donde cada vez se hace más necesario que, este tipo de personas, tenga que desplazarse a los *Centros de la Seguridad Social*. Parece, pues, lógico que los achaques se sumen con la edad. Pero hay otro factor que la medicina de hoy parece ignorar: «*La falta de actividad*». No, no estoy indicando que el obrero continúe trabajando, porque eso entre otras cosas sería imposible, aunque él lo quisiera. La tendencia actual hace que, gracias a la *robótica*, paulatinamente vayan desapareciendo los trabajos donde antes se requería hacer esfuerzos físicos.

Me refiero, a que las personas deben estar siempre activas. Pero atención: «¿Qué actividad estoy reseñando?» Pues, ciertamente a dos. Sí, es importante que, quien haya dejado sus labores profesionales, continúe manteniendo una actitud de presteza y diligencia en cualquier cuestión que le ocupe, tanto *mental* como física*mente*. Sin embargo, ocurre todo lo contrario, se puede observar, como una ingente cantidad de personas, *enferman cuando dejan de trabajar*. Si bien, lo más curioso es que a nadie parece extrañarle, pues se justifica con que es cosa de la edad. El asunto se puede comprobar, con las estadísticas que nos ofrecen las visitas a los *clínicos de la medicina de familia,* que pertenecen a la *Seguridad Social*. En mi opinión, es probable que *los altos estamentos de los colegios* conozcan las razones, pero ciertamente nada se hace. Quizás, el primer problema que tiene la medicina para comprender este asunto, está en sus principios mecanicistas. Aunque, no creo que sea solo responsabilidad de la medicina, sino también del *Estado*, quien se encuentra de espaldas a la realidad que estoy expresando.

Como consecuencia, el problema que se plantea es el siguiente: «*Al no comprender la vejez, la medicina no la trata de un modo preventivo,* obviando de esta manera unos cuidados que, por desconocimiento, no se desarrollan». Atenciones que deberían implementar *los clínicos de medicina primaria o de familia*, como se quiera expresar. Cuando después de reiteradas consultas no se aperciben que, lo que están atendiendo no es un cúmulo de enfermedades, sino que simplemente, es algo tan natural, como puede ser la *ancianidad*. Si bien, aunque pudieran considerar la situación, poco podrían hacer.

Ya que, dentro de las soluciones de la medicina mecanicista, no se dispone de centros, donde estas personas podrían ser tratadas. Tanto para el ejercicio físico preventivo, como para los trabajos de desarrollo cognitivo, así como lo concerniente a la alimentación particularmente más adecuada para esas edades. Y, si existen esos centros, no están enfocados a la prevención, sino que son para paliar los problemas de personas que se encuentran aquejadas de males irreversibles, como pueden ser el *Alzhéimer* y otras enfermedades degenerativas. Si se tuvieran en cuenta estas medidas de prevención, se evitarían males mayores, como son la diabetes, la hipertensión y otras muchas alteraciones que van asociadas a una determinada manera de vivir la vejez.

A la vez, sería conveniente estudiar, los casos relativos a las cuestiones psíquicas, el hecho de que mucha gente, durante su vida laboral, apenas haya tenido necesidad de utilizar los razonamientos, porque su trabajo no lo demandaba (me refiero, al pensamiento que usa una mayoría que es el *automático,* que fluye desde el *inconsciente*). Cuando se llega a la edad de la jubilación, obviamente, continúan igual o, mejor dicho, peor. Ahí se encuentran los firmes candidatos para la *demencia senil*, siendo también más proclives, a que progrese la temida enfermedad del Alzhéimer. Precisamente, son momentos de concienciación de las personas mayores y las de su entorno, se trata de una educación basada en *medidas profilácticas* que más adelante expondré, reiterándome en estos importantes asuntos.

Otros países de nuestra área, han resuelto o están en vías de solucionar esta situación. Me parece una barbaridad que, cuando una persona se halla en perfectas condiciones psíquicas, y físicamente aceptables, se tengan que retirar forzosamente. Y ya que estamos en un estudio que trata de médicos, a ellos también les ocurre; la mayoría a su pesar, tiene que dejar su actividad profesional, porque la ley no les permite continuar con su plaza en la *Seguridad Social*. En el momento que al profesional se le debe valorar más por los conocimientos que atesora, la gran maquinaria de la estadística decide que ya se es viejo para trabajar.

Si son los propios clínicos, los que sufren esta situación, ¿cómo se puede pretender que sean ellos capaces de encontrar soluciones para aquellos que asisten continuamente a sus consultas? Volviendo otra vez a la estadística, se calcula que, *seis de cada diez*, que son atendidos en los consultorios, son personas que se encuentran jubiladas. Sus problemas, son variopintos y van desde enfermedades crónicas, a otras que, si se viera con una óptica más humana, observaríamos que son personas que están *padeciendo una depresión*, a causa de uno de los más grandes males de este siglo: «La soledad». Aislamiento que se produce por la pérdida de los contactos con sus amigos o sus conocidos, cuando no, ya fallecidos.

Depresión que, comporta una situación de *somatización* que, algunos médicos o mejor casi todos, atienden directamente sobre sus síntomas. Iniciándose, con ello, un continuo tirabuzón de prescripciones de medicamentos, a fin de paliar los a veces convincentes achaques. ¿Quién les puede negar su derecho a ser atendidos y, sobre todo, a que les sean expedidos los remedios necesarios? ¿Acaso al médico joven y no tan joven, cuando estudió la carreara le hablaron de los problemas que representaba la geriatría? No, y un no muy rotundo, tan solo representaba una asignatura que, los profesionales que consulté, apenas recordaban.

De todo esto se puede extraer una primera conclusión: «¿Cómo puede ser que, en la actualidad, con los medios que disponemos, haya este gran olvido de los mayores?» Parece que no se tenga en cuenta que la asistencia médica tiene tres edades totalmente definidas, que se deberían distinguir muy bien. Y, sin embargo, no es así. Al nacer, el niño es atendido por la *pediatría*, luego cuando es adulto, recibe la asistencia de la *medicina en general* y de todas las especialidades que lo requieran. Pero, ¿qué ocurre cuando a la persona le llega al otoño de su vida? Parece lógico, y cualquiera me podría responder, que para eso está la *geriatría*. No obstante, a pesar que es una especialidad reconocida, no ocurre así. ¿Quizás, sería conveniente averiguar por qué motivo las personas mayores no son atendidas por geriatras?

Cuando he intentado investigar cual era el motivo que, en la *Seguridad Social,* no hubiera consultorios abiertos, igual que los de la medicina primaria. La respuesta insólita que he recibido es que la medicina gerontológica era una especialidad. Y sí, admito que es una especialidad, pero con ello, se me ocurren unas preguntas inmediatas: «¿Quiénes son los que tienen derecho a ser atendidos por ella y cuáles son los criterios que se siguen?» Otra vez he recibido respuestas plagadas de evasivas.

De todo esto me vuelven a surgir nuevas interrogaciones.

¿Quién debe atender a los mayores? ¿Dónde está la línea que diferencia a una persona mayor de un adulto? Se me hace muy difícil, clasificar al adulto. ¿No será que cuando se pierden parte de los reconocimientos sociales, se es un viejo? ¿Y, si no es así, qué otro medio hay para definirlo? ¿Puede que sea aquel que padece enfermedades policrónicas? Pues no, tampoco podría ser esta última, porque hay una gran parte de la población adulta que padece más de un tipo de enfermedad crónica.

Finalmente, me apercibí que la geriatría, aceptando que es una especialidad, está restringida a casos muy concretos dentro de algunos hospitales públicos. A los cuales, solo tienen acceso una parte muy reducida de la población que, por varios motivos, casi siempre aleatorios, han podido acceder a ella. Sí, lo sé, en las eufemísticamente llamadas *Residencias para Gente Mayor*, es donde ejercen el trabajo los geriatras. Pero tienen que tener la particularidad de ser privadas y no concertadas. Las otras, las públicas y concertadas, no dudo que gocen de algún médico titular con esta especialidad, otra cosa será que pueda desarrollar su labor, con los medios adecuados.

Seguramente, te estarás preguntando: «¿Por qué lo digo?» Y la razón es muy sencilla, por el coste que el ejercicio de dichos medios representa. Para una mejor comprensión, me remito a lo que ya he indicado anteriormente, cuando me refería a la confusión que sufre la vejez con la enfermedad y el trato que la medicina le dispensa. Sin embargo, tengo que hacer una confesión, todos estos conocimientos se los debo a unos apuntes que me han recomendado los médicos especialistas que he consultado. La medicina geriátrica es una especialidad que todavía no ha adquirido el reconocimiento que, en un futuro próximo, se prevé que obtendrá.

Consecuentemente, lo que está admitido por la geriatría, es ignorado por el resto de los médicos que, como he reiterado en varias ocasiones, atienden a los mayores, de la misma manera que consultarían cualquier otra visita. Es entonces, cuando la especialidad demuestra, la gran desinformación que sufre este tipo de personas, a los que, por su avanzada edad, se les ha llegado a considerar, con más frecuencia de la que sería deseable: «*Como enfermos crónicos o incurables*». Lo contrario de lo que se plasma en la geriatría. Donde se estudian todos los aspectos preventivos que les pueden surgir, a este tipo de personas. De la misma manera que se desarrollan cualquiera de los aspectos clínicos y también terapéuticos. Y finalmente, donde se les buscarán soluciones para los problemas sociales que, con toda seguridad, tendrán. Todos estos particulares, más adelante, los examinaremos con detalle.

Fue a partir del momento en que me planteé la senilidad que sufrimos las personas, cuando me se me ocurrió, la siguiente pregunta: «¿Por qué envejecemos?» Si nuestros cuerpos, como todas las cosas que componen el universo, *están formadas por átomos y estos no envejecen…* Luego de dudar un momento, recordé que se podría explicar por la oxidación continuada que sufre el organismo. De este modo el cuerpo, entra en un proceso lento que se va adaptando a una relativa respuesta de carácter homeostático, como consecuencia de la fisiología, la bioquímica, los cambios morfológicos y, como no, psicológicos. Si bien, esta última, evita que el envejecimiento sea más traumático de lo que ya es. Pues al disminuir esta facultad, hace que las otras sean más llevaderas.

Explicado de otro modo, se ha de entender al envejecimiento, como algo absolutamente normal que se produce en los seres vivos. Todo ello evoluciona de una manera progresiva, imparable y compleja. Prorrogándose en los modos que inciden en los órganos que componen el cuerpo. Proceso que se inicia, de una manera indeterminada, al nacimiento y que tiene su final, cuando todas las células, que concretan el organismo, entran en necrosis. Consecuentemente, las características del envejecimiento, se podrían concretar, en una disminución fisiológica repetitiva de todos los órganos. Lo que provoca una discapacidad que impide responder a los múltiples estímulos ambientales, que reciben las personas y más particularmente, las mayores. La suma de estos fenómenos es lo que crea un aumento en la sensibilidad para enfermar.

Sin duda, esto hace que se sume otro error, la confusión que se comete en la actualidad, entre la *Gerontología,* que médicamente en ocasiones se desconoce, con la *Atención Social*, ambas son imprescindibles. Si bien, en absoluto, una puede suplir a la otra. Las enfermedades que se manifiestan en las edades avanzadas, básicamente, lo que generan son dos aspectos: «*Discapacidad* y *Fragilidad*». Pero es una discapacidad que se encuentra en todas las vertientes. Desde las que afectan a la movilidad, al aceptable funcionamiento de los órganos vitales y, finalmente, a las que se muestran psíquicamente, de acuerdo como anteriormente ya apuntaba.

Es preciso hacer hincapié en los aspectos *de incapacidad física*. Dado que esta es una de las cuestiones que ocupan esta especialidad. Para ello, será necesario que los cuidadores de las personas se hallen informados de los ejercicios adecuados, que cada caso en particular debe realizar. Todo con un solo fin, evitar caer en la incapacidad. Pues de no sortear esta situación, será muy difícil su recuperación posterior. Por lo que dice la experiencia, *solo uno de cada cuatro* que han perdido la movilidad, suelen llegarla a recuperar. Estas cifras son esclarecedoras, para significar la importancia que tienen los ejercicios preventivos cotidianos. Ello comporta, también, fortalecer la fragilidad, otro aspecto vital a tener en cuenta.

En cuanto al otro problema que afecta al funcionamiento de los órganos principales, los motivos pueden ser varios. De ellos se destacan, los de la víscera envejecida, los producidos por algún tipo de enfermedad que incide directamente en la persona o el propio cáncer. Aquí la estrategia que siguen los clínicos es ralentizar, al máximo, la aparición de los síntomas que puedan afectar al enfermo. Explicado de otra manera, es una lucha entre el tiempo de vida del anciano y el avance de una enfermedad mortal por necesidad.

Pero es precisamente en la última causa que indicaba (la psicológica) donde hay que prestarle una especial atención. Pues, las dos anteriores que he enumerado, están más o menos concretadas y cuando no lo están, es debido a la desidia de sus responsables. Pero no ocurre lo mismo con las que tienen una índole psíquica. Si de estas apartamos el *Alzhéimer*, enfermedad degenerativa que, como es conocido por todos, no tiene ningún tratamiento, ni prevención. Por mucho que en la actualidad se esté especulando, con estudios que buscan la manera de entorpecer su desarrollo, lo cierto es que hoy, no se ha encontrado ninguna solución.

Sin embargo, sí que creo que es importante valorar las posibles depresiones, que sufre la persona mayor debido a múltiples causas que anteriormente ya señalaba, el error más grande que se puede cometer con una persona longeva, es tratarla como a un niño y eso es lo que generalmente se hace. Por la curiosa razón que se confunde, en múltiples ocasiones, su falta de reflejos, con los que tiene un menor.

Todo esto comporta buscar un sistema asistencial que cubra todos los niveles que afectan a las múltiples alteraciones, así como los problemas médicos y sociales, que se presentan de un modo agudo o crónico. Lo que conlleva la pérdida de su independencia física y social, dentro de una organización dedicada a estos efectos. Y aquí es donde son necesarias las *Residencias para Personas Mayores*. O, porque no decirlo de un modo menos eufemístico, el almacén de gente que solo aporta gasto a la sociedad. No deseo que nadie me tache de exagerado y mucho menos de irrespetuoso. En este particular caso, no hablo por referencias, sino porque yo personalmente sufrí esta situación. El motivo, es que, durante mi enfermedad, al no tener pareja, no había nadie que dispusiera de tiempo ni de medios para poder cuidarme.

A esos lugares, llegan personas totalmente depauperadas que, en el fondo, no son más que consecuencias de los cuidados médicos que anteriormente ya he planteado. Dentro de su protocolo de vida, está el tomar ingentes cantidades de medicación. Tratamientos que, como parece lógico y normal, allí no se van a cambiar. Todo ello provoca que la *apariencia* del anciano se desmorone rápidamente, una de las razones, es porque pierde todo contacto con sus familiares y gente que él podría conocer. Voy a correr un tupido velo, sobre el tipo de visitas que recibe de sus familiares pues, salvo contadas ocasiones, son muy escasas y, cuando no, son para recibir algún tipo de reprimenda.

¿Qué es lo que propondría? Pues que al ingreso se hiciera un *diagnóstico geriátrico integral*. Una vez realizado, se dispusiera de la correspondiente rehabilitación física. Consistente: «*En una terapia física adecuada y una terapia ocupacional adaptada a cada persona*». Todo ello, junto con la rehabilitación *neuropsicológica*, que observaría la confusión mental, la depresión y también los distintos dolores que aquejan al anciano. Finalmente, y de acuerdo a lo que antes ya indicaba, es preciso observar un control nutricional, adaptado a las afecciones que pueda sufrir el ingresado.

Tampoco se puede olvidar que las personas que trabajan en estas instituciones no tienen unos emolumentos de acuerdo con la labor que tienen que desarrollar. Lo que provoca dos cosas que afectarán a las personas que tienen que cuidar: «Una falta de preparación generalizada y personal poco cualificado». Si acaso debería añadir una tercera que es fruto de la falta de percepción de un salario adecuado, lo que provoca un desinterés por el compromiso.

También tengo otra denuncia que, aunque la he vivido, no la puedo demostrar, pero es mi deseo significarla, por si hay alguien que me está leyendo, la quisiera corroborar. Se trata de un fenómeno muy extraño que, presencié, en las tres residencias donde estuve ingresado. Los ancianos, una vez han desayunado en el comedor, son trasladados a unas butacas y, al poco, una gran parte de ellos se hallan durmiendo y así se pasan todo el tiempo hasta la hora de comer.

Cuando comenté esta extraña situación, con los responsables de estas instituciones, me dijeron que eso era normal, ya que al llegar a ciertas edades el metabolismo se protege de esta manera. Ciertamente, podría ser en casos muy concretos, pero cuando la cantidad de durmientes asciende a cifras de un 90% me parece muy raro y mi sospecha me hace pensar que ha sido inducido. Quizás para solucionar la falta de personal, tal como ya he manifestado, aunque no tengo ninguna prueba que sustente mi desconfianza.

Solo me queda hacer una reflexión final. Si llegar a viejo representa acabar de la manera que yo presencié, no sé si realmente, de saberlo, habría muchas personas que lo desearan. Ahora me vienen a la memoria algunos ancianos que cuando intercambiaba frases con ellos, me decían: *«Que lo que querían era marcharse»*. Precisamente, recuerdo a uno que me indicaba que deseaba: *«Dejar su cuerpo aquí, porque ya no podía arrastrarlo más para poder volar al más allá»*. Quizás, a lo mejor, si hubiera conocido las residencias particulares, que antes mencionaba, no estaría hablando de la misma manera. Pero lo cierto, es que esas organizaciones son para una minoría que se las pueden costear.

Capítulo 15

Distintos tratamientos
a la obesidad

Como todos los seres vivos, el trabajo principal del *Homo sapiens* tuvo un solo fin, el de *alimentarse*. Hoy, sin embargo, las cosas son muy distintas (eso a pesar que aún persisten en ciertas partes del globo problemas para nutrirse). Al principio se vivieron muchas penurias, ya que se dependía prácticamente de la caza. Pero, sin duda, para conseguirla se hizo imprescindible el trabajo en equipo. Dado que la naturaleza, para compensarle de su endeble fuerza física, incomparable a cualquier poderoso depredador, le otorgó el poder más grande que jamás nadie pudiera haber imaginado (naturalmente, si ese alguien hubiera existido) la *inteligencia*. Si bien, esta fuerza que pongo en duda en algunas partes de este estudio, es en este capítulo, donde se hace más manifiesta, como se podrá analizar más adelante.

Lejos de pretender hacer un tratado de antropología, porque obviamente no es el cometido de este estudio, sí es mi deseo, dejar algunos puntos relacionados con la alimentación humana, dispuestos para su conveniente análisis. Está absolutamente demostrado que el cerebro funciona de una manera que parece obviar las querencias del organismo o podría decir más, él es el responsable de sus afecciones. Como ejemplo, propongo recurrir al principio del episodio, donde manifestaba las penurias que tenían nuestros antecesores para alimentarse.

¿Cuál es la causa de este comportamiento? Pues que, en determinadas ocasiones, no procedemos de una forma racional, al ingerir comida y bebida. No obstante, para ser justo con el análisis debería rectificar, para decir que, son pocos los momentos, que nuestro comportamiento es racional y, más particularmente, cuando de comer y beber se trata. ¿Acaso no es esa la única manera que tenemos de celebrar, cualquiera de los acontecimientos que nos suceden en la vida? Evidentemente, la comida y la bebida, siempre están presentes en todas las efemérides de los humanos. Ahí el motivo principal es el yantar y el salivar. Entonces, está claro que el fin, no es precisamente el de nutrirse, sino más bien, disfrutar del placer que nos ofrecen los distintos sentidos. Y, sobre todo, la satisfacción que mantenemos en el inconsciente, proveniente de nuestros más antiguos ancestros: «*El de sentirnos satisfechos, de un modo gástrico*».

Sí, lo sé, la frase anterior puede no parecer muy elegante. Pero lo que no ha conseguido la civilización es que nuestro cerebro olvide sus antiguas penurias. Necesidades que, ni de lejos, se hallan en la parte consciente de todos nosotros. Esto explicaría por qué las personas que sufren *obesidad*, cuando intentan restringir de una forma drástica su ingesta de alimentos, al principio, no notan prácticamente un gran cambio en su peso.

El motivo, para que eso ocurra, no es otro que, lo que está rigiendo en esos momentos, es el *Cerebro Reptiliano* (la parte más primaria de la psiquis). El cual, en su memoria, alberga los recuerdos de aquel pasado, en el que se podían suceder varios días sin ingerir bocado. Como consecuencia: «¿Qué hace?» Pues guardar las reservas para cuando no haya. De este modo, almacena todas las grasas para enfrentarse a los momentos de escasez. Ahí no hay ninguna racionalidad, solo es la respuesta que da el organismo, ante una oportunidad que cree que le ha surgido.

Como conclusión, diré: «Que nuestro cerebro está preparado para soportar la carestía y las dificultades de la vida, pero, por el contrario, es incapaz de saber gestionarse en la abundancia». Lo que motiva que, cuando una cosa le da placer, desee repetirla hasta saciarse por completo. Llegándose a crear, entonces, una gran contradicción, entre lo que le dictaba el cerebro y lo harto que se ha quedado el cuerpo. De este particular, más adelante volveré a incidir, pues es un punto clave, en la lucha contra la obesidad.

Sin embargo, es cierto que hay determinadas personas que, por mucho que coman, no engordan. ¿Qué explicación puede tener ese extraño fenómeno? Bueno, ante todo, he de decir que es muy poco lo que se sabe científicamente, de los motivos del porqué engordamos o adelgazamos. Si bien, hecha esta afirmación, se supone que juega un papel importante la genética, que puede estar entre un 50% y un 70%. Todo ello, naturalmente, es un supuesto apreciable. Por lo cual, como tantas otras cosas, están sujetas a los posibles descubrimientos que se puedan suceder.

Antes de continuar, considero pertinente conocer, en qué momento una persona, se puede considerar que *sufre sobrepeso*. La *OMS*, lo define, como una acumulación excesiva de grasa que puede ser perjudicial para la salud. Para ello, utiliza el índice de *masa corporal*, que es un indicador simple de la relación que hay *entre el peso y la talla*. Su cálculo, se realiza dividiendo el peso de la persona en kilos, por el cuadrado de su talla en metros. En esta fórmula, hay que tener en cuenta, el desarrollo de su musculatura, ya que, en un deportista, varían los parámetros del cálculo. En cuanto a la *Obesidad M*órbida, es clasificada como tal cuando se presenta un índice de masa corporal *superior a 40*. Por lo general, esta situación va asociada a otras afecciones, entre ellas, destaca como la más evidente, la relacionada con la movilidad.

La obesidad, es una de las peores plagas que sufre gran parte del mundo. Estar obeso significa recibir un rechazo de la sociedad y, también en algunas ocasiones, de las personas más próximas. Difícilmente se entiende como una dolencia. Con todo y con eso, y a pesar que la *OMS* la reconoce como una *enfermedad* que, en algunos casos, puede llegar a ser considerada muy grave. Situación que se le debería dar la debida importancia y que, quienes la padecen, normalmente, no la perciben de esta manera. Son muchas las personas que se pasan toda su vida luchando contra el sobrepeso, aunque el combate, básicamente, lo hacen por la *estética*. Desdeñando los problemas de salud que comporta el exceso de kilos.

Quizás, *Alexis Carrel*, biólogo, médico, investigador científico y *eugenista*, (1.873 al 1.944) premio Nobel de Medicina 1.912. A sabiendas que la obesidad llegaría a representar una enfermedad, que podría tener un carácter de pandemia. A principios del siglo pasado, aseveró esta frase premonitoria: «*Si los médicos de hoy no se convierten en los nutricionistas del mañana, los nutricionistas de hoy serán los médicos del mañana*». Esta observación da mucho que pensar, ya que estaba pronosticando la situación que vive el mundo actualmente.

Este mundo actual que mantiene una guerra sin cuartel para los que desean adelgazar. Incontables son las visitas que durante su vida han hecho a los médicos. Buscando esa dieta milagrosa que les permitirá tener esa figura que anhelan. Sin embargo, van pasando los años y lo único que consiguen, después de un severo régimen alimenticio, que les ha permitido perder unos kilos, es que, poco tiempo después, no solo los vuelven a ganar, sino que los incrementan.

En esta situación, se halla la mayoría de personas obesas. Combatiendo, en una desigual batalla contra ellas mismas. Y, a eso, hay que añadirle el gran sentimiento de culpa que sufren. Al creerse responsables del angustioso trance que están padeciendo. Las visitas al médico, solo les sirven para que les digan que deben *tener voluntad*. Cuánta *ignorancia* persiste en la mayoría de clínicos. Principalmente, los llamados de *medicina primaria*. Estos manifiestan su desconocimiento, insistiendo, en que el secreto *del peso ideal, consiste en hacer ejercicio* y un tipo de *régimen hipocalórico,* que resulta muy restrictivo y que expenden *ad hoc*, sin ninguna distinción, a sus nunca mejor llamados *pacientes*.

Generalmente, la visita a los clínicos no se inicia por el sobrepeso, sino por alguna enfermedad asociada a él. Lo que hacen es tratar la dolencia o derivarlos, según sea el caso, al especialista que consultará la afección, acompañada del consejo: «*Que adelgacen*». Para ello, el protocolo indica que, los deben derivar al *enfermero* que tienen asignado. Este es el que, dentro de la *Seguridad Social*, le corresponde. Ahí se implementarán las medidas que puedan incumbir. Y es ahí precisamente, donde se encuentra uno de los problemas que deseo denunciar. La incapacidad de los médicos no les permite reconocer que desconocen los motivos principales, por lo que se desentienden del problema, remitiéndolo a la enfermería, sin plantearse cualquier otra solución.

Una vez en la enfermería, se someterán a un programa informático estandarizado. Con él se podrá saber si lo que sufre el paciente (siempre hablando en el argot médico) es una *obesidad mórbida*. En estos casos, es cuando los pacientes son dirigidos a los especialistas que ellos entienden adecuados. Con este conocimiento, dirigí mis consultas a los clínicos, cuya especialidad es la *endocrinología*. Ahí, fue cuando me explicaron la gran diferencia que tienen los dos tipos de obesidad. Una, considerada *endógena* y, la otra, clasificada como *exógena*. La primera, era la que se tenía por *obesidad patológica*.

Dentro de ella, las costumbres del individuo pueden agudizar la enfermedad que se padece. Ahí se detectan los problemas *endocrinos o metabólicos*, que tienen relación con el llamado *hipotiroidismo*, el denominado *síndrome de Cushing* y todo lo relacionado con la *diabetes*, la *insulina*, el *síndrome de Ovario Poliquístico* o el *Hipogonadismo*, entre otros. Las causas endocrinas, es frecuente definirlas así cuando estas se deben a la disfunción de alguna de estas glándulas, como pueden ser, por ejemplo, las *tiroides*. Creo preciso hacer hincapié que, cualquiera de estas afecciones, se reducen a un 5% o máximo un 10% de las personas obesas.

El problema se presenta, cuando, al tratar las enfermedades, los endocrinos de la *Seguridad Social* tienen que recomendar un cambio en los *hábitos alimenticios*. No, no digo que desconozcan lo que deben hacer. Pero en ocasiones, son ellos mismos los que prescriben los alimentos que están prohibidos por la afección. Pero sin más guía que no sea, por una parte, su experiencia. Y por otra, una serie de recetas culinarias, que vete a saber de dónde provienen. Aunque, como anteriormente ya he comentado, lo que parece más lógico es recurrir a la enfermería que es, precisamente, quien derivó el paciente al endocrino. Si bien, estas situaciones, aunque deben estar protocolizadas, es posible que sea el médico de medicina primaria quien lo haga. Personalmente, no me quedó muy claro en mis averiguaciones. Eso es una muestra de la ambigüedad en la que se mueve este asunto.

Cuando pretendí profundizar, en los conocimientos que tenían en enfermería, relativos a la nutrición, lo que percibí es una buena disposición. Si bien, no muchos medios, a lo sumo, los que les ha dado la experiencia, acompañados, eso sí, con la posesión de unas dietas debidamente informatizadas. Quiero hacer un especial hincapié en la incuestionable pregunta: «De si eran conocedores, de lo que empujaba a las personas a ingerir alimentos de un modo desmesurado». La respuesta fue positiva. Pues, eran conscientes que, entre otros, había un *problema de ansiedad sin resolver*. No obstante, aquí está el motivo por el que digo que los medios, de los que disponen, son exiguos. Ya que no poseen los suficientes saberes psicológicos y, tampoco, el tiempo suficiente. Esa es la razón más evidente que demuestra, que, en la *Seguridad Social*, no hay una concienciación para entender este problema. Una vez más, se hace incuestionable, el funcionamiento de la medicina mecanicista.

Los consultorios privados de esta especialidad tienen, entre sus colaboradores, a unos profesionales que no son médicos. Pero, sin embargo, por sus características, pertenecen al ámbito de la sanidad. Sí, se trata de especialistas que se denominan: «*Dietistas-Nutricionistas*». Es una *rama moderna*, que en España no está reconocida por la *Seguridad Social*. ¿Será por eso que, tanto médicos, como enfermeras, que he consultado, no sabían mucho de ella? Su formación es universitaria y tiene una duración de cuatro años, o más, dependiendo de cada país. Dentro de sus conocimientos, se integran: *la química, bioquímica, bromatología, nutrición dietética, dietoterapia, fisiología, fisio-*

patología, toxicología, microbiología de alimentos y *tecnología de alimentos.*

Sus atenciones están principalmente indicadas para el tratamiento nutricional adecuado de las enfermedades; como ejemplo, las que se relacionan con la *desnutrición*, las dietas para la *diabetes*, la *insuficiencia renal*, la *obesidad*, la *enfermedad de Crohn*, el tratamiento con *nutrición artificial enteral o parental* en hospitales, participan en la alimentación del *enfermo oncológico* y otras afecciones más. También su trabajo se desarrolla dentro de cualquier situación fisiológica, como son el *embarazo*, la *lactancia*, el *deporte*, etcétera.

Para ser conocedor de todas estas cuestiones, me puse en contacto con el *Col·legi de Dietistes-Nutricionistes de Catalunya*. Allí, me atendió una amable secretaria y quedamos que, algún responsable, me facilitaría la información. Pese a varias llamadas telefónicas, no encontré ninguna respuesta. Por lo que tengo que decir que toda la información, me ha sido facilitada por un colegiado, que me ha rogado que no publique su nombre. Este conocimiento me ha hecho reflexionar. ¿Cómo puede ser, con los adelantos de hoy en día que la *Seguridad Social* se pueda permitir prescindir de estos profesionales? Especialistas que, por cierto, están cualificados para la alimentación y, en cambio, se deja en manos de médicos o, en su caso, de enfermeras que, evidentemente, no tienen suficientes conocimientos. La respuesta rápidamente me vino a la cabeza: «Esto es debido a que la medicina mecanicista no valora, en gran medida, la prevención».

Es preciso recordar que, la mayoría de obesos, que podrían contarse entre un 90% y un 95%, lo son por causas ajenas a las enfermedades. Y si bien, puede haber razones congénitas, también deberíamos incluir de cultura que, extrañamente, casi siempre aparecen parejas. Entendido de esta manera, es fácil comprender que, en general, los problemas de obesidad, que aquejan a las personas, son debidos a comportamientos heredados. Es ahí donde toma relevancia un factor importante, lo que son las costumbres que ha adquirido el *niño en su infancia*. Aquí concurren las causas del denominado *modelo mental*. Todo, absolutamente todo, lo que experimentamos hasta los *siete años*, hará de nosotros, un tipo de persona u otra. En esas tiernas edades, no seguimos las palabras de nuestros mayores, lo que en realidad se pone en funcionamiento, son las *neuronas espejo*.

Las también llamadas *neuronas F5*, hacen que, sin ser conscientes, los niños imiten los actos de sus mayores. Pasado el tiempo, eso formará parte *de su manera de ser*, estableciendo, por consiguiente, el mentado modelo mental. Estoy en el convencimiento que es aquí donde se halla la clave de parte de la propuesta, que pretendo sugerir en este episodio. Pues, aun aceptando que la genética juega un papel importante. Lo que sí se puede afirmar, es que, en la mayoría de casos de *personas obesas*, lo que determina su situación es el comportamiento que mantienen, *en relación con los estados anímicos* y, consiguientemente, los alimentos que ingieren. Y a eso, hay que añadirle, una falta absoluta de ejercicio.

Parece pues lógico, que las personas en esta situación, no tengan mucho interés en visitar al médico. Ya que, si se observan las respuestas, que nos dan, es que les satisface estar así. Con lo que demuestran su total ignorancia. Pues, lo que realmente desconocen, es que no es una cuestión de estética, sino de salud. Motivos que también perviven de nuestros ancestros. Hasta no hace mucho, se consideraba, al bebé que mantenía un peso adecuado, como desnutrido. La razón es porque se creía que el exceso de peso, era sinónimo de buena salud. Palabras como: «*Qué majo que está*», aún resuenan en mi mente. Formas de pensar que se continúan manteniendo en lugares donde la civilización ha evolucionado poco. En ciertas partes de África y América se considera que, el estar gordo, es sinónimo de poder. Ya que se supone que la persona tiene los suficientes medios para alimentarse. Por eso, tanto mujeres como hombres, cuidan su obesidad. Pues, lo que representa, es estar exhibiendo un determinado *estatus*.

Pero esto ya no es solo cuestión de sociedades poco evolucionadas. Más bien al contrario, en las comunidades que se suponen más adelantadas, es donde abundan más los obesos mórbidos. Este es uno de los motivos que, en el principio del capítulo, ya indicaba cuando me refería a la *supuesta inteligencia*. No es que sea por comer en exceso, sino por consumir alimentos, con gran cantidad de azúcar, de un alto aporte de grasas poliinsaturadas y de beber importantes sumas de proteínas huecas (alcohol).

Es llamativo que los estados democráticos, tan celosos de la salud de sus contribuyentes, permitan que se expenda todo tipo de alimentación, a sabiendas que algunos son peligrosos para la salud. Tanto es así que, en Occidente, estas costumbres representan una gran cantidad de muertes prematuras. Además, que en los países que poseen el llamado *Estado de Bienestar*, son un quebranto importante para la *Seguridad Social*, por el gran desembolso económico que significan. Y que podría ser del todo evitable. Es aquí, donde vuelvo a reiterarme en esa supuesta inteligencia humana.

Con esto se evidencia, una vez más, la mentalidad de la medicina mecanicista. Al parecer, nada importan los conocimientos que se han ido acumulando durante las últimas décadas. Independientemente que, entidades internacionales como la *OMS*, hayan cambiado varias veces sus recomendaciones. Incluso, haciendo un tipo de campañas, que pueden costar mucho de entender de un modo sensato. Donde parece olvidarse, el viejo aforismo que dice: ¡Mucho de poco, es venenoso!

Pero, en mi deambular entre médicos y enfermeras, he echado en falta el uso del *factor psicológico*. Sí, reconozco que, siempre que hemos hablado de obesidad, ha surgido de alguna manera la falta reiterada de voluntad. Pero sin un relato que aportara una solución. Cuestión que no me sorprende en absoluto. Pues la filosofía mecanicista, no es que lo comprenda muy bien. Ya que considera que el organismo es previsible. Sí, me consta que, con esta afirmación, podrá haber algunos profesionales que disentirán de mis palabras. Pero, si lo reflexionan bien, habrán de aceptar que las prácticas cotidianas me dan la razón.

Precisamente, toda esta perspectiva, es lo que da lugar a la aparición de *especialidades médicas* que intentan salvar la situación. Entre ellas, me he puesto a consultar por internet, varias páginas de *psiquiatría* y *psicología*. No obstante, quiero dejar constancia de la opinión que me merecen tanto los psiquiatras como los psicólogos. (Cuestión que ya expreso en: *Las dudosas ciencias de la psiquiatría y la psicología*. Capítulo 13). Pero he pensado que, podría ser una buena referencia, para realizar esta introducción.

En ellas he encontrado, una relación entre la obesidad que se considera rebelde y el desarrollo de *enfermedades psiquiátricas*. Mayormente, las que más se padecen son las que provocan *depresión*. El hecho, de hallarse dentro de un cuerpo, al que la mente le cuesta mucho de asumir, crea una continua ansiedad que se retroalimenta a sí misma. Precisamente, esto se mediatiza, mediante un bucle cargado de costumbres dañinas para la salud. Lo que impide que se descubra una salida, dentro del laberinto donde se halla el enfermo. Tengo que hacer la aclaración que, en el redactado, si no hablo de otras enfermedades asociadas a la obesidad, es porque considero que eso saldría del cometido de esta parte del capítulo, donde solo se analizan las consecuencias psíquicas.

Como solución, después de la recopilación de varias páginas. Lo que he podido observar, explicado en términos generales, es los que los clínicos psiquiatras, ante estas situaciones, prescriben, un tratamiento donde figuran los *psicofármacos*, apoyados por medicamentos que ayuden al metabolismo a diluir la grasa.

En cuanto a las páginas de psicología, partidarias de las terapias, he apreciado todo tipo de teorías variopintas. Aunque en todas se encuentra un sinónimo común, la voluntad, *basada en un cambio de hábitos*. Y hasta ahí podría estar de acuerdo. Pero, ¿cuándo busco cómo se debe hacer ese cambio? No he encontrado ninguna respuesta que sea convincente.

Siguiendo las líneas generales de este ensayo, en este caso no voy a dar soluciones, solo deseo evidenciar la pobreza de respuestas, tanto en el caso de los psiquiatras que todo lo arreglan con química, como si nos planteamos los procedimientos de los psicólogos, que hacen de la voluntad un baluarte, para conseguir adelgazar. Está claro, que la ciencia con todos sus adelantos, no ha conseguido, hasta ahora, encontrar la fórmula mágica que, al igual que la piedra filosofal, consiga convertir a un obeso, en una persona esbelta. Y por si hubiera alguna duda, voy a usar el ejemplo que, en forma de pregunta, he utilizado cuando algún médico me discutía este asunto. ¿Cómo te puedes explicar que haya tanta gente obesa en el mundo pretendiendo adelgazar?

Pero, también, hay otras soluciones que, si bien, no son naturales, sí que pueden llegar a ser efectivas de inmediato. Me estoy refiriendo, a las que se realizan mediante cirugía. En realidad, estoy hablando de dos tipos de intervenciones muy distintas. Las primeras que relataré, tienen un fin que se podría considerar médico, entre tanto las segundas, su objetivo persigue salvar las penas que ocasiona un cuerpo que la mente rechaza.

Por lo que empezaré con las denominadas *reducciones de estómago*. Dentro de este particular, coexisten varias posibilidades que van desde el llamado método *POSE*, las bandas ajustables, *AGB*, el bypass gástrico *BPG*, la gastrectomía vertical en manga *VSG*, entre otros. Dados los continuos estudios, que se están realizando, pueden surgir otros nuevos. No obstante, hay que hacer una advertencia, cada uno de ellos tiene sus ventajas e inconvenientes, pudiendo conseguirse resultados muy distintos dependiendo del enfermo.

Para ser candidato a la llamada *cirugía bariátrica* (reducción de estómago). El sujeto debe ser declarado idóneo para este tipo de intervención, aunque una de las condiciones *sine qua non* es que el *IMC* supere el 40 (obesidad mórbida). Una vez confirmada esta situación, se realizan distintas pruebas físicas, destacando las endocrinas y analíticas. De cualquier modo, los requisitos pueden variar según en qué comunidades autónomas, con la particularidad que no todas ellas realizan en la actualidad este tipo de operaciones.

Una vez conseguido el peso, las personas tendrán que aprender a comer de una manera comedida. Aunque su estómago, al estar reducido, tendrá una sensación de hartazgo ingiriendo menos cantidad de alimentos. Sin embargo, hay que destacar que el referido estomago es elástico, por lo que, si por motivos propios de la ansiedad persistiera comiendo, con los años se volvería a encontrar en la misma situación de antes de la operación.

La segunda opción en ningún caso es atendida por la *Seguridad Social*. La historia de moldear el cuerpo mediante cirugía, empezó a realizarse por allí los años veinte en *Estados Unidos*. Ahí se hizo el primer ensayo para la eliminación de grasa. Fue realizado de una manera muy rudimentaria. Ya que se extirpaba el exceso de grasa con la piel, dejando como consecuencia terribles cicatrices. Todo ello acompañado, de los peligros que entrañaba una operación donde no se utilizaban antibióticos. No fue hasta 1.977, cuando el cirujano francés *Gerard Yves Illouz*, tuvo la genial ocurrencia de aplicar una cánula, introduciéndola en la piel, con movimientos de vaivén y la ayuda de un aspirador, iniciando de esta manera la absorción del tejido graso.

Son muchas las modificaciones que desde entonces ha sufrido este procedimiento. Con ellas, una operación que se hacía con anestesia general, se ha podido conseguir que se realice con anestesia local. Las cánulas, redujeron ostensiblemente su diámetro, perdiendo gran parte de su traumatismo. Lo que representó que se realizara de forma ambulatoria. Se podría considerar que, en el ya largo periplo de experiencias, ha habido sonoros fracasos, acompañados de reconocidos éxitos. Todo ello ha contribuido, para que, en la actualidad, sea una de las intervenciones estéticas más demandadas.

Pero dentro de la multitud de personas que, en la actualidad, se someten a la liposucción, se ha ido generalizando de tal manera este tipo de operaciones que, en el seno de la medicina, coexiste el *intrusismo*. Exactamente, me estoy refiriendo a que ciertos médicos que, sin la preparación adecuada, ofrecen sus servicios. Cuestión que ha sido varias veces denunciada por la *Sociedad Española de Cirugía Plástica, Reparadora y Estética*. Esta ha solicitado reiteradamente a la autoridad competente que se penalice a los intrusos con severas penas, llegando incluso a condenas de cárcel. Por otra parte, se elogia a los profesionales que ponen coto al mal uso que se puede demandar de este tipo de cirugía, como puede ser el caso, entre otros, del aumento de mama en las menores.

Este tipo de cirugía, como es evidente, no trata solamente a la obesidad, sino que se extiende a otros campos ajenos a lo que, en este caso, estamos estudiando. Pero, para hacer un justo análisis de todas estas prácticas, tengo que decir, ante todo, que son absolutamente respetables. Si bien, son propias de un mundo de opulencia y superficialidad. Estoy en el convencimiento que, los profesionales, así como también los usuarios de estos servicios médicos, estarán en un franco desacuerdo, con los adjetivos que he propuesto. Pero, a mi entender, estas especialidades en determinadas circunstancias, pervierten el fin histórico de la medicina.

Buscando una respuesta que pueda justificar el mal uso que se hace de la medicina, podría aceptar que cada uno con su cuerpo puede hacer lo que quiera. Y ahí no tengo nada más que objetar. Salvo que, en mi opinión, la gran perdedora es eso tan pregonado por doquier: «*La bioética*». Por lo que me cuesta comprender no haber encontrado ningún foro médico donde se hayan denunciado unas prácticas auspiciadas por falsos doctores. Sí, porque, aunque no niego que sean médicos, se adjudican un doctorado que, en la mayoría de ocasiones, no poseen. (De acuerdo como manifestaba en *Cuestión de interlocutores*. Capítulo 3).

Finalizaré volviendo al intrusismo. Pero esta vez, es el que se practica fuera de las especialidades de la salud. Ahí es donde se encuentran, algunos que se toman prerrogativas, con fines absolutamente comerciales. Y, dada su capacidad de difusión, son los que más daños pueden causar. Me estoy refiriendo, a los distintos mensajes contradictorios, provenientes de distintos fabricantes de la industria alimentaria. Es una guerra de productos, donde son publicitados vendiendo sus ventajas, acompañados de nombres que invitan a pensar que no engordan. Creando, con ello, expectativas que no son reales.

Al parecer, dentro de este ámbito, cualquiera se cree capacitado para impartir consejos que combaten la obesidad. Desde los *Herbolarios*, que expenden pastillas o hierbas mágicas, los *Gimnasios* donde el *personal trainer*, acostumbra a ser conocedor de recetas ideales o hasta las soluciones que, algunas *farmacias,* expenden con píldoras propias de *Parafarmacia*. Todo este conglomerado de soluciones, lo que crea en la sociedad, es la proliferación de mitos alimentarios. Donde hay productos que se vuelven tabú, quizás el más absurdo que conozco, es la recomendación de que la miga de pan se ha de evitar y lo que no engorda es la corteza. Cuando en realidad es todo lo contrario.

Es cierto que, en la sociedad moderna, amplios sectores han visto en la obesidad, una manera de lucrarse. Y, para ello, no han tenido ningún reparo, en manipular las opiniones, mediante comunicaciones de marketing científico. Especialmente estudiado para impactar en aquellas personas que, con mucha razón o poca, mantienen una personal contienda con sus kilos.

Capítulo 16

Errores de organización, clínicos, sanitarios y otros

El inicio de este capítulo me ha trasladado a mis esencias de consultor. En aquellos tiempos viví las experiencias de mi trabajo en *Clínicas* propiedad de *Instituciones Religiosas*. Eran momentos de cambios hacia la profesionalización. Creo preciso reconocer que, a pesar de que buscamos información en la consultoría, poca había de una forma práctica en este país. Esto ofrecía muchas posibilidades para el mundo hospitalario. Ya que, en este aspecto, como en otros, había muchas cosas que hacer. Quizás, al ser de más reducido tamaño estos lugares de asistencia, nos dio la oportunidad de poder corregir mejor los errores que, sin duda, fuimos cometiendo en la implementación de los cambios. Sin embargo, deseo destacar uno sobre los demás. Y este era hacerle entender a la propiedad que, una organización hospitalaria, tenía que ser, ante todo, una *empresa*.

Concepto que tiende a ser desconocido generalmente en sus particularidades, más especialmente, por los profesionales de la salud. Un centro sanitario (hospital) es, por encima de cualquier cosa, una empresa. Quizás el error se encuentre en entender el conocimiento, de lo que significa esta palabra. Pues parece natural que, los saberes técnicos que se imparten en la universidad, obvien algunas cosas que los enseñantes dan por supuesto. Si bien, eso esconde una realidad. Ya que muy a menudo, el médico ignora en su ejercicio, todos los valores que contiene la razón de ser de una empresa. Por lo que creo preciso antes de entrar en los detalles, desarrollar el concepto, a fin de que se entienda mejor.

El vocablo en sí, siempre se explica como algo evidentemente mercantilista y ese es el primer error. Ya que lo que se advierte de inmediato, es la finalidad de creación de dinero. Si bien, lo que realmente quiere decir la palabra en cuestión es: «*Objetivo*». El mal uso que cotidianamente se hace de ciertas palabras, crea supuestos, como el que ahora estamos estudiando. Una empresa puede significar muchas cosas. Pero todas deben poseer la finalidad del *logro*. Cuando alguien manifiesta que trabaja en una empresa, lo que está haciendo, aunque realmente lo ignore, no es hablar de las paredes que la cobijan, ni tampoco de las instalaciones o de la maquinaria, ni tan solo de los compañeros o los directivos. Lo que está expresando es algo global, y eso es a lo que se dedica la organización, y cuáles son concretamente sus objetivos.

Planteamiento que nos traslada a la gran pregunta: «¿Cuál debe ser el objetivo de una organización hospitalaria?» La respuesta, por ser aparentemente sencilla, es complicada. O, mejor dicho, es mal interpretada. Podría parecer fácil contestar que, la finalidad de un hospital, solo es sanar. Pero, ¿estaríamos dando la respuesta adecuada? No. Una organización hospitalaria, deben ser muchas más cosas, de lo contrario, no podría sobrevivir. Con eso, uno de los valores que se tienden a confundir por sus integrantes, son dos conceptos muy parecidos, pero en el fondo muy distintos. Se trata de las aptitudes: «*Eficiencia y Eficacia*». Hasta el mismo diccionario, llega a mezclar según como se lea, ambos términos.

Pero vamos a ver, lo que a mi juicio se debe entender por: «*Eficiencia*». Realmente la eficiencia, solo la puede poseer una *máquina*, cuando funciona de acuerdo a los parámetros que ha sido fabricada; en el momento que, por cualquier motivo lo deja de hacer, es un aparato estropeado y, por ello, no es eficiente. Por ese motivo, cuando leo o escucho que, determinado profesional, es muy eficiente: «Lo que están queriendo decir, es que se ciñe exactamente a los *reglamentos*, pero sin tener en cuenta cualquier *variable* que le pueda surgir». Estos tipos de profesionales, abundan desgraciadamente mucho en los hospitales y son, muchas veces, la causa de los fallecimientos de enfermos. Aunque nunca se les podrá acusar de no haber cumplido escrupulosamente con los protocolos.

Por otra parte: «*Eficacia* es imposible que la posea una máquina». Pues esta se debe regir (como ya he manifestado) por el diseño por el que ha sido creado el ingenio. Sin embargo, un profesional sí lo puede ser. Y no solo eso, sino que, en mi opinión, debe ser ante todo eficaz. No obstante, rara vez se escucha en los centros hospitalarios: «*Fulanito es muy eficaz*». Parece que haya un cierto pudor a reconocer, lo que representa la eficacia. Esta palabra, atesora una capacidad que tenemos tan solo los humanos. Lo que nos permite sortear con éxito, cualquier eventualidad que, por error u omisión, pudiera surgir. Eficacia, quiere decir: «*Una valiente interpretación de los protocolos de trabajo*». Y no quedarse en el: *no se pudo hacer nada*, cuando en el fondo se sabe que sí se podría haber hecho más. (En el libro: **Interpretación del éxito**, hay un extenso capítulo que desarrolla ampliamente ambos conceptos).

Lo expuesto es del todo indispensable que lo extendamos a la empresa o, lo que sería lo mismo, a la organización, en este caso hospitalaria. Quiere decir que, ante todo, una organización debe ser eficaz. Por mucho que, en algunas lecturas, hagan tantas odas a la eficiencia. Siempre, en mi opinión de muchos años de consultor, equivale a deshacer otro entuerto, generalmente aceptado dentro de las empresas y, como no podría ser de otra manera, en las hospitalarias también. Se trata del error de creer que, lo importante sobre todas las cosas, son las *personas en singular*, que componen la organización.

¿Sorprendido verdad? Esta opinión la extraigo de mis experiencias, en los cuadros de mando de siempre (me refiero a aquellos que están instaurados desde hace años) hay un exceso de *buenismo*, que pretende socializar las responsabilidades, en perjuicio del interés de la organización. Y, como consecuencia de esta voluntad imperante, provoca unos costes añadidos, que se pagan en perjuicio de unos mejores resultados.

La gran falacia, a mi entender, se mantiene como ya he indicado, desde dentro de algunos órganos *de dirección*. Y, como no podría ser de otra manera, con la complicidad de los *sindicatos*. Los primeros, por la relación surgida de años, entre las distintas personas, que hoy gobiernan el centro. Lo que provoca que, muy a menudo, se ignore que, algunos de esos antiguos conocidos, no estén desarrollando su trabajo de un modo eficaz. Pues, lo que, en realidad prima, en los mentados estamentos de dirección, es lo que estos personajes representaron un día para el hospital. Pero, sin embargo, lo que parece que se desconoce, es el verdadero engorro que representan para la organización actual del centro. Los sindicatos defienden a cualquier profesional, sin distinguir si hace las cosas bien o mal. Simplemente tiene todos sus derechos, por pertenecer a la plantilla, sin más.

La situación, vista sin profundizar, puede representar, para quien de una manera externa la contemple, una actitud deshumanizada que desarrolla el consultor. Cuando, en busca de la eficacia, reorganiza la plantilla del centro hospitalario. Se observa que son muchos los profesionales que aún mantienen un reconocimiento, pero que se quedaron rezagados, con la llegada de las nuevas metodologías. No, no me estoy refiriendo a la de los soportes informáticos, sino a las otras, las más sofisticadas, esas que requieren un verdadero cambio de mentalidad. Y, donde no sirven en absoluto, las razones que solo se basan en el esfuerzo individual. Quedándose de esta forma las aptitudes obsoletas, lo que se evidencia aún más, al rechazar la implantación de los nuevos conocimientos.

Esto crea una paradoja contradictoria, entre ciertos profesionales que, pueden estar por su antigüedad, en algunos lugares claves de la organización. Al no comprender con exactitud, cuál es el cometido más importante que tiene su labor. Es fácil encontrarlos siempre quejándose del entorno y aludiendo que, antiguamente, las cosas no eran así. Exteriorizan una gran incapacidad para delegar, que se manifiesta con un departamento caótico, donde se crean continuamente nuevos problemas. En algunos centros, son considerados al igual que *vacas sagradas*, a los que hay que evitar, de todas las maneras. Pues de lo contrario, representa entrar a consultar, buscando la solución de un problema y, a la salida, tener dos problemas que resolver.

Ese es el motivo principal, por el que afirmaba que, las personas, no son lo más importante en una organización, sino que lo que se ha de valorar de ellas, es su capacidad de adaptación a los nuevos tiempos. Y abandonar esa causa que mantienen algunos con la eficiencia, como baluarte a defender a cualquier coste. Y acepten que es una dificultad añadida, para la organización. Si bien, creo preciso aclarar que ser eficaz, forma parte de una aptitud que, con el tiempo, también se transforma en actitud que permite enfrentarse al cambio.

Todo lo expuesto, suele suceder de una forma tan habitual que puede pasar desapercibido por los jóvenes profesionales de la salud. Para ellos, no importará el rango que ocupen dentro de la organización. Eso se acepta de tal manera, que se considera un obstáculo propio de las circunstancias que, irremediablemente, tienen que soportar. Lo más curioso es que, con el tiempo, todo aquello que se consideraba eficaz, habrá pasado a considerarse eficiente. Pero para esos días, habrán surgido otros nuevos protocolos de trabajo que indicarán lo que es eficiente. El secreto de todo es saberlo asimilar y evolucionar con los tiempos. Concretando, sería lo mismo que afirmar que sin creatividad no habría evolución.

Curiosa reflexión que invito a hacerla en su totalidad. Pues, precisamente, en la ambivalencia, que tienen estas dos palabras que hemos analizado, es donde surgen con más frecuencia, los errores de los centros hospitalarios.

Más adelante, enumeraré algunos que, por habituales, son de imprescindible mención. No obstante, tengo que hacer la aclaración que, lo que detallo, es la opinión de varios médicos que he consultado, de distintos centros, y también de algunos que poseen consulta propia. A la vez, creo necesario insistir que, este libro está compuesto por algunas observaciones que, de ninguna manera, desearía que fueran interpretadas por los lectores, como críticas destructivas, si no que su finalidad, como ya anuncio en el prólogo, puedan ser útiles para la reflexión.

Sin embargo, antes de comenzar a evidenciar las distintas situaciones adversas, que pueden surgir en un hospital, o, en su caso, como consecuencia de una consulta, creo preciso recordar la valiosísima labor que se desarrolla en estos lugares. Gracias a estas atenciones, muchas gentes (entre ellas yo) lo podemos contar. Ante todo, sería deseable que los errores de los centros médicos, como los que se originan en el ámbito de las consultas, fueran del todo evitables. Con esta finalidad, de una forma u otra, a lo largo de los tiempos, se han ido implementando nuevos controles. Y, con ello, trabajando, ante la gran dificultad que representa tener que atender a varios enfermos (cuando quizás debería decir muchos) con muy poca disposición de tiempo. Por una exigua plantilla de profesionales, a los que se deben incluir, tanto médicos, como sanitarios de enfermería.

No por eso, se pueden ignorar otras causas. Y, una de ellas, la principal, es que el médico es un ser humano, al igual que lo es también el enfermo que atiende. Afirmación que parece obvia. Pues con esta premisa, tantas veces olvidada, podría justificarse la responsabilidad de los posibles errores que se cometen, en las *jornadas maratonianas* que, en ocasiones, se ven obligados a realizar. También, sería cuestión de comprobar los fallidos estados de ánimo que el profesional puede sufrir. Por lo que no tiene validez en absoluto culpar de negligencia, aquel que, por los motivos nombrados, de ninguna manera ha tenido intención de cometerla.

Si bien, a los que sí entiendo que se les debería exigir responsabilidades, es a la organización de los centros, tanto sean hospitalarios, como de asistencia primaria. Son aquellos que, añadiendo los motivos que hasta ahora he estado exponiendo, buscan la eficiencia económica, recortando plantillas y cerrando instalaciones. Inconveniente que, como ese daño no se evidencia de una forma directa, se hace muy difícil de percibir, por el usuario en general. Como ejemplo, valga esta reflexión: «El comandante de un avión, el conductor de un tren o, el mismo conductor de un autocar, realizan trabajos donde la vida de los demás, está en sus manos». Aquí es donde me pregunto: «¿Por qué a todos

ellos se les prohíbe terminantemente excederse de las horas autorizadas?»
Salvo al comandante, que le acompaña siempre el copiloto. Y, sin embargo, a
los médicos, no solo no se les prohíbe, sino que se les obliga a hacer jornadas
de 24 horas y, algunas veces más.

Cruda reflexión que podría contestar varias situaciones, de culpabilidad,
injustas. Y, a lo que parece, nadie distingue los motivos por lo que ocurre.
Llama poderosamente la atención que, después de haberse producido el accidente, sea de avión, como de autobús o incluso ferroviario, pronto se buscan
las responsabilidades, analizando la caja negra o el tacógrafo. No solo para
comprobar a la velocidad a que iban el aparato o los vehículos, sino también,
para evidenciar las horas de descanso, de la persona que tenía la responsabilidad de pilotar o conducir. Puedo decir aún más, con motivo de los luctuosos
hechos producidos por el segundo piloto del vuelo 9525 de *Germanwings*, se
plantearon cambios de todos los controles, prohibiéndose trabajar a nadie que
estuviera sufriendo un determinado estado de depresión.

Parece que lo que se olvida, es la afirmación que he hecho anteriormente.
Al personal sanitario generalmente, no se les reconoce la condición de seres
humanos. Y, visto de esta manera, se debe suponer que son robots. Los cuales
no precisan descansar, ni tampoco les afectan los problemas personales que
puedan padecer. Naturalmente, ¿ellos ya se supone que deben conocer las
maneras para que no les afecte? Pues de otra forma, no se prestarían a trabajar
en estas condiciones. Quien pueda opinar así, ignora totalmente el mundo
sanitario. Pues, como planteo en otro lugar del estudio, esta labor, no se distingue precisamente por el buen trato que reciben los profesionales. El ejercicio
de la medicina, está plagado de todo tipo de precariedades, con unos emolumentos muchas veces insuficientes y jornadas inacabables.

Visto así es posible que algunos se pregunten: «¿Por qué, a pesar de todo,
hay tantas personas que se dedican a la medicina?» Pues, por una sola razón:
«*La vocación de ayudar al prójimo*». Ese es el motivo, por el que, los profesionales de la salud, deberían merecer toda la admiración de nosotros. Y, no
las críticas feroces que en más de una ocasión reciben, cuando a un familiar, no le están saliendo las cosas como normalmente todos desearían. Sí,
de acuerdo que, muchas veces los profesionales adolecen de herramientas de
comunicación (eso es precisamente, una de las cosas que, en este estudio,
pretendo ofrecer para su reflexión). Pero, cualquiera que me pueda leer, que
sea ajeno al mundo de la medicina, le ruego que recuerde, lo que he expuesto
anteriormente. Ya que eso y, solamente eso, es lo que sustenta la voluntad del
clínico.

Una vez concluida toda esta aclaración. Paso a exponer las diversas incidencias que se dan tanto en los centros hospitalarios, como en las consultas clínicas. En todos hay que tener en cuenta la aglomeración, que por motivos de enfermedad u otras causas se relacionan con personas que pueden sufrir una posible bajada de defensas. Lo cual hace que sea más fácil la incubación de patógenos en esos lugares.

De cualesquiera de los errores que se pueden cometer, el más acusado es el de la *medicación*. Cuestión que invita a preguntarse: «¿Por qué ocurre de un modo tan usual?» Vamos, pues, a analizar la seguridad que ofrece actualmente la *administración de medicamentos*. Debido a los continuos cambios de preparados que estos últimos años han venido experimentándose. Diversos estudios han demostrado un aumento de la *morbilidad* y, en consecuencia, de la *mortalidad* producidos por la ingestión de medicamentos.

Lo más preocupante es que los errores se producen, en gran medida, durante la atención clínica. Ya que posteriormente, en el ambulatorio, cambian el tipo de irregularidades. La complejidad, en los centros hospitalarios, se extiende a los distintos procesos; donde participan: *Selección* (medicamento erróneo) *Transcripción* (descuido de dosis o de medicamento) *Dispensación* (cantidad incorrecta o, enfermo equivocado) *Administración* (frecuencia o duración erróneas) y finalmente *Seguimiento* (control de posibles resultados adversos). Todos estos pasos generalmente son atendidos por distintos profesionales. Lo cual produce un mayor riesgo de equivocación. Algunas veces es imprevisible controlar los posibles cambios que se causan por las prescripciones de otros clínicos, los cuales deben atender otra enfermedad, asociada o no, a la que provocó la atención de hospitalización o la posterior ambulatoria.

Cualesquiera de las irregularidades que surgen, deberían ser imputables al diseño que tiene el recorrido de los fármacos y muy pocas veces, como generalmente ocurre, a los profesionales (aquí no se debe distinguir ni al clínico, ni al sanitario). Otra cuestión son los que se administran en consultas de atención primaria. Ahí los errores de prescripción vienen motivados principalmente por tres motivos: uno, por el cansancio del médico al tener que atender a tantos enfermos. Otro, por las contraindicaciones de otras recetas, facultadas por clínicos que tratan otras dolencias. Y finalmente, por el desconocimiento propiamente del fármaco que se receta. (De acuerdo como más ampliamente detallo en: *Los medicamentos*. Capítulo 19).

Hoy en día, casi todas las infecciones hospitalarias o nosocomiales, son causadas por microorganismos comunes que frecuentemente se hallan entre la población en general. No obstante, esta inmunidad, no se observa en los enfermos hospitalizados. Estos se encuentran debilitados por motivos varios, como pueden ser: enfermedades graves, por su avanzada edad o, incluso, por una excesiva permanencia en el centro. Ahí es frecuente localizar: *bacterias, virus, hongos, parásitos, etcétera.* Empero, algunas veces se ignora si estos ya las estaban incubando antes de ser ingresados. Para ello es recomendable establecer un plazo de hasta 72 horas, para saber si la infección proviene del centro o el ingresado ya era portador. Cuestión que es importante para poder corregir los posibles focos.

Los microorganismos se localizan en reservorios y, desde allí, pueden colonizar a los enfermos, mediante *contactos* generalmente con el propio personal sanitario del centro. Los medios de contagio son las *vías respiratorias*, también tienen especial incidencia los *ojos*, las *mucosas*, la *uretra*, el *tracto genital* y el *tracto digestivo*. Todos ellos son la puerta de entrada a la infección. Por otra parte, independientemente del contacto humano, se localizan los reservorios en las fuentes ambientales o de ventilación, también se pueden localizar en rincones del hospital de poco uso o, incluso, en algunos suelos, techos o paredes de difícil acceso para la limpieza. A la vez, también en los dispositivos médicos, algunos se contaminan después de ser utilizados; eso ocurre, cuando por olvido permanecen húmedos, debido a que el procedimiento de desinfección no ha sido el adecuado. Solo mencionar que los contagios que se dan en las consultas clínicas, son de difícil justificación. (Precisamente en: *Espacios y entornos médicos,* se ofrece una amplia explicación. Capítulo 18).

Podría hacerse una detallada lista de todos los móviles que participan en la infección. Pero este estudio no trata en absoluto de procedimientos científicos. Y, si he pensado desarrollar una parte, no es para los lectores profesionales que evidentemente dominan perfectamente lo que aquí expreso, sino para los que, en este caso, como yo mismo, somos ajenos a los conocimientos de la medicina.

Antiguamente había infecciones que eran transmitidas por *transfusiones*, tales son las de *hepatitis B, VIH,* etcétera. Esto representaba una tragedia bastante habitual. No obstante, es para celebrar que desde que se realiza el *screening* de la sangre donada, han bajado muchísimo este tipo de incidentes. Por lo que se puede decir que en la mayoría de centros, están totalmente controlados. Pero aun, ocasionalmente, surge la noticia de un nuevo suceso, al que es muy difícil encontrarle explicación.

Aún recuerdo, hace pocos años, cómo surgió en la prensa una noticia que para mí resulta inexplicable. Se trata de lo siguiente: «En los contenedores cercanos a un centro hospitalario, apareció gran cantidad de documentación perteneciente a fichas médicas de pacientes (así es como lo explicaban los periódicos)». La pregunta que me surge, debido a lo reciente de este acontecimiento es ¿cómo pudo suceder? Recordando esto acude a mi memoria otro asunto sucedido hace más años, donde en el contenedor aledaño de otro hospital se encontraron desechos de intervenciones. Todo ello me hace comprender que ciertos fallos siempre están latentes y, es de suponer, que esta atención esté en la agenda de la dirección de los centros.

Analizando otro error, uno de los incidentes, a los que bien le podríamos llamar accidentes, son las *caídas en los hospitales*. Desgraciadamente, y hablo por experiencia, eso ocurre de un modo más habitual de lo que sería deseable. De mis documentaciones extraigo que un 33% de personas mayores de 65 años y un 50% de personas mayores de 80 años, sufren este tipo de accidentes durante su hospitalización. Todos estos sucesos, que trastocan la hospitalización, se atribuyen a diversos factores como son: «El estado de debilidad, la edad, el estado cognitivo y la prolongada estancia en el centro, en alguno de ellos se pueden observar severos traumatismos».

A lo que parece, todos los hospitales, en mayor o menor medida, sufren este tipo de incidencias que, en mi opinión de usuario, deberían ser del todo evitables. Parece que no se disponga de tiempo, para estudiar las maneras como se podrían impedir. Porque, lejos de disminuir, se mantienen día tras día. Aquí, como en las ocasiones anteriores, debo responsabilizar ante todo a la implantación de unos protocolos adecuados, entendibles y de debido cumplimiento por el personal de enfermería, aunque siempre deberá prevalecer una aptitud eficaz.

Interesante apostilla. Pues esta puede ser la principal causa de que ocurran los accidentes. Me refiero al hecho que, si el sanitario sigue al pie de la letra los protocolos habilitados, en alguna ocasión, puede dejar en un total desamparo al enfermo, en tanto que, en otras, se le hace sufrir inútilmente. Aunque no creo que sea procedente ofrecer ninguna solución. Sí, como interno, que ha sufrido en dos ocasiones estos incidentes, creo que se debería disponer, dentro del programa de prevención, de una clasificación de enfermos con más riesgos. Y, con ello, identificar las actividades asociadas al incidente, para prestarles en esos precisos momentos una mayor atención.

Otra causa de errores que han dejado de ser frecuentes, son los *quirúrgicos*. Si bien, como vengo repitiendo, no soy experto para poder opinar sobre ellos. Pero tengo que manifestar que estoy en la seguridad que cualesquiera de los errores que puedan suceder, están dentro de una serie de sucesos inesperados. En este trabajo, como en todos, donde surgen los accidentes, no es por una sola razón, sino que es la suma de una serie de factores que, muchas veces, hacen difícil su evaluación. Particularmente para los profesionales que intervienen.

Eso debería hacer recapacitar sobre la eficiencia y la eficacia. Una operación puede haber sido realizada de un modo muy eficiente. Pero, sin embargo, el enfermo ha fallecido. Quizás, si se hubiera arriesgado y no se hubieran respetado todos los protocolos, la acción hubiera resultado eficaz. Representando, por tanto, salvar la vida al intervenido. Si bien, independientemente de una perfecta planificación del trabajo a desarrollar, se precisa *mucha seguridad en lo que se va a hacer*. En mi opinión, ahí suele estar la diferencia, entre los profesionales que son considerados una eminencia y los otros.

Otro de los errores son los *diagnósticos precipitados*. Fallos que ocurren, cuando se abusa del llamado *ojo clínico* y, en consecuencia, se actúa por supuestos. Negligencias que, a pesar que en ocasiones pueden representar la muerte de las personas, continúan persistiendo. Suceden generalmente, cuando el enfermo se persona en el *Servicio de Urgencias* de un hospital, manifestando algún tipo de molestia. Después de hacerle un diagnóstico, evidentemente equivocado, se le envía a casa. Las causas pueden ser variadas: «Unas debido al cansancio de los clínicos que lo atienden, otras a la propia bisoñez del médico y una tercera, a la cantidad de personas que esperan para ser atendidas». En todas ellas, en mi opinión, no hay ninguna imputable a los médicos. Y sí, a los responsables de la organización del centro. Quienes, en busca de la eficiencia económica, recortan los medios.

También suelen suceder en las consultas de *Atención Primaria*. Allí el error es producido, generalmente, por el poco tiempo que se dispone para realizar un diagnóstico. Estas situaciones son una verdadera lotería. Pues el médico, salvando alguna ocasión muy clara, se ve obligado a usar *el ojo clínico*, produciéndose un posible dictamen erróneo. Aunque, normalmente, no suelen revestir la gravedad de los anteriores. También, y en mi opinión, la negligencia es imputable a los responsables de la organización. Por lo mismos motivos que ya he apuntado.

Las pruebas médicas innecesarias, representan un alto coste para las arcas de la *Seguridad Social*. Lo que motiva, principalmente, esos usos indebidos, son los casos mencionados en los dos apartados anteriores. Un determinado porcentaje de médicos, ante el temor de recibir reclamaciones y, viéndose imposibilitados de hacer las comprobaciones personalmente, se cubren solicitando pruebas que en otro caso serían del todo innecesarias.

Los Seguros Privados, por otra parte, también realizan pruebas innecesarias, con las consabidas molestias para los usuarios. Lo que ocurre es que aquí la necesidad es básicamente mercantilista. Ya que los facultativos han encontrado en los porcentajes que cobran por prueba realizada, una forma de paliar sus exiguos ingresos, que reciben por cada enfermo que atienden. Lo peor de todo esto, es que las compañías aseguradoras conocen perfectamente lo que está sucediendo. Lo que me hace pensar que en el fondo sus dirigentes tienen unos intereses espurios.

El caos que produce la gripe. Evidentemente, cada año viene sucediéndose en las épocas invernales, en todos los hospitales públicos. A este conflicto se le puede denominar como error continuado o, mejor sería mencionarlo, como falta de previsión. Ocurre año tras año y, de esa reiteración, debemos responsabilizar a la organización. Parece hasta cómico, escuchar las letanías que públicamente repiten los responsables: «*Este año el brote ha sido muy…* Pero no, es demasiado trágico para reírse». Cada año se repiten las mismas excusas, sin aportar ninguna solución. En el caso que algún lector pudiera pensar que es una cuestión de presupuestos, le indicaría que, ante todo, es una cuestión de necesidad y de respeto al contribuyente. Me pregunto: «¿Qué motivo puede haber, para que las enfermeras no atiendan gripes o simples constipados?» Lo expuesto, puede servir, para medir la verdadera dimensión que se manifiesta con la organización eficiente. (Precisamente en: *Los derechos de los médicos.* Capítulo 20, hago patente esta necesidad).

Pero antes de dar por finalizados los errores de los médicos, quiero destacar uno que, precisamente, es producto de estos tiempos. Donde muchas veces se cree que la medicina, en el uso de la eficiencia, lo puede todo. Ahí es el momento que los clínicos pueden pecar de celo profesional. Pretendiendo resolver una enfermedad que ni siquiera se ha manifestado. Para que esto suceda, basta una prueba realizada dentro de un *Chequeo*, para que este pueda vaticinar una anomalía que por sí sola el organismo resolvería. A partir de ahí se empieza a medicar o, en otros casos, se cree necesaria una intervención. Y así se inician las posibles *iatrogenias* que pueden llegar a hacer estragos en la salud que, antes de las pruebas, poseía el ahora enfermo.

A pesar que el corporativismo en esta profesión es muy elevado, mi sorpresa ha sido grande. Al leer con fecha 11/2/2017 en las páginas del periódico *La Vanguardia*, una denuncia de la *Organización Médica Colegial,* y la *Sociedad Española de Salud Pública y Administración Sanitaria*, donde se exponían estas cuestiones de una forma más detallada, así como el alto coste, que estos errores representaban para las arcas de la *Seguridad Social*.

Las enfermeras ante la eficiencia y la eficacia. Lo que voy a exponer, es un claro ejemplo de estas dos aptitudes, a las que también he determinado como actitudes. La historia, que a continuación relato, se publicó recientemente en los medios de información escrita. Se trata de lo siguiente: «Una conocida escritora se personó en un gran hospital, ya que había sufrido un pequeño accidente en su domicilio». Hallándose en la sala de espera del centro, escuchó los continuos lamentos de una joven, con tanta insistencia que no tuvo por menos que volver a dirigirse a la enfermera que le había atendido y preguntarle: «¿Por qué no se prestaba atención a la joven?» La enfermera le respondió: «Que el médico estaba en su tiempo de descanso y que ese motivo no entraba en el protocolo para llamarlo».

Por lo que averiguó, se trataba de una otitis, la joven en cuestión, tiempo después, cayó desmayada de dolor. Parece que entonces sí era una causa suficiente para despertar al médico. No es que la enfermera fuera cruel, simplemente estaba cumpliendo eficientemente el protocolo para estos casos. La sanitaria en cuestión, fue incapaz de tener una actitud eficaz, que hubiera evitado el sufrimiento de aquella persona. Y que, de cualquier forma, no habría evitado robarle al médico su seguro y necesario descanso.

Este caso es extrapolable a cualquier otra atención, como puede ser la asistencia ante una llamada de un enfermo ingresado. Se da la circunstancia que, muchos enfermos, usan continuamente las llamadas a las sanitarias por cualquier motivo y estas, presumiéndolo, lo demoran. Hasta que llega una ocasión que es verdaderamente necesaria su atención. Estoy seguro, que alguien se estará preguntando: «¿Cómo se puede solucionar la situación que planteo?» La respuesta me consta que no está en el protocolo. Pero sería del todo preciso que lo estuviera: «*Dialogando*». Sí, se le tiene que hacer entender a este tipo de enfermos que, debido a las muchas tareas que se tienen que atender, en caso de necesidad pueden usar, dos tipos de avisos: «Normales y Urgentes», mediante dos llamadas o una.

Esto último me ha recordado otro error, a mi juicio, con los nuevos ingresados. El que está hospitalizado por primera vez, desconoce todas las costumbres del centro. Incluyendo, la diferencia de rangos, entre una enfermera, una auxiliar o incluso la responsable de sala. Todo esto se puede extender a los nombres y a un sinfín de detalles, que beneficiarían las relaciones entre enfermeras y enfermo y, como consecuencia, las haría más fluidas. Pero, por el contrario, parece que, lo que se impone, es la premura de las tareas que tienen que realizar las sanitarias. Y que el enfermo es algo inanimado y pasivo. No tengo ninguna duda que aquí también, como anteriormente apuntaba en el caso del médico, el estado psicológico de la sanitaria, será más importante que el ejercicio adecuado de procedimientos y protocolos.

Si alguien se pregunta: «Por qué hago esta última afirmación, le indicaría que es fácil que, por muchos motivos, el enfermo pueda tener un carácter irritable». Ya que no es cuestión de educación, como algunas veces se suele decir. No solo son las molestias lógicas que, a cualquier humano, le hacen perder las formas, sino que también puede haber cuestiones neurológicas. Actitudes que, donde hacen más mella, es precisamente en la psiquis de las sanitarias. Creándoles en ocasiones un estado de ansiedad o estrés. Ahí es cuando se hace imprescindible que la enfermera jefa tome medidas para relevarla. Pues, de lo contrario, se vive una tensión en la sala que no beneficia a nadie.

Los errores de las farmacias. En la época de la informatización total, parece lógico que cada vez más se use la impresora para cualquier cosa, para todas, menos para extender recetas. Los médicos, siempre hablando en términos generales, prescriben los preparados, con abreviaturas. Y, a eso, se le debe añadir una letra que deja mucho que desear (conocida precisamente, como letra de médico). Antiguamente, podía haber una cierta justificación, debido a que no eran tantos los medicamentos que había en el mercado. Pero, en la actualidad, hay bastantes nombres que comienzan por la misma letra, con una fonética muy parecida. Si bien, están pensados para diferentes padecimientos.

Lo que comporta posibles errores en el momento que se expenden en las farmacias. Las prisas por entregar el producto y los supuestos que hace el licenciado farmacéutico provocan que se reitere el error, al no preguntar en caso de duda qué finalidad tiene la ingestión del preparado. Cierto que, en muchas ocasiones, son personas mayores, a los que les cuesta mucho explicar las motivaciones del medicamento. Pero, a poco que el farmacéutico indague, podrá deducir la finalidad del mismo. Idéntico error que se hace extensible a las dosis que están prescritas. Y, a la vez, la posible contraindicación de algún otro medicamento que tenga planificado dentro de los diversos tratamientos.

Aunque en la actualidad con las recetas electrónicas que se entregan a los que padecen enfermedades crónicas, el problema se ha mitigado, aún persiste en ciertas recetas. En mi opinión, esta es una responsabilidad que excede a la del médico, ya que también, debería ser extensible al farmacéutico. (Sirva esta afirmación, para anunciar una propuesta que, sobre este asunto planteo en: *Los medicamentos.* Capítulo 19). Allí, expongo que deberían ser los farmacéuticos, los que decidieran el fármaco, de acuerdo eso sí, con la prescripción del médico. De este modo, se podrían corregir los errores mentados.

Otra cuestión son las ambulancias. Hasta no hace tantos años, en este país, simplemente eran un medio de transporte para el enfermo, al igual que podría ser un automóvil, pero con la particularidad que podía viajar acostado. Con

213

el tiempo, se han ido medicalizando. Estando compuestas de una *UVI*, que conlleva la dotación de un médico especialista y un enfermero, a quienes acompañan dos técnicos en emergencias sanitarias. Evidentemente, estas se usan cuando el enfermo precisa una determinada atención. Coexisten otras, cuya dotación consiste en dos técnicos en emergencias. Es precisamente, en estas últimas, donde quiero hacer una consideración. El interior del vehículo está preparado para satisfacer todas las necesidades de los transportados y, hasta aquí, todo es correcto.

Los técnicos en emergencias, reciben el debido entrenamiento, para saber cómo tratar al enfermo en ausencia del médico. Con esto aprenden a moverlo, en el argot se denomina *empaquetarlo*. Una vez dentro de la ambulancia y, con la camilla debidamente *instalada en la bancada*, se puede proceder a dirigirse al lugar que corresponda. Sin embargo, hay un detalle que pasa desapercibido y quizás sea porque el enfermo que lo sufre, al no estar con sus facultades mentales plenas, no toma, en el momento, consciencia del daño que se le hace. Me refiero a algo tan simple, como hacerle subir en el vehículo por su propio pie, cuando este aparentemente tiene movilidad. Y ahí está el error porque, aunque el sujeto tenga movilidad, no quiere decir que, por ello, sea capaz de vencer los peldaños de la escalera de acceso, con facilidad.

Esta circunstancia hace que se golpee alguna parte del tobillo y se haga lesiones de las que, debido a su estado, como ya he comentado, no se apercibe. Pero no solo es él, sino tampoco los técnicos sanitarios. La sorpresa es cuando llega al hospital y, al proceder a su revisión, se encuentran en el mejor de los casos con una herida, cuando no con un traumatismo. Para hacer esta afirmación, en este caso particular, no me ha sido necesaria hacer ninguna investigación. Ya que el testigo de lo que cuento fui yo mismo, y no en una sola ocasión, sino en todas en las que me ingresaban en el hospital, por las *encefalopatías* que durante la enfermedad me aquejaron.

Concretando, lo que sí he hecho es consultar, con varios técnicos de emergencias sanitarias y todos me han informado que, del detalle de que el enfermo suba por su propio pie en el vehículo, no les constaba ningún protocolo. Si bien, lo dejaban a la experiencia profesional de cada uno, ya que no acababan de comprender la dificultad que yo les presentaba.

Finalizo, si bien, creo preciso indicar que, algunas de las causas que se exponen en este episodio, han podido ser desarrolladas a lo largo de este estudio. Lo cual no debe suponer una duplicidad, sino que se encuentran justificadas, por motivos obvios, por el desarrollo de todo el contenido argumental.

Capítulo 17

Los consultorios en los
medios de comunicación

Antes de empezar a desarrollar este capítulo me han venido a la memoria unas palabras atribuidas a *Gregorio Marañón* (1.887 al 1.960) quien, a la pregunta: «¿Cuál es el instrumento que ha contribuido más al avance de la medicina?» El médico, presto, respondió: «*La silla para sentarse y escuchar al enfermo*». Esta respuesta, que dio este insigne endocrino, científico y pensador, me da la base para abordar una cuestión que, por motivos evidentes, cada vez se está haciendo más frecuente. Es fácil visionar por televisión, escuchar por la radio o leer desde las redes sociales, cómo los médicos ofrecen sus consejos.

Parece que algunos médicos olvidan, en aras de significarse, la precaución que se debe tener con los *comunicados en los medios públicos*. No, no es que esté en desacuerdo con la utilización de expresarse en dichos medios. Pero, sí que creo que se deben tener en cuenta unas precauciones que, por lo visto hasta hoy, a mi parecer adolecen con más frecuencia que sería de desear. De esta manera, no solo ponen en riesgo el buen nombre de quien se manifiesta en ellos, sino el de todo el colectivo en general.

Sin embargo, antes de entrar en materia creo necesario destacar que, hay tres profesiones que deben guardar una especial atención en sus proclamas públicas. Con esto me estoy refiriendo a la religión, a la ley y a la medicina.

Como en alguna otra parte de este estudio ya detallo, de siempre, se les exigió, mediante sus *propias organizaciones*, que fueran comedidos en sus comunicados públicos. Esto era tanto así que, hasta hace unos años, los abogados tenían prohibidas las prácticas de publicidad. Ignoro si esto era extensible a los jueces. Pero la realidad es que, en la actualidad, nada de eso se está respetando.

Entristece observar como son los propios jueces, quienes, en los medios públicos, ofrecen sus opiniones, a veces, totalmente contradictorias con las de otros compañeros. Estas aseveraciones las realizan en programas que se disfrazan de informativos, cuyo único fin es la polémica y la distracción. Esto también se hace extensivo a los distintos espacios de proselitismo religioso. En este caso por ser una cuestión que, en mi opinión, no reviste ningún riesgo para las personas interesadas en estos asuntos, nada que objetar. Pero donde en realidad me escandalizo, es cuando, alguna vez, el espacio en cuestión habla de medicina.

No me cabe ninguna duda que la comunicación científica y tecnológica, constituye uno de los pilares básicos para el avance del conocimiento de la medicina. Sin embargo, estos mensajes o comunicados o como se les quiera llamar, deben tener muy claro a quién van dirigidos. Pues no es lo mismo comunicarse entre médicos que con personas neófitas que, en una mayoría, son muy aprensivas, respecto a los temas relacionados con la salud.

Soy consciente que los tiempos han cambiado mucho. Y que poner los conocimientos al alcance de la gente, siempre es bueno. Pero, ¿alguien ha podido pensar que este tipo de programas que se realizan por televisión o radio, pueden llegar a ser peligrosos? Estos medios generalmente están presentados por un falso doctor (porque no me cansaré de repetir que, para usar este título, se debe haber logrado el doctorado). Una vez hecha esta puntualización, vamos a ver cómo funcionan estos espacios.

Siempre hablando en términos generales, como ya he comentado anteriormente, los presenta un médico (que se autotitula doctor). Haciendo este la introducción a un determinado especialista de la enfermedad que se vaya a tratar. Ahí, el supuesto enfermo (interlocutor) hace su consulta, explicando lo que le ocurre. O, planteando preguntas al especialista, sobre tratamientos que le han prescrito otros médicos.

Es en estas situaciones, cuando se crea un fenómeno de deslealtad profesional. Sí, has leído bien, he dicho deslealtad. Pues, aunque no siempre se da una *respuesta correctora*, en algunas ocasiones, el profesional ante el micrófono, se permite enmendar la prescripción del médico del consultante. Esto lo hace con tanta naturalidad, que pasa desapercibido para el propio médico que emite la rectificación y evidentemente para el público también.

Si nos preguntáramos: «¿Por qué tienen ese comportamiento?» La respuesta que he meditado, es porque los clínicos no están duchos en los medios de comunicación y sufren una transformación que, a buen seguro, no harían en su consulta. Siendo más explícito; diría que, por extraño que pueda parecer, opinan como si estuvieran hablando con un amigo con el cual tuvieran una gran confianza.

Como soy consciente que, cada vez que hago algún tipo de afirmación crítica, parece difícil que sea real. Puedo admitir que haya algún profesional que esté en un absoluto desacuerdo conmigo. De existir esta duda, le invito, para en cuanto tenga ocasión, observe con atención el asunto al que me estoy refiriendo. Puedo asegurar que lo que estoy planteando, lo he compulsado varias veces.

Esto no quiere decir ni mucho menos que siempre lo hagan. Pero se ha de tomar consciencia que dar consejos, solo por lo que el interlocutor pueda explicar, es harto arriesgado. Y no solo es eso, ya que el mensaje se distribuye, por otros televidentes u oyentes, según sea el caso, dejándolo a la interpretación personal de cada uno.

Todo ello tendría que hacer reflexionar a los responsables clínicos, que intervienen en el programa. Pues si se espera que sea la ética del medio por donde se emite, estarán cometiendo un grave error. Ya que, salvo excepciones, la finalidad de la dirección es distraer, sin más. Un planteamiento que el médico jamás debería aceptar. (Más adelante ofreceré un ejemplo de esta afirmación).

Para abundar más en todo este particular, recuerdo un programa que se estaba emitiendo por una cadena de índole nacional. El espacio trataba sobre la obesidad mórbida. La presentadora amablemente presentó a dos jóvenes con un peso adecuado. Después se mostraron dos fotografías de hacía un año, de las mismas personas, solo que estas tenían una importante cantidad de kilos que en ese momento ya no poseían.

Ahí presentaron a un clínico experto en *cirugía bariátrica*, el cual informó, con todo tipo de detalles, la intervención que había hecho sobre las dos jóvenes señoras. Hasta aquí normal. Estaba claro que todo era un acuerdo de promoción, entre la cadena de televisión, el cirujano y sus dos pacientes (palabra, con la cual el médico definió a las jóvenes).

Donde empezó a perder toda la razón el profesional, y que es motivo para que lo ofrezca como ejemplo, fue en el momento que la presentadora del programa le preguntó: «*¿Esta operación es una solución para siempre?*» A lo que el cirujano, afirmó con un rotundo sí. Incluyendo la coletilla: «*Que era debido a que, en el transcurso de la intervención, había actuado sobre unas neuronas que desactivan el hambre*».

Esta barbaridad, la dijo con tanta seguridad que a nadie se le ocurrió preguntar más sobre el asunto. Quizás, de haberlo hecho, hubiera explicado que, las personas en cuestión, habían estado sometidas a una *reeducación,* respecto al cuidado que deberían tener con la alimentación. Y más, sobre todo, si se tiene en cuenta que él mismo había asegurado anteriormente que se desconocían los motivos científicos, por los que las personas engordan o adelgazan. Pese a que he estado tentado en reflejar su nombre o el de la cadena televisiva, he desistido. Porque he creído que esas palabras podían hacerle un daño innecesario y que, no por ello, dejaba de ser un buen profesional en su trabajo.

Si bien, el hecho que los clínicos puedan manifestar inconvenientes, no es el único problema que plantean los medios de comunicación, en los llamados: «*Consultorios médicos*». Quizás uno de los motivos que causan mayores estragos, es cuando los mismos ofrecen sus opiniones. Estas, como antes ya he mencionado, son recibidas por todo tipo de personas. Y en este caso, me refiero, particularmente, a aquellas que padecen *enfermedades imaginarias.* Cuestión que no es de extrañar. Ya que, las personas que siguen con más ahínco este tipo de emisiones son las que, se podrían considerar *coleccionistas de dolencias.* Posiblemente esta afirmación les cueste aceptar a los profesionales clínicos, quienes me consta que desarrollan este tipo de programas con mucha ilusión. Pero la realidad, en estos casos, suele ser la que planteo.

Quien pueda pensar que mi aseveración puede pecar de exagerada, tan solo le he de recordar que estos padecimientos no son nuevos. El mismo *Molière* (dramaturgo) hizo una sátira sobre estos personajes que padecen una enfermedad poco estudiada por la medicina, se trata de los llamados *hipocondríacos.* Dolencia que es un trastorno de la mente que se caracteriza por una preocupación constante y obsesiva por la propia salud. Padeciendo una tendencia a exagerar los sufrimientos que pueden ser reales o casi siempre imaginarios.

Estas personas están somatizadas por todo lo que esté relacionado con las enfermedades. Parece que tengan un radar, para captar las afecciones de la gente con quien se relacionan. Asumiendo los síntomas descritos, como iguales a lo que a ellas también les ocurre. Característica que las lleva al extremo de ser las grandes seguidoras de los consultorios médicos. Pues en ellos buscan respuestas a sus supuestos males o, incluso, es el lugar donde descubren nuevas dolencias.

Alguien se estará preguntando: «¿Por qué hago tanto énfasis en este tipo de disfunción mental?» Pues, con esto, quiero llamar la atención a los médicos. Para que midan bien sus palabras en el momento de utilizarlas dentro de estos medios. Ya que, independientemente, que desconozcan quienes las pueden estar escuchando, todos, absolutamente todos, en alguna medida padecemos de hipocondría. Y no me cabe ninguna duda que aquí se incluyen en gran medida los propios médicos, cuando estos se encuentran en el otro lado de la mesa del consultorio, cosa que se evidencia en el caso que tengan que cambiar el lugar, y ser atendidos (como en otras partes del estudio ya he significado).

No obstante, también quiero romper una lanza en favor de este tipo de consultorios, si la finalidad es promocionar algunas especialidades, como pueden ser las de *medicina estética u odontología* (solo por nombrar tres que en este momento acuden a mi cabeza). En estos casos, quizás porque no tengan tanta complejidad y trascendencia para la salud, pueden resultar exitosos.

Pues, si se saben hacer bien las presentaciones, se puede augurar un sonado éxito. Lo más curioso, y eso me llamó poderosamente la atención, fue lo siguiente: «Cuando consulté alguno de los nombres habituales en estos medios, a sus mismos compañeros y a la vez competencia, todos los reconocieron, dándome todo tipo de detalles de cómo hacían su trabajo, dejando traslucir, una mezcla de admiración y envidia. También tengo que añadir que alguno me llegó a decir que vendían humo».

Después, quise compulsar la opinión que tenían sus clientes (para ellos pacientes). Y cuál había sido el motivo, por el que habían acudido a la consulta de estos clínicos. Por una parte, me dijeron que fueron atraídos por los programas de televisión, radio o hasta redes sociales. Y en algún caso que lo habían consultado con familiares, amigos o incluso con otros profesionales, dándoles todos seguridad de la reconocida capacidad clínica. Y aquí me volvió a llamar la atención que nadie pensara que todo no era nada más que fruto de una publicidad encubierta y muy bien orquestada.

Finalizaré este espacio con una reflexión. Volviendo al principio de este particular asunto. ¿A quién le puede interesar una información relacionada con una enfermedad que no padece? Realmente tendría que ser una persona muy morbosa. ¿Y si no es así y es ese alguien quien la sufre? De darse ese caso, lo que le va a crear es una opinión que puede contribuir a la confusión. Desconcierto producido por lo que le han explicado sus médicos y la posible opinión que, si no es contradictoria, sí podrá estar expuesta de otra manera. En estas ocasiones conviene recordar que el médico no está hablando con un compañero, sino que lo hace con el enfermo y este, evidentemente, es un neófito. Por más que en ocasiones cree conocer perfectamente la dolencia que padece.

Ahora, continuando con programas de televisión, voy a publicar un ejemplo de lo que puede ocurrir con espacios que abordan, impunemente y sin ningún control, los asuntos que se relacionan con la sanidad. Sirva este caso para desconfiar de la dirección de este tipo de formatos (de acuerdo a lo que antes ya he indicado).

El programa en cuestión se transmitió en el mes de febrero del 2.017, en la *1* de *TVE*, en el espacio de: *La mañana*. El debate se inició con las llamadas *terapias alternativas*. Allí se criticaban los tratamientos médicos convencionales. Alguien, no importa su nombre, pero sí el soporte desde donde se dirigía, se atrevió a decir que: *el aroma de limón podía prevenir el cáncer, haciendo referencia a las virtudes de la aromaterapia.*

La cosa se alargó mucho más, pero considero que no es significativo para el ejemplo que he deseado proporcionar. De lo que a mi parecer se trata, es que los médicos no sucumban a las tentaciones que este tipo de programas proporcionan. Y ya no solo por los riesgos anteriormente mentados, sino por lo que representa que se den a conocer en lugares donde, días anteriores, se pudieron haber divulgado informaciones contrarias a la ciencia que el profesional personifica.

Ciertamente es para pensárselo. Pero el peligro está en que toda la programación, tanto de televisión como de radio, la tienen que llenar de contenidos que, algunas veces, su único objetivo es completar espacios con temas, que el departamento de marketing considera que serán bien acogidos por los espectadores. Ahí se crea el anzuelo, para que el clínico se sienta de alguna manera no solo atraído, porque es a él a quien se le distingue, sino que, además, representa un reconocimiento público de su nombre profesional. Cuando todo ello, en la mayoría de veces, no puede estar más lejos de la realidad. Lo más curioso es, que he podido comprobar, que son bastantes los médicos que se sienten atraídos por esos *cantos de sirena*, que les hacen sentirse importantes.

Seguidamente, dando un giro copernicano, vamos a entrar en el mundo paralelo de internet. Está claro que la profesión médica no puede vivir ajena a todo lo que aportan las redes sociales. Pero, el particular trabajo de médico, como otros tantos también, no se entendería su profesionalidad si tuviera más de un perfil (me refiero, al que se puede considerar personal y al que tiene una índole de profesional). Pues un médico, es un médico, las 24 horas.

Me explicaré. Uno de los riesgos que tiene el uso de las redes sociales, es su espontaneidad. ¿Cuántas veces entre amigos respondemos molestos con un *WhatsApp* y, al momento de haberlo enviado, nos hemos arrepentido? Cierto que son muchas. Estoy seguro que cualquier lector, si pudiera contestarme, lo haría afirmativamente. Pues ahora pensemos que eso mismo se hace extensivo a cualquiera de las redes sociales que habitualmente utilizamos.

Esto toma un aire totalmente distinto, si el protagonista es un médico. Aquí no valen para nada las bromas, ni tampoco las imágenes distorsionadas, por un día de alegría que se remató con una fiesta. Aquellas imágenes que, en el momento que las colgabas, posiblemente estabas influenciado por la algarabía de la situación. Tienen una particularidad que aquel recuerdo se quedará allí para siempre. Y en el caso que, más tarde, desees borrarlas te encontrarás con más de mil trabas que te lo impedirán.

Imagínate que, alguien, por cualquier motivo, desea saber más de ti. Seguro que, si has pensado en esto, también habrás pensado en el riesgo que representa que te encuentren por internet, absolutamente desdibujado y sin ninguna relación con la imagen profesional que siempre has querido dar. ¿Estoy en lo cierto? Bueno, aquello solo ocurrió una vez. ¿Y crees que solo por una ocasión, es necesario arrastrar toda la vida la misma cuestión?

Sí, lo sé, todo se trata de dar una explicación, de un mal día o noche, como quiera que transcurrió y la cosa estará arreglada. ¿Pero realmente vale la pena ese esfuerzo? Estoy seguro que, más de un profesional estará pensando, esas son cosas que a mí no me ocurren y tampoco me ocurrirán. Pero quien pueda pensar así, podría asegurar que, entre su grupo de amigos ajenos a la medicina, no puede haber nadie que, sin ningún tipo de malicia, cuelgue alguna foto, donde casualmente salga él, precisamente no en su mejor momento. Está claro que eso no se puede evitar.

No, tampoco te estoy diciendo que te comportes como un monje. Pero es cierto que, tienes que velar por tu imagen, ya no solo a los ojos de tus pacientes (aquí yo lo cambiaría por clientes). Pero, dada la situación, lo voy a dejar de momento en el lenguaje actual. También tienes que valorar, lo que estás proyectando entre tus compañeros de profesión. Y por qué no, en esos futuros clientes que ahora no conoces, pero la maldita casualidad hace que no vayas a tardar en tener que atender en tu consultorio. ¿Te puedes imaginar la situación que se puede llegar a crear? Sí, doctor, a usted lo conozco, pero no recuerdo muy bien de qué, eso sería en el mejor de los casos.

Estoy seguro que eso no querrás que te ocurra nunca. Vamos, pues, a examinar cómo lo podemos evitar: «Ante todo, siempre debes recordar que, aparte de ser persona, eres sobre todas las cosas un médico». Por ello, tienes la ineludible obligación, de cuidar la imagen que proyectas. Las redes sociales son un gran aparador, cuya repercusión puede llegar a ser inimaginable, sobre todo, si de lo que se trata, es de acabar con tu reputación. Difícilmente se separa la imagen personal del médico, de su imagen profesional. Ciertas cosas, que se les pudieran permitir a un actor o a cualquier artista, no se las admitirán de ninguna manera al médico.

Si se diera una situación conflictiva. Resultaría bastante triste que, dentro del ámbito profesional, no fueras reconocido por tus actos competentes. Y siempre llevarás *colgado el sambenito*, por un pecado que pudiste cometer una noche aciaga. Donde, además, tuviste la mala suerte que, de una manera o de otra, acabara reflejándose en internet. De cualquier forma, conviene recordar que pese a que, el comportamiento del médico, es muy corporativista, no deja de haber ciertas envidias, propias de cualquier profesión.

Otra cosa son las polémicas que se puedan crear entre médicos. A pesar de que son lógicas, lo que hay que cuidar es desde donde se hacen. El uso indiscriminado de *SMS* o *WhatsApp*, representan un riesgo para la seguridad de la comunicación. Aquí también deberíamos incluir los *e-mails*, donde se explica el historial del enfermo. No se puede ignorar que hay una ley de protección de datos, muy escrupulosa con estos asuntos.

Estos modos de comunicar, representan un riesgo evidente e innecesario al que, con continuidad, se someten algunos profesionales de forma un tanto inconsciente. Por lo que considero que no está de más, que haga aquí un recordatorio de todas estas cuestiones. Pues me consta que han sido motivo de no pocas denuncias, por algunas personas descontentas, sin razón o con ella, del clínico. Para evitar correr riesgos en estas comunicaciones es importante protocolizar, dentro de las consultas, un documento donde se obtenga el consentimiento del enfermo.

Dentro de lo que estoy mencionando, cabe recordar los riesgos que implican, desde las redes sociales, ofrecer datos sensibles de algún enfermo, (fotografías de determinadas partes del cuerpo que pudieran estar afectadas, radiografías, o cualquier cosa que sea destacable, para la comprensión o la difusión de la dolencia. En estos casos hay que tener en cuenta que la autorización, en caso de litigio, difícilmente se consideraría valida.

Es mucho lo que se podría hablar del *marketing médico* en las redes sociales. Pero he pensado que, lo más conveniente, sería plasmar los peligros a los que los profesionales de la medicina están expuestos. Por lo que deseo finalizar subrayando la gran impunidad en que, algunas personas, creen que se encuentran. Dentro de esta falsa creencia, desgraciadamente, también se hallan algunos médicos, pocos, pero los suficientes, para que tiñan el prestigio de una profesión, donde tan necesario les es para su indispensable credibilidad. Algunos se dejan llevar por una falsa realidad o fantasía y no tienen empacho, utilizando el título de *doctor*, ofrecer curas milagrosas de todo tipo de enfermedades. Particularmente es el cáncer, donde más *acólitos*, en el mal sentido de la palabra, hay.

No obstante, creo indispensable hacer una aclaración, respecto a que, esos autonombrados doctores, normalmente pertenecen a países foráneos. Donde las gentes tienen más facilidad para creer en este tipo de curas milagrosas. Con ello, no quiero decir que aquí, cuando llega el desespero, no haya quienes se aferren también, a cualquier ayuda que les pueda brindar una curación.

La ventaja y el problema a la vez, es que internet lo internacionaliza todo. Y lo que en un lugar nos puede parecer normal, en otro, es fácil que se entienda como una barbaridad. Ese es el riesgo que pueden correr alguno de los profesionales de la medicina, el hecho de mezclarse con otros, no tan escrupulosos, donde en lugar de transmitir conocimientos medidos y acertados, cuando se les agota el repertorio, se dedican a difundir noticias las cuales aún no han sido probadas. Novedades que toman el nombre de *fake news* (falsas noticias) y que siempre son espectaculares. Tanto como la cura definitiva del Alzhéimer o un nuevo tratamiento revolucionario para la esclerosis múltiple. Creando falsas esperanzas, a la vez que una angustia innecesaria a las personas, o familiares, que sufren estas enfermedades.

Quizás, después de leer todo esto, como médico, estés pensando cuantas dificultades entraña internet. Pero, si lo reflexionas, tiene las mismas que la vida propia. La única diferencia es que, la red, sea para bien o para mal, *magnifica la comunicación*. Y ese es el verdadero problema o ventaja, la gran difusión que tiene el medio. Visto de este modo, lo necesario y preciso es facultarse con un *protocolo de actuación*. Donde estén presentes la actitud y el mensaje que quieres transmitir como médico. Ahí es cuando tienes que tener en cuenta que tu único fin habrá de ser favorecer la confianza de las personas, que se pone en manos de tu ciencia. Dicho de otro modo, es el comportamiento que la sociedad espera de esta loable profesión.

Un ejemplo de aprovechamiento de este medio, lo tienen la variedad de *sitios webs* que ofrecen servicios médicos. Parece lógico que la comunicación directa e inmediata, entre el médico y el enfermo, sea siempre buena. ¿Pero es así? Evidentemente no siempre resuelve, de un modo satisfactorio, las consultas que puedan hacer los usuarios. En la actualidad, hay una tendencia a ofrecer (casi siempre por médicos jóvenes) consultas por mediación de *videochat*. Estas ofertas, generalmente, se hacen a personas que ya están siendo visitadas. Donde más que darle algún remedio al enfermo, lo que les ofrecen es soporte y tranquilidad.

Hasta aquí correcto. Sin embargo, cada vez crece más la tendencia, de ofrecer las atenciones, a cambio de una pequeña remuneración. Estos lugares, disponen de todo tipo de especialidades. Donde las personas que se ponen en contacto, una vez completados sus datos personales y explicada su dolencia y, naturalmente, previo pago mediante tarjeta de crédito, reciben la respuesta.

Hablando en términos generales, son consultas que giran alrededor de *disfunciones andrológicas*, donde los hombres, aprovechando su evidente ocultación, se atreven a plantear. También se consultan otros problemas, propios de la pubertad, como es el acné. Y tampoco hay olvidar, algunas dudas que cuestionan el retraso de la menstruación en las jóvenes. Esa fue al menos la conclusión que me ofrecieron en dos lugares donde consulté.

Sin embargo, en esas consultas detecté un miedo a atender, otras relacionadas con síntomas que pudieran tener analogía con la cardiología, la diabetes y otras de índole parecida. Por lo visto, han sufrido algunos errores de presunción. Y que, pese a que no han trascendido a los medios públicos, parece que los tienen muy presentes.

Todo ello me creó una reflexión, viniéndome a la memoria aquellas palabras, con las cuales iniciaba el capítulo, del insigne médico: *Gregorio Marañón*. Donde daba a entender lo importante que es para el clínico, estar junto al enfermo, cuando este hace la consulta.

Por otra parte, las ventajas que hoy tiene el médico, son las distintas *webs* de las que dispone para su ilustración. Allí podrá hallar resúmenes diarios que se adaptan a las distintas especialidades. Cuestión que, no hace tantos años, podía resultar impensable. Ya que era necesario recurrir a revistas de la especialidad, para estar al día de todos los adelantos que iban surgiendo. No digo que, algunas de estas prestigiosas revistas, hayan quedado obsoletas ni mucho menos. Pero lo cierto es que, con las referidas webs, se puede adquirir información cotidianamente.

Finalmente, creo preciso aportar mi opinión al respecto. Desde mi vertiente de fundador del *Intentional Management system*, mi consejo es que: «Todo aquel profesional que se precie de estar en cualquiera de las vertientes del mercado, tiene que ser poseedor de una bitácora (sitio web, blog o, como le quiera llamar) vinculada a las redes sociales». Allí es donde el médico podrá expresar sus reflexiones, sus conjeturas, estudios, etcétera. En el caso que su trabajo lo desarrolle en alguna institución, deberá manifestar que la opinión pertenece a ella. O, en el caso contrario, como profesional independiente de la medicina, que su informe pertenece solo a él. Si bien, a la vez, tiene que ser protagonista por participar de una manera activa no tan solo en las webs, sino también en las revistas especializadas que aporten contenidos de las experiencias que se poseen en el ejercicio de la profesión, aunque se debe tener en cuenta que para que se publiquen, deberá ganárselo a base de no desanimarse y continuar insistiendo. Eso como en todas las profesiones que se aman, debe servir de estímulo, para aquellos días que no sucedan las cosas como se desean.

Capítulo 18

Espacios y entornos médicos

El bienestar de las personas depende primeramente de lo que barruntan sus mentes. Pero, en todo eso, tienen gran importancia las sensaciones que reciben por medio de los distintos sentidos. Ellos son la puerta de entrada de las diversas actitudes que tomamos los humanos. Cuestión que conocen bien los *creadores de ambientes*. Pues, si hay algo en la actualidad que tenga significado, para los *magos de los estados satisfactorios*, es reforzar, con sus aportaciones, la requerida actitud del *Estado de Bienestar*.

Y ese es el motivo principal de cualquier *edificación* (aquí se debe también incluir la *ambientación de los espacios*) la finalidad que se va a dar al lugar en cuestión.

Esa es pues la base del teorema de cualquier arquitecto o, en todo caso, interiorista. Ya que lo primero que precisará, para empezar a desarrollar un proyecto, es saber la usabilidad que tendrá. Concreción que se recoge en los tres puntos básicos, que deben poseer la utilidad de los espacios. Si de ello excluimos la imprescindible funcionalidad, los otros que restan, son primordiales para el bienestar de las personas. Bien sea de índole personal (hogar) o de utilidad pública.

En este último punto, se hallan los lugares de distracción, los que expenden productos o servicios de cualquier tipo, los que sirven comidas y bebidas y los centros hospitalarios (es posible que me quede algún espacio en el olvido).

Pero, *grosso modo*, estos son suficientes, para dar a entender, por comparación, los errores que se cometen en los lugares de *atención hospitalaria*.

El marketing de diseño de espacios comerciales, posee un completo compendio de indicaciones, sobre la ambientación adecuada, para cada lugar, según vaya a ser su uso; lo cual incluye: «Las disposiciones que deberán tener las determinadas iluminaciones, según sean los efectos que se persiguen, los tamaños que deben poseer los distintos recintos, si los hubiera, la correspondiente intención de los colores de las paredes y techos, en relación con la atmósfera que se desea crear, la temperatura ambiente, algo primordial para la satisfacción de los asistentes, el tipo de música, siempre acorde con las funciones del lugar y, finalmente, el olor, la base de toda ambientación».

Naturalmente, todas estas cuestiones se implementan por los distintos especialistas que componen estos apartados. Ya que el éxito o fracaso de un negocio, en gran medida estará en el acierto de los distintos profesionales.

Pues bien, todo eso no se encuentra en ninguna instalación dedicada a la salud pública y si es privada, tampoco, aunque ahí se podrán hallar, algunos de los requisitos que antes he especificado, pero con una intención muchas veces desacertada. El motivo no es debido a un error ni mucho menos, solo son razones que, más adelante, detallaré. Pero, adelantando una *sinopsis*: «Es porque están prisioneros de la mentalidad generalizada que impone la medicina mecanicista».

Todo lo expuesto, me lleva a plantear la siguiente pregunta: «¿Cómo podrías explicar la sensación que tienes cuando entras en un hospital o ambulatorio?» Si eres un profesional de la salud, a esta pregunta, posiblemente, no le darás la importancia que en realidad tiene. Evidentemente, si visitas las instalaciones con cotidianidad o, en su caso, habías asistido anteriormente, debido a que tu trabajo se desarrollaba en algún centro de salud, jamás podrás entender las sensaciones que reciben aquellos que hacen que tu labor tenga un sentido profesional.

Sí, naturalmente, me estoy refiriendo a los que acuden a estos centros, en busca de una solución para sus problemas de salud. Y también, a sus acompañantes. Particular a tener en cuenta. Pues en la actualidad, hay una nueva corriente que ya valora la importancia que tiene, para los que padecen una dolencia, la compañía de sus familiares. Si bien, sea por la novedad que representa su presencia, los lugares para ellos, no están suficientemente habilitados. Y, con esto, no quiero decir, ni mucho menos que las instalaciones para los enfermos, sean las adecuadas. Ya que, precisamente, este es el motivo principal en que baso el desarrollo de este episodio. (Más adelante, ofreceré un análisis de estos espacios).

Pero volviendo a la pregunta. ¿Has pensado por un momento qué sensaciones reciben los que vienen al centro donde te encuentras trabajando, en busca de una solución? Estoy en la seguridad que difícilmente se puede considerar, el estado de congoja de los que se hallan rodeados de paredes blancas y olores extraños, esos que se conocen como olor de hospital. Sí, ahí donde brilla la frialdad del acero, donde se ven circular por los pasillos gentes apresuradas que visten batas blancas.

En las grandes salas de espera de cualquier centro de la *Seguridad Social*, las parejas cuchichean entre ellas, allí, se ve una señora sola que solloza, queriéndose ocultar de la mirada de los demás, más allá, hay una pareja joven haciéndose arrumacos, ajenos al lugar donde se hallan, ahora pasa por mi lado un niño corriendo por la sala y, también, su abuelo detrás de él. Son tantas cosas las que ocurren en aquel lugar que es difícil poder describirlas. Quizás, serviría decir que es un gran circo, donde la mayor atracción es el motivo por el que todo el mundo se encuentra en ese lugar.

La descripción, puede parecer hasta poética, ¿verdad? Pero nada de eso. En ciertos lugares de la entrada, los letreros ya delatan de qué trata la enfermedad de los asistentes. Ciertamente, no es una lotería como algunos explican su enfermedad. O quizás sí. ¿Cómo podía pensar *Carmen*, hace pocos días que iba a padecer esa grave dolencia? ¿Que quién es Carmen? Pues Carmen, podemos ser cualquiera de nosotros. Sí, y también los de la bata blanca. Pues nadie está a salvo de salir de esta vida indemne de sufrir enfermedades.

¿Acaso no es esa la razón de la existencia de los médicos? Pues claro, en esos momentos aciagos, todos los vemos como nuestros ángeles salvadores. Pero ¿cómo nos perciben ellos? Este es el motivo para que el clínico, pueda entender el estado anímico de aquel a quien atiende en su consulta. Cierto que esta pregunta tiene que ayudar al profesional de salud, a ser más comprensivo y, con eso, agudizar si cabe más aun en la relación con el enfermo.

Si bien, él solo no podrá paliar la situación (de eso va este capítulo). Porque cambiar todo el concepto de las instalaciones, evidentemente, no depende de los médicos. O, quizás sí, en cuanto incluíamos a los *altos estamentos sanitarios* que dirigen los modos y maneras de cómo deben ser las instalaciones, donde somos atendidos cuando enfermamos. Aunque, para que eso suceda, también tendrá que cambiar la forma como entienden el cuerpo humano y los medios que se utilizan para sanarlo.

Cuestión por el momento harto difícil. Pues representaría permutar la medicina mecanicista, por otra que tuviera en cuenta que, en el factor de la curación, también tiene una determinada importancia la actitud del enfermo. Si se pudiera estar de acuerdo con esto, seguro que los espacios tendrían otra relación. Analogía que se correspondería, con que el aquejado se hallara en un ambiente más relajado y con un carácter parecido a un hogar. Como anécdota, aún recuerdo los gritos de desaprobación, que me profirieron unas *enfermeras*, cuando les comenté esto último.

Debo reconocer que su reacción fue lógica. Pues ellas no interpretan de otro modo su profesión que no sea de la manera que la han vivido siempre. Sin embargo, esa no fue la *coartada* que, en forma de excusa, me encontré en el momento de hablar de estos asuntos, con profesionales de una cierta responsabilidad, dentro del amplio espectro hospitalario. Todos coincidieron que, los impedimentos para el cambio, solo tenían una motivación, los *económicos*. Tengo que mostrar mi gran tristeza, pues ese muro me resultó infranqueable y, a partir de ahí, fue del todo imposible poder debatir nada más.

Esta negación, me hace pensar que, de un modo ciertamente inconsciente, no deseaban discutir nada del asunto que les planteaba. Por una mezcla de motivos. Siendo entre ellos el más determinante que, en realidad, no sabían exactamente de qué les estaba hablando. Y, a eso, añádase, la mentalidad propia del médico que ha hecho las cosas toda la vida igual. De cualquier modo, su respuesta con otras palabras y maneras, fue de la misma cerrazón que mostraron las enfermeras.

Ciertamente esas fueron las conclusiones que pude extraer de los varios días que dediqué a conocer la opinión de los profesionales que, a mi parecer, *podían influir* de una manera o de otra, en el diseño de las instalaciones. Si bien, tengo que reconocer que, de todos, solo uno, en el pasado, tuvo una activa y destacada influencia política; los demás, lo que me motivó preguntarles, fueron sus años de dedicación y consecuente influencia en el medio.

Puede resultar comprensible que, los viejos centros hospitalarios, no tengan unas instalaciones óptimas para el desarrollo adecuado de sus actividades, (haciendo la aclaración que, todos los que exceden de 20 años de antigüedad, pueden entrar en la categoría aludida). Pero, no hay que llevarse a engaño, los nuevos tampoco. Cuestión que, de un modo personal, me parece lógico, después de haber mantenido las entrevistas que antes ya he mentado. No obstante, lo que me extraña en gran manera es que los arquitectos que los construyen, no influyan aportando otro tipo de soluciones, para optimizar los resultados.

Lo que me hace pensar, después de las conversaciones que mantuve con los responsables, que sean precisamente los *Colegios Médicos*, quienes influyan para hacer prevalecer sus opiniones. Cierto y de acuerdo con lo que antes he expuesto, la medicina mecanicista no tiene en cuenta cuestiones que de alguna manera no posean una relación directa y concreta, con el *organismo del enfermo*. Visto de este modo, cualquier cosa que exceda de esta cuestión, se puede considerar, naturalmente. Pero siempre, se le dará la categoría de lujo innecesario. Y si, con este criterio, tenemos en cuenta los *recortes de presupuestos*, los cambios no tendrían ningún sentido.

Sin duda es por eso que, la habilitación o también decoración de los hospitales, y lugares de atención clínica (dígase como se quiera) puede llegar a ser tan polémica. Ya que, para una gran mayoría de expertos (médicos, naturalmente) se considera que la decoración (ambientación) es algo superfluo y, por ello, prescindible. Sin embargo, donde todos coinciden, es que la finalidad de un centro, sea de las características que sea, ha de ser la de curar o paliar los males del enfermo.

Eso no hace más que reincidir en lo que anteriormente estaba planteando. Pues la cuestión, que se propone, es la importancia que puede tener, o no, la elección de un determinado tipo de espacios. Ahí es donde se inicia el dilema. ¿Qué determinación puede poseer que un ambiente sea de una manera o de otra? ¿Hasta qué punto se puede creer que sean propicios para el restablecimiento de las personas enfermas? Tristemente, analizado desde el punto de vista mecanicista, no tiene ninguna importancia. Ya que ellos entienden al cuerpo humano, igual que una máquina, cuya precisión, o no, depende de otras variables. Pero si se tuviera que destacar el ambiente, a buen seguro, sería como algo supletorio.

Estoy en la seguridad que más de un clínico podrá disentir de mis palabras. El motivo es porque parece que, lo que estoy expresando, es una barbaridad. Pero a quien pueda pensar así, le voy hacer una recomendación. ¿Qué es lo que ve a su alrededor? Sí, claro, supongo que se encuentra en su centro de trabajo. Por cierto, también admito que sea un médico que atiende en su propia consulta; si bien, si es así, la respuesta se la daré después y será otra.

Volvamos a la pregunta. Déjame que adivine lo que estas presenciando. Te encuentras ante un ambiente triste. Sí, además te voy a aceptar que es aséptico, limpio, puede que creas que es como debe ser. Pero ¿estás seguro que es eso lo que complace a quien estás visitando en tu consulta de la *Seguridad Social*? ¿O al que se encuentra postrado en la cama de un hospital? ¡Ah! Que en esa cuestión no habías pensado. Porque tú, de lo que te tienes que cuidar, ante todo, es de su sanación. Ya que, del cuidado de su estado anímico, es algo para lo que no estás preparado.

Si esta fuera la respuesta, habría de reconocer que estoy ante un profesional de la medicina que tiene un criterio honesto. Pues, dentro de los conocimientos del clínico, en ningún momento le hablaron de la importancia que podía tener para el enfermo, el hecho que se halle animado. Sí, lo sé, está claro que, si lo está, mucho mejor. ¿Pero, de otra manera, qué se puede hacer? Precisamente, este libro está lleno de particularidades que hablan de este respecto. Si bien, me temo mucho que el médico, que desee saber más sobre estas cuestiones, las tendrá que investigar por cuenta propia. Pues difícilmente, encontrará algún tratado que inquiera sobre estas cuestiones.

Ahora, me dirijo al que posee una consulta propia. Aunque tengo que reconocer que las grandes ciudades ya disponen de centros, de mucho prestigio, que alquilan sus instalaciones. Por lo que voy a hablar de este supuesto. En esos lugares, ocurre lo mismo que en el caso anterior, solo que el ambiente que se respira en ellos es distinto. Me refiero a que normalmente son consultas individuales y que, en este caso, los enfermos son atendidos en su gran mayoría provenientes de mutuas. Donde puede haber una cordialidad más aparente. No obstante, tanto en este caso como en el anterior, voy a ofrecerles una reflexión a modo de respuesta.

Aquí va mi propuesta con el único fin de que sea útil para reflexionar. Pues me consta que, de acuerdo a como están las cosas, poco más se podrá hacer. Son muchas las personas que sienten una gran animadversión, cuando piensan en una posible visita, tanto a hospitales como a centros médicos. Los motivos básicamente son dos: «Uno, es la evocación de las sensaciones que recibimos en nuestra infancia y, el otro, es la asociación que nos reportan los recuerdos, de la enfermedad o la muerte, de un ser querido».

En esa llamémosle sensación, influyen poderosamente las distintas situaciones que ya he descrito. Además, a esto hay que añadirle la deshumanización que, se respira nada más entrar en estos recintos. Para ello, contribuyen las paredes blancas o pintadas en tonos fríos, el olor a medicina, que responde al lugar. Y también, la distribución de los espacios, en las salas de espera. Todo ello es como una pesada losa que apabulla, si se quiere, aún más, el estado de ánimo, con que se presentan las personas que acompañan o van a ser visitadas.

Esta percepción que, como ya he mentado se percibe desde la infancia. No deja de ser un importante aviso de los errores en que incurren este tipo de instalaciones. Pues los adultos retienen aquellas sensaciones que tenían siendo niños. Parece que se hagan oposiciones para que estos lugares, de ninguna manera, sean agradables. Guardando las distancias, naturalmente, es lo mismo que si nos encontráramos dentro de un gran taller, donde se arreglan vehículos, solo con una particularidad, que son personas. Y el olor a grasa propio de una factoría, se permuta por esa otra tan penetrante, como es la del fármaco.

Son lugares, donde parece que a propósito ignoraran, lo que se podría definir, como el *marketing del bienestar*. Sí, eso que se encuentra tan bien implementado, en todo tipo de comercios e instalaciones, en cualquier lugar del mundo. Bueno, no es así en todos los lugares, parece que los centros hospitalarios y de salud, se tengan que asemejar más a un juzgado, sitio al que se va a rendir cuentas o a una iglesia, donde se va a hacer penitencia. ¿Acaso no citan a los que los visitan como *pacientes*? Pues esa palabra ya define toda la mentalidad anclada en el pasado de una gran mayoría de médicos.

Ahora quiero romper una lanza por eso que los médicos llaman los *pequeños pacientes*. Efectivamente, estoy hablando de *pediatría*, ese fue el único lugar que, en mis visitas, me quedé sorprendido gratamente. De todo lo poco que tengo que reconocer que visité, quedé bastante satisfecho en la visita que de incógnito hice al llamado: *Hospital Sant Joan de Déu*, de Barcelona. Allí parece que se haya iniciado la revolución que expongo en este estudio, al menos en cuanto a *ambientación del entorno* se refiere. También me hablaron de habitaciones, donde algunas familias podían convivir con sus pequeños, para no separarse de ellos, al menos durante un determinado tiempo. Todo ello indica otra manera de interpretar la medicina.

En el momento de pensar en los niños, he recordado otra cuestión que, considero lacerante. Se trata de las *salas de espera* y los *centros ambulatorios*. Allí conviven todo tipo de personas a las que acompañan, a la vez, todo tipo de *patógenos*. Por una parte, en ningún lugar se prohíbe la entrada a los niños. Y, no solo es eso, los adultos sufren también los mismos riesgos. Situaciones que se agudizan en las épocas invernales, donde la transmisión de gripes y constipados, viene siendo lo habitual. ¿Tan difícil puede resultar que a la entrada se disponga de una máscara protectora? ¿O que estén distribuidos por las paredes, dispensadores de algún gel desinfectante? (Esto último, vendría a ser lo mismo de lo que ya ocurre en los hospitales).

No deja de sorprenderme que la prevención sea tan poco consistente. Pues si se me dijera que eso se hace por razones económicas, les diría que contabilicen las visitas y los medicamentos que tienen que recetarse. Simplemente, es algo que parece que nadie ha pensado, es más, ni siquiera los propios sanitarios usan las referidas máscaras. Con ello no quiero decir que en algún lugar las haya, pero, que me conste, esta propuesta no se ha tenido jamás en cuenta. A quien le pueda parecer extraño que un médico utilice una protección, le tendría que indicar que no es tan solo para salvaguardarlo de infecciones, sino para que, a la vez, él no sea transmisor de ellas.

Vamos, una cultura de prevención que, particularmente, se practica en la China. Para finalizar este asunto, he sido sabedor que *El Instituto de Salud de Estados Unidos*, ha publicado varios estudios al respecto. Donde se habla de la ausencia de medidas suficientes para combatir los focos de la transmisión de enfermedades infecciosas. Datos que avisan de la necesidad de aumentar el control y, con ello, desarrollar de una manera preventiva las estrategias de desinfección.

Ahora vamos a analizar las *distintas ambientaciones* de este tipo de centros. Comenzaré por la pintura que cubre las paredes y techos de los recintos. Prevalece la errada opinión que los colores blancos o muy claros son los que ofrecen una apariencia de limpieza y desinfección. Creencia que, proviene de un pasado remoto, donde la limpieza se hacía por métodos tradicionales, como pudieran ser el agua y el jabón. (Cuestión que aún puede ser indicada para una casa particular). Pero en la actualidad, no solo los hospitales, sino todo tipo de superficies que son visitadas por mucha gente, disponen de otros medios más efectivos (que por razones que no vienen al caso, no creo preciso detallar).

Esta opinión que prevalece de siempre, se extiende también a la indumentaria de médicos y sanitarios. Los cuales, aún se encuentran anclados en el pasado con el color blanco. Sí, un color que se conoce por *blanco sanitario*. La historia de la indumentaria está íntimamente ligada, a lo poco que ha evolucionado el mundo médico en ciertas cuestiones. Concretamente, se ignora el lenguaje de los colores. Y las influencias que pueden tener en el estado anímico de las personas que atienden.

Existe la falsa creencia que el blanco transmite limpieza y asepsia. Con esto se reincide en un claro desinterés sobre el impacto que pueda causar a esos que son definidos como pacientes. Y, como en la anterior ocasión, otra vez demuestran que, para los clínicos, no son más que eso: «Pacientes». Una gran mayoría ignora porqué viste bata blanca. Lo que sí parece que es más conocido, son los colores verde o azul que *usan los cirujanos*. Entienden que, estos dos colores, son para que la sangre no sea tan estridente. Pero igual, que son esos, podrían ser otros, solo es cuestión, en mi opinión, de comportamientos miméticos. Si bien, en estos casos, la relación que el médico va a mantener con el que va a ser intervenido quirúrgicamente, no incide para nada en su ánimo.

No obstante, ignoro por qué los colores, que podríamos definir como *divertidos*, con estampados, etcétera, se reducen como mucho para los médicos que atienden a los niños. Y, sin embargo, no sean opciones para usarse con asiduidad con todos los enfermos. ¿Quizás se cree que las personas de todas las edades, no precisan un poco de alegría? Estoy en el convencimiento que nadie ha podido pensar en eso, solo que es una muestra más, de lo que la medicina mecanicista valora estas cuestiones, reduciéndolas a meros detalles sin importancia. Cuando no, los colores se valoran más, por parte de los gustos personales del clínico, que por los efectos que puedan causar a sus enfermos.

Finalizo este apartado dedicado a las vestimentas, con el atuendo personal que muestran los médicos. Si en el capítulo anterior señalaba la importancia que tiene para el profesional, una cuidada comunicación en las *redes sociales*, no es menos importante, más bien diría que es determinante, *para ganarse la auctoritas*, el modo como va vestido. Parece que en estos momentos los veo circular por el hospital, con una camisa a cuadros, la bata desabrochada y unos pantalones tejanos a la moda o, lo que es lo mismo, con varios rotos hechos aposta por la marca fabricante de la prenda.

Y, eso sí, rodeando su cuello un *estetoscopio*, ese es el único vestigio que le queda al médico de hoy, de aquellos que no hace tanto mostraban una imagen formal. Cualquiera ajeno a la medicina, se podría preguntar, porqué viste al igual que un obrero. Y la respuesta sería porque en el fondo es lo que piensa que es. Ese es el verdadero problema de una interpretación profesional equivocada, no saber que la imagen que tiene que proyectar, ha de estar de acuerdo con sus intenciones laborales.

Si se reflexiona sobre este asunto, se valorará la importancia que tiene que el médico posea credibilidad. Y seguramente, alguien que me esté leyendo, y podría estar definido por estas palabras, me podría decir que es la primera vez que las lee o las oye. Si esto fuera así, le respondería la gran cantidad de gente, incluyendo a sus superiores, que piensan lo que están leyendo.

El médico, como otras profesiones, además de conocimientos, es un vestido. Y, este importante detalle, lo tendría que tener siempre presente. Pues no trata con objetos inanimados, sino con personas que tienen una sensibilidad a flor de piel, debido a los momentos de inseguridad que les provoca su dolencia.

Quisiera consumar el para mi entender importante asunto, como es la vestimenta del clínico, haciendo una llamada a las gentes que imparten los conocimientos de medicina en la facultad. Ignoro si, ellos mismos, también tendrían que tomar buena nota de este particular. Ya que, predicar con el ejemplo es, de una manera o de otra, la forma más fácil de inculcarle la importancia que, para el desempeño de su profesión, tendrá vestir de una manera que le ayude a ganar credibilidad.

Otra cuestión digna de destacar es la iluminación de centros hospitalarios y ambulatorios. Tengo que insistir que siempre pensando en los efectos que van a causar en el enfermo o el convaleciente. Ya que doy por descontado que los profesionales deben trabajar con una luz adecuada para desenvolverse con total seguridad. Estudios realizados por El Instituto de Salud de Estados Unidos, demuestran que aquellos sujetos ingresados en centros hospitalarios que se encontraban en habitaciones con exposición directa a la luz natural (solar) tomaban menos analgésicos, en una cantidad que suponía más de una cuarta parte en los sujetos estudiados. También su estado anímico era mucho mejor que aquellos otros que les habían tocado lugares de la habitación de difícil acceso al sol. A esto se ha de añadir que paliaban antes sus dolencias. Y que, en casos de gravedad, la familia se sentía más animada.

Eso me hace plantear dos cuestiones, la primera: «¿Por qué los centros hospitalarios, no se construyen de manera que todas las estancias para enfermos estén al abasto completo de la luz solar?» Y otra: «¿Por qué no se crean jardines invernaderos, donde los enfermos puedan pasear, sentarse o hacer lo que crean más pertinente?» Si alguien por ventura me dijera que es por el desembolso económico, le diría que esto iría en redundancia de una curación más rápida y efectiva. A la vez, le invitaría a recordar cómo estaban compartimentados antiguamente los hospitales.

Es evidente que no hace tantos años, los grandes pabellones se encontraban, con todas las camas prácticamente unidas, separadas en ocasiones, por unas cortinas que han pasado a la historia. Los que ahora se quejan de que no hay intimidad, deberían haber conocido, cómo estaban entonces expuestos los enfermos a la curiosidad de cualquiera que pudiera entrar en el pabellón. Recuerdo, con una cierta tristeza, una visita que realicé acompañado de mis padres, para darle mi último adiós a mi querida abuela. Si eso era así, entonces; me pregunto: «¿Qué ha ocurrido, para que no se haya evolucionado más?».

Continuando en la habitación del enfermo y las cosas que con poco coste pueden influir en su estado de ánimo. Siempre me he preguntado: «¿Qué puede representar, para la institución, el pago por visionar la televisión?» Sí, soy consciente que, en estos tiempos, son difíciles debido a los recortes. ¿Pero es tan importante la cantidad de dinero que se recauda para privársela a aquellos que no se la pueden costear? Creo que la pregunta se contesta por sí sola. Aunque quiero ir aún más lejos, lo que me hace comprender lo poco que se ha pensado en este asunto. De verdad que nadie ha tenido en cuenta que, en una habitación con dos camas, un enfermo puede tener ganas de ver televisión. Y, el otro, por motivos evidentes, no esté para escuchar ningún sonido.

¿Qué ocurre en esas ocasiones? Pues que las enfermeras, tienen que mediar entre los dos. Eso nada más evidencia otra falta de previsión. Porque la solución es tan sencilla, como de dotar al televidente de unos pequeños auriculares desechables, igual que se utilizan en aviones o en el mismo *AVE*. Cierto que todo esto puede parecer un lujo innecesario, impropio de un centro de la *Seguridad Social*. Pero la realidad, nada más se puede valorar, desde la perspectiva del que se halla postrado en una cama, durante muchos días.

Otra cuestión que deseo valorar, es la *pernoctación de un familiar con el enfermo* (siempre hablando en centros de la *Seguridad Social*). Teniendo en cuenta que hay enfermos que se infantilizan, aquí las normas acostumbran a ser permisivas y, bajo el pago de una cantidad, se autoriza que el pariente pernocte con el enfermo. Sin embargo, lo que parece que se ignora, son las pequeñas dimensiones de la habitación. Donde se da el caso que se puede llegar a doblar su ocupación, con la consiguiente creación de un ambiente viciado. Pero aún hay otro problema, cuando uno de los enfermos no está acompañado y se tiene que levantar a hacer sus necesidades, ahí pierde toda su privacidad ante el acompañante del vecino. (Tengo que reconocer que he vivido la experiencia y me ha resultado muy desagradable).

Teniendo en cuenta que estamos en un país de *grandes cocineros*, a los hospitales públicos, eso parece no importarles. No estoy hablando, precisamente, del tipo de dietas a las que, como es lógico, están sometidos los enfermos. Pero lo que creo del todo inaceptable, son las condiciones en que llegan los platos, me refiero que en una gran mayoría están fríos. Siempre que he denunciado estas cuestiones, me he encontrado con la misma respuesta, la falta de personal, para poder repartir las comidas a tiempo. Independientemente que esto no debería ser una respuesta, también a ello, tendríamos que unir la triste presentación de los platos. Realmente, parece que allí no se conozca que el alimento entra por los ojos y, si nos encontramos con enfermos que están apáticos, así se les ayuda para que no coman. Es como si se quisiera reivindicar que es comida para pacientes y no para clientes.

Una de las cosas que la medicina mecanicista nunca ha valorado, ha sido la llamada *musicoterapia*. Si bien, ahora parece que varios centros empiezan a implementarla en sus instalaciones. La información la recojo del *Instituto de Salud de Estados Unidos,* allí hace tiempo que se recomienda un cierto tipo de música para cada enfermedad. Esta es percibida por el cerebro como una recompensa, pudiendo llegar a modificar las *funciones cardiorrespiratorias*. Provocando todo ello la liberación de *dopamina* que consigue un estado de bienestar y satisfacción. Una particularidad, que tiene cierta música, es que atenúa el dolor, cambiando a positivo el tono muscular, la temperatura, el nivel de glucosa y la secreción hormonal.

Puedo decir que particularmente, a mí una canción me ayudó muchísimo en los momentos que sufría más dolor y desánimo. Desde aquí quiero ofrecer mi agradecimiento a *Ramón Arcusa* y *Manuel de la Calva*, quienes compusieron e interpretaron magníficamente: «*Resistiré*». Podría parecer que exagero, pero aseguro que no es así, realmente esta melodía, que escuchaba una y otra vez, fue mi mejor analgésico, que me daba fuerza para soportar aquella dolorosa situación.

Finalizaré con algo que en mi opinión merece un capítulo aparte. Varias veces, por motivos de mi enfermedad, he sufrido pequeñas intervenciones que se resolvían en ambulatorios y también otras que se han celebrado en quirófanos. La particularidad de todas ellas, es que se realizan con *anestesia local*, *locorregional* o *epidural*. Hasta aquí nada que objetar. Lo que, sí deseo rebatir, empieza cuando el que es intervenido (paciente para que nos entendamos) comienza a escuchar toda clase de comentarios que hacen, en este caso, los médicos o cirujanos, dependiendo del tipo de intervención que se trate.

Entre los comentarios, se pueden escuchar las dificultades que se presentan, ante la pericia del que está operando, alguna broma normal entre compañeros. Y, algo que considero imprescindible, el que un clínico le esté mostrando a otro clínico, cómo se debe realizar la operación en cuestión. Naturalmente, ahí es cuando se escuchan una serie de expresiones técnicas que puedo asegurar que acongojan a la, de por sí, asustadísima persona que está siendo intervenida. Parece obvio que esto siempre haya sido así. Pero en pleno siglo XXI, me pregunto, ¿por qué continúa siéndolo? ¿Acaso se ignora que, con la existencia de unos cascos, que emitirían música relajante o incluso psicotrópica, se podría aislar al intervenido?

Estoy en la seguridad que, como en otros casos, en estas cosas no se ha pensado. Pues la medicina mecanicista no contempla el efecto que pueden provocar ciertas acciones en el cerebro del enfermo. Y, si alguien me dijera que es necesario ponerse en contacto con el que está siendo intervenido, la solución sería fácil, los mensajes se podrían transmitir por los mismos cascos en cuestión. Creo que es un argumento suficiente para reflexionar.

Ahora cambiando de asunto, pero siguiendo con el mismo tema. Vamos a estudiar un lugar que se lleva la palma de todo esto, son las llamadas *Clínicas Dentales*. Estas en su casi totalidad pertenecen a la *asistencia privada*. Puede parecer curioso, pero la especialidad en cuestión, como alguna otra más, no es atendida debidamente por la *Sanidad Pública*, a lo sumo para las embarazadas y para las extracciones. A lo que parece, la medicina vive a mediados del siglo pasado. Pudiera creerse que se ignorara que la boca es la puerta de entrada de todo tipo de enfermedades infecciosas. Cuando he preguntado: «¿Cuál era el motivo de esta omisión por los servicios públicos?» Las respuestas siempre me han parecido demagógicas, hasta que he llegado a la conclusión que se desconocían las razones.

Este asunto nos lleva a situaciones de estafa, que en los últimos tiempos se han estado dando, por las conocidas *franquicias*. Pero como el capítulo no trata de este tema, solo pretendo evidenciarlo sin más. Ahora, centrándonos en las clínicas dentales privadas. Pues otras no hay en este país. Ahí no se puede hablar de falta de presupuesto, solo de falta de ideas, por interpretar del mismo modo la medicina mecanicista. Obviamente, no voy a manifestarme por ningún tipo de tratamiento. Pero sí del entorno que tiene el *Odontólogo*. Si hay algo que, históricamente ha dado miedo nada más pensar, eso es la visita al dentista. Esta profesión se asocia con el dolor, cuando hoy en día, no es así o, al menos, no lo es cómo se puede llegar a creer.

Una vez tomada la decisión. Independientemente de la aprensión preme- ditada que se padece solo por pensar en la cita con el dentista: «¿Qué es lo que nos vamos a encontrar?» Pues naturalmente, un lugar limpio e impoluto, pero esta limpieza lleva asociada una gran frialdad. Cuestión que, como en los anteriores casos, no parece importarle mucho al profesional. Ya que él, ante todo, lo que desea es que sus instalaciones resplandezcan de limpieza. Para eso tanto en las paredes, como en los suelos y techos, dominan los colores claros y, cuando no, es el mismo blanco intenso.

A todo esto, hay que añadirle una sala de espera, donde es fácil encontrar un tipo de cartelería en que se exponen dibujos o fotos: «De bocas completas, implantes, coronas dentales, encías enfermas, muelas donde se pueden apre- ciar sus raíces». Y todo un elenco que el dentista supone que es lo adecuado para ambientar debidamente su consultorio. ¿Pero, acaso ha pensado en el efecto que dichos carteles van a causar en sus pacientes? (Por usar la termi- nología en boga). Realmente, él solo lo percibe desde su óptica de experto. Y cree que esa es una buena opción. Ya que, de otra forma, ¿qué se supone que tendría que exponer? Lo lógico es que sean particularidades que se relacionan con los males que soluciona mediante su pericia profesional.

Ciertamente, aunque cada día está interviniendo a gente, a la que tiene que aplacar sus miedos. Parece que esta cuestión la deja para cuando hablen con él. Ese es el motivo para que no vea el entorno en absoluto, como en realidad *lo sufren sus clientes*, (permítaseme esta palabra que considero más adecua- da). Ya que, si hay un lugar, dentro del amplio mundo de la salud, el odontó- logo, es donde, por antonomasia, se lleva los honores de tratar a sus clientes, como verdaderos pacientes. (Eso nos llevaría a la controversia que se plantea en: *Cuestión de interlocutores*. Capítulo 3).

Ahora el asustado cliente se encuentra semi-estirado en el llamado: «*Sillón Odontológico*». Si no fuera por los nervios que lo poseen, se daría cuenta que está dentro de una especie de nave espacial. ¿Qué es lo primero que aprecia? Pues una gran y potente lámpara de luz. Ese es el momento que el profesional lo tranquiliza, justo también le acompaña una auxiliar. El techo es absolutamente blanco, esa es la visión que va a tener mayormente la persona que va a ser intervenida. Ahí es cuando se pierde la oportunidad de ofrecer otra visión que no sea tan fría y tan desértica.

Le pide que abra la boca y ahí empieza a hurgar al paciente (para que nos entendamos) y este ignora lo que le están haciendo, ahora un pinchazo y, al poco tiempo, los labios los siente dormidos. En ese momento empieza a sonar el chirrido de un taladro. Para el dentista, acostumbrado al sonido, no es nada nuevo. Sin embargo, no se plantea lo que puede sentir el que está siendo intervenido. Bueno, si está convenientemente dormido no será mucho, ¿verdad? Pero realmente, ¿son necesarias todas esas sensaciones angustiosas?

No, y rotundamente no. Para empezar, en la sala de espera se debería abstener de poner nada relativo a la boca. Por la sencilla razón que ese lugar no es un mercado donde se venden productos ni servicios. Lo que sería recomendable, que el ambiente fuera muy acogedor, tanto, que invitara a la distensión. Esa sala debería estar convenientemente aislada de la recepción y de cualquier lugar de paso. En ella podría haber monitores que emitieran comunicados orales, imágenes y melodías que transportaran a una relajación efectiva. De alguna manera, se estaría invitando al cliente *a entrar en un semitrance* que más tarde la anestesia local acabaría de completar.

En el quirófano, los techos deberían estar pintados con colores cálidos. Además de estar iluminados de un modo indirecto, para amortiguar la visión del foco de la persona que está siendo intervenida, así mismo las paredes tendrían el mismo tratamiento. Cuestión importante, sería dotarle de unos cascos para emitir música con las mismas intenciones que los de la sala de espera. De este modo, además de aislarlo de cualquier comentario que pueda hacer con la ayudante, evitaría el ruido del taladro. Todo ello redundaría en una relajación adecuada. No sin antes recordar que cualquier información se la podría ofrecer, mediante los mentados cascos. Tanto el dentista, como todo el equipo de quirófano, deberían vestir una indumentaria animada, con tonos de colores y dibujos que inviten a la abstracción. Sí, un ambiente, donde todo ofrezca una relajación efectiva. Pero atención, todo ello sin menoscabo de la correspondiente funcionalidad, para que el profesional pueda desenvolver su trabajo, con la máxima comodidad y seguridad.

Para acabar, estoy en la certeza que, más de un odontólogo después de leerme, estará pensando: «¿Para qué todo esto? ¿Es que acaso no estoy haciendo bien mi trabajo?» Sí, me consta que todo lo expuesto, puede sonar a un planteamiento muy futurista o, cuando no, descabellado. El motivo es que jamás se ha experimentado de la manera que lo planteo. Pero yo me pregunto: «¿Por qué no?» Si se hiciera así el servicio, seguro que cambiaría la opinión atávica que tienen todos en el momento de visitar al dentista. De cualquier modo, ahí dejo mi opinión. Por si hay alguien que la quiere desarrollar, pues esta es solo una sugerencia. Y no tan solo para los odontólogos, sino para las otras cuestiones que he expuesto.

Capítulo 19

Los medicamentos

Parte de este estudio está escrito basándome en mis propias experiencias, de acuerdo como en el prólogo expongo. Y cuando ha llegado el momento de tratar lo que conozco sobre medicamentos, me han venido a la memoria mis tiempos de *Consultor*. Allí tuve ocasión de conocer ampliamente el mundo de los *laboratorios farmacéuticos*, de los cuales no puedo explicar sus entresijos, por razones de obligada discreción profesional. No obstante, lo que sí se quedó dentro de mí fue el espíritu empresarial que poseen las farmacéuticas. Cuestión que a lo largo de este episodio expresaré. Si bien, a parte de mis vivencias, he tenido que documentarme para actualizar mis conclusiones. Ya que los medicamentos no son algo exclusivo de los laboratorios, sino que nos atañe a todos, al Estado, a los médicos y, muy particularmente, a los que los ingerimos.

Mucho antes de la aparición del *Homo sapiens,* ya existían enfermedades. La naturaleza siempre ha ofrecido el mundo vegetal al abasto de todos los seres vivos. Con lo que tenían la posibilidad de contrarrestar las situaciones precarias que, por un motivo u otro, pudieran padecer. Como evidencia, tan solo es preciso observar cómo cualquier mascota, busca determinadas hierbas en caso de sentirse mal. Cierto que hoy en día esa visión se hace más difícil. Pero eso solo es debido a que, en las grandes urbes, los animales no andan sueltos. Y, por otra parte, sus dueños los llevan prestos a los veterinarios, donde son tratados con fármacos.

Cuestión que siempre me ha hecho reflexionar: «¿De qué forma pueden saber los animales qué plantas les pueden curar?» Si partimos de la base que son incapaces de transmitir sus experiencias (conocimientos). Ya que eso es privativo de los seres humanos. Y esos son precisamente los fundamentos en que se apoya nuestra progresión como especie superior de la naturaleza. Por lo que parece evidente que es por *instinto*. Si bien este, para la humanidad, no es otro que el *inconsciente*. Y ahí está el motivo para que no funcione de la misma manera con nosotros. Ya que, el coste de adquirir la *consciencia*, fue a cambio de perder parte de nuestras capacidades instintivas.

Sin embargo, los humanos poseídos por la consciencia, obtuvieron una capacidad desconocida hasta entonces: «*Podían imaginar*». Ningún otro ser había disfrutado de este privilegio. Pero toda prebenda tiene su cruz. Y en este caso, fue la de buscar una explicación a las cosas malas que les ocurrían, en *imaginarios espíritus*. Seres del inframundo que les castigaban por haber incumplido supuestas leyes que les habían otorgado. Sí, de esta manera se justificaban las enfermedades, algunas reales y otras imaginarias. El caso es que todos los remedios debían ser mágicos. Y con ello, no se podía hacer otra cosa que *recurrir a rituales*. De esta manera se intentaba ahuyentar a los malignos lémures, que poseían a aquellos cuerpos enfermos.

Fueron muchos milenios, tantos, que con el paréntesis de parte de la llamada *Edad Antigua*, los humanos estuvieron sumidos en un gran oscurantismo. Con la aparición de la época que se vino a llamar el *Renacimiento*, fue cuando se empezó a replantear que, tanto las enfermedades como los accidentes, provenían del mundo real en el que se encontraban. De sí, eso que parece tan obvio, hoy, aún se pueden escuchar lamentaciones, en las salas de los hospitales que, la dolencia que se sufre, es debida a un castigo divino. Consecuencias que provienen del *inconsciente colectivo*. La enfermedad, casi siempre se padece por alguna culpa que se tiene que expiar. (Todo lo expresado en el párrafo anterior y en este, se documenta más ampliamente en: *La medicina a través de la historia.* Capítulo 1).

Es evidente que, la alimentación de nuestros ancestros cazadores y recolectores, tuviera una ingesta más sana de la que podemos tener nosotros. Se ha demostrado que si lo que se come es rico en variedad microbiana, se inmuniza a la enfermedad, protegiéndose mucho mejor la salud. ¿Podía haber mejor medicina que esa? Sin embargo, muchos de sus males provenían de sus creencias y, por lo que parece, es lo ha que perdurado en el inconsciente de toda la humanidad.

No creo necesario volver a recordar otra vez la historia de la medicina. Porque si has leído hasta aquí es casi seguro que serás conocedor del amplio capítulo, que habla de ese largo peregrinar que llevó a la medicina a los momentos actuales. Durante gran parte de todos los tiempos, solo se podía *hablar de remedios*. Soluciones que, la Madre Tierra, ofrecía en forma de veneno. La respuesta siempre consistió en saber: «Cuál era la cantidad adecuada para mitigar cualquier dolencia». Ahí está la diferencia entre matar y curar. Y eso es precisamente, lo que representan los *medicamentos*. No hay ninguno inocuo. Pudiendo llegar a ser tan benefactor, como a la vez peligroso para la salud.

Pero hablar de medicamentos en lugar de remedios, es lo que representó la aparición de los *antimicrobianos*, que se inició a principios del siglo pasado, por *Paul Ehrlich*, médico serólogo y farmacólogo, *Premio Nobel de Medicina* 1.908. Y que finalmente en 1.928 rubricó *Alexander Fleming*, médico bacteriólogo, con el descubrimiento de la *Penicilina*. Hallazgo que significó el inicio de la era de los antibióticos. Con este aporte, se puede decir que se han salvado muchas vidas a la humanidad. Sin embargo, la dificultad que presentaba la preparación de la sustancia, debido a los escasos conocimientos de entonces, retrasó su reconocimiento. Otorgándosele finalmente, el *Premio Nobel de Medicina* (compartido) en 1.945.

Se puede afirmar que, tanto la práctica de la higiene diaria como los antimicrobianos, fueron los dos pilares que dieron un innegable paso para controlar las enfermedades que, durante milenios, azotaron a la humanidad. Si bien, conviene recordar que los antibióticos solo actúan contra las bacterias (microbios). Por lo que no solo son desaconsejables para cualquier otra dolencia provocada por virus, sino que su uso indiscriminado, durante mucho tiempo, los vuelve inocuos a la infección. Entiendo que está en el conocimiento de todos los clínicos y lo deberían estar recomendando continuamente. Sí, estoy en la seguridad que es lo que se hace. Pero a la vez, también creo que no hay suficiente reiteración con los *efectos de la automedicación*.

No tengo ninguna duda que la automedicación es la peor epidemia de este siglo. Según una última encuesta que se realizó al respecto, las personas consideran que disfrutan de buena salud. Sin embargo, los estudios realizados indicaron que una *cuarta parte* de los antibióticos que se consumen, son fruto de las decisiones de quienes creen que su uso les aliviará la molestia. Una suma mayor, representan los *analgésicos*, llegando a superar la recetada por los clínicos, los cuales son ingeridos a la menor molestia. Pero donde el consumo indiscriminado toma tintes de verdadera preocupación, es con los *opiáceos*. Desde los últimos treinta años del pasado siglo, hasta nuestros días, el autoconsumo se ha visto superado. Cada vez más sirven como válvula de escape para el desenvolvimiento cotidiano. Este alarmante fenómeno, está alimentado por los médicos, quienes recetan sin más, ante cualquier situación que se les presenta. De acuerdo, como se expresa más ampliamente en: *Las dudosas ciencias de la psiquiatría y la psicología.* Capítulo 13).

Sin embargo, no solo son los médicos quienes facilitan recetas para cualquier tipo de medicamento, a veces sin conocer muy bien lo que están prescribiendo (como más adelante evidenciaré). También colaboran las farmacias, expendiendo todo tipo de fármacos sin receta alguna. Cierto que está del todo desautorizado, pero a lo que parece, pueden más los intereses económicos que la responsabilidad que se le otorga a este tipo de profesionales. Esta afirmación la avalan las veces que mi persona y dos colaboradores más, quisimos adquirir medicamentos que se deberían expedir con receta. Tan solo en una ocasión de cinco, nos los negaron, el resto lo conseguimos sin más problema. Nadie nos preguntó nada respecto a lo que estábamos comprando, simplemente nos lo sirvieron sin más.

Todo esto hace que me pregunte: «¿Qué es un medicamento exactamente?» Parece cierto que es un preparado de farmacia, con la única finalidad de curar las dolencias. Para que un fármaco aparezca en el mercado, tienen que pasar varias cosas y, entre ellas, tiempo. Sí, ese es el principal motivo, por el que los laboratorios farmacéuticos deben invertir grandes cantidades de dinero. Aunque, vayamos por partes. El primer axioma de cualquier farmacéutica, es ser rentable para sus accionistas. Por ello, es natural que inviertan donde sus productos sean más demandados y, además, los puedan pagar. Esto quiere decir que, ante todo, es un negocio. Por lo que los países pobres se verán privados en muchas ocasiones de medicamentos que les son muy necesarios para su supervivencia. *A priori*, solo hay dos grandes países que, les han plantado cara, la *India* y *Brasil*, desarrollando sus propias plantas de fabricación.

Con esto es fácil entender que la finalidad de los laboratorios farmacéuticos, no es la de curar, sino la de mantener a sus clientes con vida, para que puedan seguir consumiendo sus productos. La cuestión, mirada desde un prisma social, puede parecer escandalosa. Pero si se contempla desde un ámbito *económico empresarial*, simplemente se está cumpliendo con lo que los accionistas de las compañías exigen. Cierto que es mucha la inversión que precisa un laboratorio, para encontrar eso que ellos asignan, como producto estrella.

Considero que no es preciso explicar, paso a paso, todo el recorrido que hacen los nuevos fármacos hasta que están definitivamente homologados, por las autoridades competentes. No obstante, sí que creo necesario, informar que, los productos que salen al mercado, superan en ganancias, por *unidad invertida*, a las telecomunicaciones y ventas de armas; eso entre los negocios legales, compitiendo con éxito también con los considerados ilegales, como son los del mundo de las drogas y la trata de blancas. Quiere decir que nos encontramos ante el oligopolio más poderoso que jamás existió en el mundo, intervenido tan solo por 25 empresas que controlan más del 70% del mercado mundial.

Ante esta magnitud, las farmacéuticas, que tienen un carácter evidentemente global, adquieren las materias primas en los países donde se pueden comprar a menor costo. Este ahorro no supondrá una mejora en el precio, ya que los beneficios en porcentaje son muchas veces incalculables. De los distintos sectores industriales, sin duda es el de la farmacia, el que invierte más en *I+D*, representado por un 15% de la facturación total. Cifra que, es ampliamente superada, por sus inversiones en *marketing*, *publicidad* y *RRPP* que son del orden que muchas veces supera el 30% del negocio de la compañía.

Esta astronómica cifra, la reparten entre varios apartados. De sus estrategias, destacan el ejército de comerciales que posee cualquier laboratorio, quienes bajo el nombre de *visitador médico*, desarrollan su cometido. Consistiendo en visitar consultorios de cada especialidad médica y hacerles entrega de la información, así como muestras de los productos que han desarrollado los laboratorios últimamente. Sin embargo, su labor no acaba aquí. Ya que su finalidad no es solo la de informar, sino la de convencer que los referidos fármacos son los que tienen una mayor prestación para la dolencia que tratan. Dándose la circunstancia que son muchos los clínicos que se vuelven más propensos a prescribir el fármaco mejor promocionado. No obstante, más adelante veremos alguna que otra forma peculiar de hacerlo.

Estoy en la seguridad que más de un clínico puede dudar de algunas de mis palabras. Pues bien, es a ellos, a quienes les quisiera hacer la siguiente reflexión: «¿Cuáles son los medios que utilizan para informarse?» Sí, estoy seguro que como buenos profesionales, se conducirán por las lecturas que se ofrecen en formato de revistas, de reconocido prestigio. Y, también en algunas *webs*, a las que se debe estar suscrito. Si bien, lo que hay que tener en cuenta, es que, en la actualidad, para publicar de un modo solvente y creíble, es preciso costear los controles de los comités de expertos de las empresas. Estas crean publicaciones contrapuestas. Donde es difícil poder discernir si, el fármaco en cuestión, es idóneo o no. Llegando muchas veces a la conclusión que es más fácil escuchar al prescriptor del laboratorio.

Los tan reputados controles de los nuevos fármacos, se hacen sobre personas sanas. Eso representa que cualquier aspecto adverso será conocido a lo largo de los primeros 5 años de encontrarse en el mercado. Los cuales aflorarán en personas con *comorbilidad* y *polimedicación*. Las pruebas tuvieron su utilidad para ser idóneas, pues pasaron todos los controles, después de concienzudos y supuestos estudios. Pero a la hora de aplicarlos a esa realidad mencionada, es cuando se puede apreciar, valga la redundancia, la cierta realidad. Situación que viene refrendada por los varios casos ocurridos en los últimos años. Donde el laboratorio ya era conocedor de ciertos aspectos adversos del fármaco. Pero a pesar de ello, fueron lanzados al mercado con gran profusión. En conclusión, lo que parece claro es que el trabajo de las agencias reguladoras es muy mejorable. Sería deseable que los gobiernos pudieran garantizar a la ciudadanía una seguridad de los medicamentos que aparecen en el mercado nacional. Sin embargo, la debilidad de los mecanismos que se usan para controlar, favorece a las farmacéuticas.

Quizás con el fin de compensar, su a veces tocado prestigio, la industria farmacéutica, dispone de la inversión suficiente para ofrecer colaboración con las universidades. Estas, en la búsqueda de financiación, han llegado a acuerdos con distintos laboratorios para desarrollar, en conjunto, trabajos de investigación; son los llamados: «*Patrocinios mixtos*». Parece evidente que esto puede representar un grave conflicto de intereses. Entre el espíritu crítico, que debe presidir la universidad, y los intereses económicos que, como anteriormente ya he informado, defienden, ante todo, los laboratorios farmacéuticos.

Con todo lo expuesto se puede afirmar con certeza: «¿Saben realmente los médicos con precisión lo que recetan?» Es evidente que no (como más adelante mostraré). Pero volviendo a la primera referencia de la que hablaba, creo preciso recordar que, de siempre, ha coexistido una buena relación entre médicos y visitadores. Si bien es cierto que la ley *29/2006, de 26 de julio*, prohibió expresamente primar al médico, por la prescripción de los elaborados del laboratorio, a los que en el argot son llamados pacientes. Pues bien, yo he tenido ocasión de hablar con algún clínico que me ha reconocido que a él se le han ofrecido prebendas, en forma de viajes o de regalos.

Así mismo tengo que reconocer que, para no comprometerles, no insistí más en el asunto. Pues mi interés no estaba en hacer ningún tipo de denuncia, sino obtener la información. De este modo, se puede entender que el 30% de la facturación destinada al mercadeo en general, puede formar parte de un gasto en las *RRPP*, a las que se podrían considerar opacas o, mejor dicho, prohibidas. Quiero hacer una salvedad al respecto. No todos los profesionales que pregunté me reconocieron abiertamente esta cuestión. Pero si pensamos en clave de hospital, es fácil deducir que hay unas determinadas jerarquías que dirigen los tratamientos.

Los congresos son una magnífica ocasión, que aprovechan los laboratorios, para cursar invitaciones a los profesionales que, según creen, son merecedores de una inversión de este tipo. En ellos, además de los nuevos conocimientos de la especialidad, que expondrán los ponentes, dan la posibilidad de promocionar las novedades farmacéuticas y, de paso, hacer buenos amigos dentro del ámbito profesional. Cierto que es una costumbre que viene de antiguo y son este tipo de reuniones multitudinarias, donde las relaciones son muy enriquecedoras. Si bien, me atrevería a decir que los máximos beneficiarios son, los que, de un modo u otro, los patrocinan.

Las facilidades que, en forma de seducción, ofrecen los laboratorios, quizás sean incómodas de reconocer y peor, de admitir. Pero lo cierto, es que es un secreto a voces, el modo como, las compañías farmacéuticas, dan a conocer sus productos, a los que tienen capacidad de ser sus prescriptores. Lo que no cabe ninguna duda es que sus estrategias comerciales son cuestionables. Pues su finalidad es conseguir grandes cantidades de dinero a costa de las personas (obsérvese que no hablo de si están enfermas o no) pues eso es lo que menos les importa. Su gran poder, les permite tratar a los gobiernos de tú a tú. En tanto estoy escribiendo, me viene a la memoria que, hace unos días, surgió la noticia de la presión que está haciendo el gobierno español. Donde se informa que las comunidades que permitan la prescripción de medicamentos genéricos, dejarán de recibir la subvención. No he investigado más la noticia, aunque es de suponer cuál es la razón. Tampoco he visto ningún medio de comunicación que haya cuestionado el motivo.

Otro asunto que da para pensar son las vacunas. En este particular como neófito voy a inhibir mi opinión. Sin embargo, no creo, que la mayoría de médicos, puedan tener un conocimiento mucho más formado que el mío. Pues, por lo que he podido comprobar, hay clínicos que no se vacunan. (Tengo que admitir que yo sí lo hago). Pero ¿qué representan las vacunas para los laboratorios? Dinero, sí, mucho dinero. No hace tantos años, España, adquirió gran cantidad de vacunas con motivo de la llamada *Gripe A*. Más tarde no resultó ser tan peligrosa como las autoridades sanitarias y, sobre todo los medios de comunicación, nos transmitieron.

En aquellas fechas, allá por el 2.010, si no recuerdo mal, cada día se hablaba de los estragos que estaban asolando a los países de Asia. Como ya he comentado, el Estado Español hizo acopio de gran cantidad de vacunas, con el fin de abastecer a la población que, finalmente, tuvieron que desecharse. ¿Qué es lo que ocurrió? Pues lo que sucedió, aunque esto es una opinión personal, es que le pudo el miedo al gobierno de turno, por lo que podía acontecer. Este se dejó llevar por las noticias, invirtiendo una suma considerable de dinero. Sí, lógico que se me podrá decir que era su obligación. Pero en mi consideración, quizás no hubiera estado de más una información más contrastada, de lo que en realidad podía pasar. Ahora precisamente, mientras estoy escribiendo estas líneas, están surgiendo las noticias de cada año, las salas de urgencias de los hospitales están llenas. Se prevé una gran epidemia, ya que la cepa ha mutado. Naturalmente, esto escuchándolo a todas horas crea una gran psicosis y hace que la gente que no está vacunada se lance en masa a hacerlo.

No quiero ser mal pensado. Pero no hay que olvidar la gran cantidad de dinero que destinan las farmacéuticas a la comunicación. Y lo peor de todo esto es que se hace con la concomitancia de algunos médicos. No. No quiero decir que ellos colaboren intencionadamente, sino que, imbuidos por la situación en la que se hallan, hacen el juego que desean los laboratorios. A todo esto, desearía añadirle la siguiente reflexión: «Cuando he intentado recabar información, sobre los conocimientos que tenían los clínicos sobre la vacunación, me he encontrado con opiniones para todos los gustos». Eso ha hecho que me diera cuenta, cómo sustentan sus opiniones y no es de otro modo, que con sus experiencias. ¿Pero qué ocurre cuando los microbios de la gripe mutan? Pues que cualquier opinión puede ser válida.

La reflexión me ha provocado la siguiente pregunta: «¿Quién en realidad sabe de medicamentos porque esa es su especialidad?» Y la respuesta que he encontrado no es otra que: «El farmacéutico». Una figura que se tiene como secundaria. Ya que el médico, por mucho que haya estudiado, nunca tendrá la preparación explícita que, sin lugar a dudas, tiene el farmacéutico. Visto así y pensado sobre la lógica, el clínico sería el que debería prescribir un determinado tratamiento, pero sin especificar el medicamento. Ya que eso sería labor del farmacéutico, quien tendría, a su vez, que extender la receta que más conviniera a cada caso en concreto. Teniendo en cuenta, a la vez, las posibles contraindicaciones con otros medicamentos que esté ingiriendo el enfermo. Si esto no ocurre de esta manera, tiene que ver con otros intereses, que no son precisamente científicos, sino de ego.

No quisiera que nadie que me esté leyendo, pueda creer que me estoy comportando como un francotirador contra los laboratorios. Si acaso mi opinión es la menos autorizada, en comparación con la de una larga lista de científicos los cuales son fáciles de localizar actualmente, no solo con libros y periódicos, sino también en las redes sociales. Sin embargo, lo que me llama más la atención son las continuas desautorizaciones por parte de periodistas que, asiduamente, están haciendo contra aquellos que se han atrevido, en algún momento, a criticar a las compañías farmacéuticas. Pero las sorpresas más grandes me las he llevado cuando, algunas veces, son los propios manifestantes, los que se desdicen de sus palabras. Y, aquí vuelve otra vez a aparecer: «*El becerro de oro*».

Cuando iba a cerrar el capítulo, he pensado que sería mejor dejar algún testimonio de estas personas. Por lo que he seleccionado dos que pueden avalar perfectamente todo lo explicado. Uno de ellos defiende que la investigación científica debe estar al abasto del público en general. El que habla así es el *Premio Nobel de medicina* 1.993 *Richard Roberts* (Reino Unido 1.943). Este investigador, dentro de un selecto grupo de reputados científicos, hace una clara denuncia a las farmacéuticas, por lo que considera su gran falta de ética, en la fabricación de fármacos contra las enfermedades crónicas. Ya que mienten cuando afirman que están en la búsqueda de soluciones que resuelvan definitivamente la cronicidad.

El otro que he seleccionado, por lo que me ha parecido, es muy conocido en su lucha para desenmascarar a las farmacéuticas, se trata *Peter Christian Gøtzsche*, biólogo, médico e investigador, en temas de medicina. Su biografía nos dice que, durante más de treinta años, ha trabajado en ensayos clínicos y regulación de medicamentos para distintos laboratorios farmacéuticos. Este científico es un *verdadero arrepentido*, ya ha publicado, en las más importantes revistas científicas, una reveladora denuncia. Manifiesta que la industria farmacéutica extorsiona a los políticos y también a los estamentos médicos. Promoviendo continuamente nuevos productos que son innecesarios para la población. Acabaré esta reseña mencionando uno de sus libros, publicado en el 2014, donde su título es de lo más explícito: *Medicamentos que matan y crimen organizado*.

Después de todo esto solo me cabe hacer una reflexión final: «Como consultor tuve que tratar innumerables veces con entidades financieras, la relación con ellas, creó dentro de mí una antipatía por el modo como operaban. Pues bien, tengo que manifestar con todo el convencimiento que, los laboratorios farmacéuticos, superan aún más ese sentimiento». Aunque reconociendo, que las dos organizaciones son indispensables, para funcionar de acuerdo a las necesidades de una sociedad que debe basar su bienestar en la salud y la economía.

Capítulo 20

Los derechos de los profesionales de la medicina

Desde que la sociedad se organizó, se distinguieron tres tipos de labores, de las que se materializó una gran diferencia entre las mismas. Pues respondían a dedicaciones muy distintas. Entre ellas, se encontraban las profesiones, las artes y los oficios. Más tarde llegó la ingeniería para quedarse. Y no solo eso, sino que esta última cuestionaba algunas particularidades de las existentes.

Definir las profesiones, sería destacar a todas aquellas que administraban los bienes sociales y materiales más respetados por la sociedad; como pueden ser: La salud de las personas, la creación y el respeto a las leyes, las creencias religiosas y el desarrollo de los conocimientos ingeniosos. Todas se han regido, desde siempre, mediante *reglamentos internos*, regulados por los propios integrantes que forman los grupos. Eso es lo que se concreta como: «*Deontología profesional*». Por otra parte, en el caso de las artes, estas durante años estaban reguladas por los *mecenas*. En cuanto a los oficios, su finalidad era producir bienes y servicios; ahí se reunían todos los trabajos especializados, que requieren tiempo, conocimientos y pericia. Durante muchos años, eran cotos cerrados que se transmitían de padres a hijos y también, como en las profesiones, estaban regulados por sus propios gremios.

Sin embargo, estas tres nomenclaturas, fueron evolucionando de tal manera que, hoy en día, un profesional puede ser cualquier persona que se especialice

253

en un determinado trabajo. No obstante, esta introducción debe servir para significar que hay profesiones, a las cuales la sociedad les requiere un cuidado muy especial en su desarrollo. De ahí que el médico, el juez, el sacerdote y las que desarrollan los trabajos ingeniosos tengan esa exigencia y, en consecuencia, merezcan un determinado respeto. La particularidad es que ninguna de estas profesiones podría ser ejecutada con plenitud, si no hubiera una verdadera vocación para realizaras. Con esto no quiero decir que las otras, particularmente las artes, no precisen el concurso de la vocación, pues sin ella difícilmente existiría el artista.

No obstante, de los tres grupos finalmente definidos, el primero tiene una sustancial diferencia y esta es que se rige por: «*Principios científicos*». En tanto que, en la segunda, se observan las: «*Conveniencias sociales* que en un determinado momento decidan los políticos». La tercera se rige por: «*Creencias*, que provienen de tiempos ancestrales y son seguidas por los feligreses». Queda clara, pues, la diferencia que hay con las otras dos mentadas profesiones, la de juez y la de sacerdote. Empero, dentro de las que desarrollan los conocimientos científicos, me voy a centrar en la medicina. Si bien, eso ha sido hasta no hace mucho, porque en la actualidad, han irrumpido también las ingenierías, en las ciencias de la salud. (Cuestión que, podremos estudiar en: *Ingenieros versus Médicos*. Capítulo 21).

Pero en este caso, por razones obvias (ya que el tratado estudia el comportamiento del médico) me voy a centrar en este profesional. Entiendo, desde la más pura lógica, que cuando a una persona se le entrega la licencia, para que pueda ejercer su profesión, es porque le avalan sus conocimientos. Será, a partir de este momento, *cuando el profesional de medicina puede mejorar y desarrollar, si lo cree pertinente, la propia técnica que aprendió*. Cuestión que, de un modo u otro, es lo que hacen algunos. Y de ahí, entre otras cosas, surgen los adelantos que, con una cierta frecuencia, van apareciendo en medicina. Aquí de ninguna forma se puede olvidar la impagable aportación que hacen los investigadores. Pues estos aun no siendo médicos, en el sentido propio de la palabra, colaboran, de una manera determinante, en los progresos que los clínicos tienen ocasión de experimentar.

Aclarada esta cuestión. No creo que pueda haber ninguna instancia que, pueda o deba corregir al médico, por ejercer sus conocimientos de una manera determinada. En mi opinión, la existencia de los colegios profesionales, está para velar por la *buena praxis*, que se pueda ejercer en la profesión. Pero nunca para decidir, si una determinada terapia es adecuada o no. La historia está llena de ejemplos que nos llevan a la *Edad Media*, donde las creencias prohibían regirse por conocimientos que fueran nuevos. Ya que había de ceñirse a los que estaban establecidos de siempre.

Expresiones tan usadas, como es *el sentido común*, son un ejemplo de eso que se considera que cualquier conocimiento que se escape de lo que comúnmente observan las personas, no es bueno. Por ese motivo la historia está plagada de injusticias, donde se ha juzgado a tantas personas como locas, irresponsables o incluso delincuentes y luego el tiempo ha demostrado que tenían razón. Basta con recordar, a unos cuantos personajes insignes, para darse cuenta de lo que afirmaron: *Colón, Copérnico, Galilei, Tesla* y tantos otros que, siendo desconocidos, se enfrentaron a las leyes de dios o de los hombres y, en su momento, salieron mal parados. En conclusión: «No creo que exista ningún profesional con conocimientos contrastados que, intencionadamente, desee dañar a sus clientes, (para algunos aún, pacientes). Excluyendo naturalmente que esta persona se halle perturbada». En este caso, sí consideraría lógica la denuncia pertinente a las autoridades, para que inmediatamente se le impidiera ejercer.

Ahora, en estos tiempos, la sociedad, somos testigos de un asunto que, a mi juicio, se identifica totalmente con lo que estoy planteando. El 15/6/2017, nos sorprendió a todos el largo comunicado del *COMB*, en la *Vanguardia Digital*, que más adelante, para su estudio y análisis, copio íntegramente. Naturalmente que soy consciente de la trascendencia que tienen estos hechos. Pero tampoco me han parecido oportunas las formas que se han utilizado, para denunciarlos. Diría más, lo que entiendo que trasciende en el comunicado, son intereses que, viniendo precisamente de esta institución, no solo me sorprenden, sino que además me crean una cierta perplejidad y desconfianza.

Ahora, sin más dilación, expongo el comunicado de una manera literal. No sin antes hacer la aclaración que no me mueve ninguna idea partidista, sino la propia de un ciudadano que, admite que ignora cualquier conocimiento de medicina.

Comienza así…

Podría conllevar inhabilitaciones…

«Los médicos en pie de guerra, contra los colegas que prescriben terapias alternativas para el cáncer»

Los profesionales argumentan que esta actitud es mala praxis, porque no hay evidencia científica sobre sus efectos. El Consell de Col·legis de Metges de Catalunya ha alertado que ofrecer por parte de los profesionales médicos, terapias no convencionales o pseudociencia puede conllevar sanciones e incluso inhabilitaciones, si se comprueba que el paciente no ha sido informado correctamente y se ha abusado de la vulnerabilidad producida por una enfermedad oncológica.

Los colegios médicos han elaborado un documento que recuerda que esta actitud es mala praxis, porque no hay evidencia que estos tratamientos que, a menudo se aplican, se promocionen como inocuos, pues pueden llegar a producir intoxicaciones o efectos adversos al tratamiento oncológico, además de generar falsas expectativas a los pacientes.

Sin evidencia científica…

El Consell ha abierto el último año entre cinco o seis expedientes a profesionales médicos que, presuntamente, han ofrecido terapias alternativas a enfermos oncológicos, dejando al margen el tratamiento con base científica que puede suponer la curación del enfermo.

Estos expedientes pueden acabar en sanción o incluso en inhabilitación, como la que ha sufrido un médico, con consulta privada, que recetó agua de luz a un hombre con un cáncer terminal como tratamiento curativo.

Sanciones e inhabilitaciones…

Son algunos de los datos que este miércoles ha hecho públicos el Consell de Col·legis de Metges de Catalunya y que han espoleado al organismo a redactar un documento, junto a la Sociedad Catalano-Balear de Oncología y la Sociedad Catalano-Balear de Cuidados Paliativos que recoge su posición ante la proliferación de terapias alternativas, como pueden ser la acupuntura o la homeopatía que, sin evidencia científica, no pueden ser utilizadas para sustituir los tratamientos que, actualmente, ofrece la sanidad para los enfermos de cáncer.

Lo ha explicado el presidente del Consell, Jaume Padrós, que ha alertado de que los médicos deben cumplir lo que recoge este documento y, por tanto, insta a los profesionales a no recomendar, si no es con carácter complementario únicamente, terapias que no tienen bases científicas y no válidas para la comunidad médica.

Mala praxis…

Padrós ha calificado este hecho de mala praxis y remarcó que, si un profesional conoce casos en que esta situación se da tiene la obligación de comunicarlo al Colegio, tanto si es un caso de candidez o uno con fines onerosos o abusivos.

Si se comprueba, el organismo lo expedientará por una infracción grave o muy grave y podrá llegar a imponer alguna sanción, o en el caso extremo, llevarlo a la justicia para forzar su inhabilitación. El presidente del COMB, ha recordado que cualquier inhabilitación es una vergüenza para la profesión.

Desde los colegios médicos han querido pedir a los profesionales, que, por encima de todo, el paciente oncológico, que por su condición se encuentra en una situación muy vulnerable, tiene el derecho de tener toda la información para elegir o no el tratamiento que debe seguir, y que, por lo tanto, cualquier terapia no demostrada científicamente debe tener carácter únicamente complementario, para no generar falsas expectativas en el paciente.

Padrós también ha recordado que muchos de los tratamientos que se presentan como naturales y que no tienen efectos secundarios y por tanto son inocuos a menudo provocan iatrogenia, por interacciones.

No son inocuas...

Padrós ha explicado que está contrastado que se puede llegar a intoxicar algún órgano vital, por el efecto de los principios activos que interaccionan con los tratamientos oncológicos y, por tanto, pueden afectar la salud de los pacientes.

En este sentido, pues, el documento del Consell de Col·legis de Metges de Catalunya exige a los profesionales ser rigurosos con la información que se traslada al paciente, al considerar solo complementarias y no alternativas estas terapias y recuerda que los cuidados paliativos, también pueden formar parte del tratamiento.

Por eso recuerda que la apuesta por los profesionales, son unidades integradoras que, en el ámbito médico, requieren la coordinación de diferentes especialistas, para dar respuesta a las necesidades globales del enfermo.

Después de leer esto. Lo primero que se me ocurre, es si este es el medio más adecuado para dirigirse a los colegiados. Porque a mí me produce vergüenza ajena. Ignoro si el mismo presidente del colegio *Jaume Padrós*, ha sido quien ha hecho este redactado. Pero de cualquier forma es él quien lo firma. Dicho esto, más que un informe científico, a mí me parece un panfleto publicitario que jamás debería haber realizado el colegio. Ya que, el mismo día que apareció en el diario digital, se presentó en una televisión, donde ante un periodista muy conocido se ratificó y, en los siguientes días, visitó varias radios. Parece, como si en realidad algunos intereses, tuvieran miedo de lo que se afirma en el comunicado. Ya que este uso, es cada vez más habitual en las personas con un cáncer terminal.

Respetando absolutamente la *praxis médica*, ya como he repetido insistentemente durante todo este estudio, soy neófito en los conocimientos de la materia, sí que puedo expresar mi opinión personal. Lejos de los tecnicismos, y solo con la premisa, que cuando los médicos informan a alguien que su vida no tiene solución de continuidad. Ahí el enfermo, tiene todo el derecho a acogerse a aquello que le ofrezca una oportunidad. No se trata de un engaño consciente. Pues puede que la persona que se encuentre en esta situación, tenga inconscientemente el conocimiento, de que difícilmente hallará en el tratamiento alternativo, la solución. Pero lo compra, de la misma manera que un creyente adquiere el cielo. ¿Acaso su fe le permite morir sin luchar?

Esto equivaldría a que cualquier colegio de médicos, denunciara, a las distintas iglesias por competencia desleal. Sí, sé que ellas, salvo algunas, no rivalizan con la medicina, al menos directamente. Pero para el fondo de la cuestión, vendría a ser lo mismo. Cuando el tratamiento al enfermo queda reducido a *cuidados paliativos*. Nada ni nadie, tienen que impedir que, por un tiempo, le nazca la esperanza. Yo me pregunto: «¿Con qué autoridad moral, el colegio puede prohibir, según se puede leer en el informe, el ofrecimiento de esa esperanza?» Creo que el trato amenazante, empujando a los compañeros, para que denuncien esta situación, no habla muy bien, del espíritu que debería presidir esta tan honorable institución.

Finalizaré diciendo que, sinceramente me cuesta aceptar que este texto esté escrito para los médicos. Pues el comunicado tiene más de profesor enojado, riñendo a sus pupilos, que de información para los colegiados. Lo que realmente me hace pensar, como he dicho anteriormente, que posee otros fines desconocidos.

Una vez hecha esta reflexión, he querido comprobar cuál era la opinión de la otra parte que el colegio cuestiona. Y una de las primeras cosas que he encontrado es, por lo que parece, que la denuncia no es solo del *Consell de Col·legis de Metges de Catalunya*, si no que esta postura es también de la *Organización Médica Colegial*. Pero lo más llamativo es que ha encontrado una respuesta, en la *Coordinadora Anti-Privatización Pública de Madrid* que copio literalmente.

No sin antes hacer una pequeña *sinopsis* de *Miguel Jara* que es quien presenta este escrito. Nacido en Madrid, es escritor y periodista independiente, está especializado en la investigación de temas relacionados con la salud y la ecología. Ha publicado los siguientes libros: *Vacunas las justas. ¿Son todas necesarias?* 2.015. *Laboratorios médicos* 2.011. *La salud que viene* 2.009. *Traficantes de salud. Cómo se venden medicamentos peligrosos y juegan con la enfermedad* 2.007. *Conspiraciones tóxicas* 2.007.

Según leo:

> *Miguel Jara afirma que la OMC ha decidido crear un observatorio contra las pseudociencias, pseudoterapias, intrusismo y sectas sanitarias, lo que podría ser muy loable, claro está siempre que la OMC no se autoerija en juez y parte.*
>
> *Es decir, la OMC no puede pretender santificar lo que es ciencia o no lo es, en base a sus simples apreciaciones, por muy médicos que sean sus componentes. A estas alturas hay suficiente evidencia que demuestra que históricamente, muchas prácticas y decisiones médicas no tenían absolutamente nada de científicas (desde catalogar la homosexualidad como una enfermedad, hasta promover el consumo del tabaco, pasando por la prescripción de talidomida a embarazadas). Y eso sin contar con la falta de explicación desde la ciencia -racionalista occidental- de otros modelos sanitarios diferentes del alopático (medicina tradicional china, medicina ayurvédica...) pero que llevan siendo utilizadas por cientos de millones de personas desde hace mil años y que la propia OMS apoya y difunde. El Modelo Médico Hegemónico no puede pretender ser el único.*
>
> *Más le valdría a la OMC, para velar por la seguridad de los pacientes que, vigile las prácticas de la industria farmacéutica, la corrupción sanitaria, los tratamientos que hacen daño y/o no están basados en suficientes y rigurosas pruebas científicas sobre eficacia y seguridad o compartir con los colegiados los textos de Peter C. Gøtzsche, la humanidad lo agradecería.*

Esta lectura me reafirma que tenga tantas coincidencias con lo que yo, desde mi perspectiva, entiendo como lógica. A esto le debo unir una elaborada lista que he seleccionado. Donde varios médicos, biólogos y químicos, cuestionan los protocolos del tratamiento del cáncer, así mismo como otras prácticas de la medicina actual. Entre ellos, como no es mi interés alargarme, voy a destacar a cuatro que me han llamado poderosamente la atención. Ya que me han hecho recapacitar, sobre muchas dudas que siempre me he planteado.

Javier Herráez. Zaragoza, licenciado en Medicina y Cirugía, especialista en Oncología, siempre ha estado relacionado con la oncología, cuidados paliativos, geriatría y medicina natural. Ha publicado los siguientes libros: *Cáncer: ¿tiene cura?* 2.009. *Coadyuvantes: Terapia analgésica* 1.999; y después dos de poesía que hablan de la sensibilidad de este médico: *Ósmosis* 2.006 (Premio Gloria Fuertes). *Todos los animales en la carretera* 2.016. Con esto, adjunto algunas reflexiones hechas por este profesional que considero pueden ser de interés.

Indica que la medicina integrativa, es un término nuevo que se refiere a que los pacientes tengan una combinación de los medios de la medicina convencional y la medicina alternativa, que sean seguros y eficaces para la curación, reducción o eliminación de síntomas y la prevención de las enfermedades según las tendencias de cada persona.

No se conoce científicamente lo que es el cáncer. Se desconocen las causas que lo provocan. Y, en la actualidad independientemente de los supuestos, está aumentando exponencialmente.

Hay dos tipos de pacientes con cáncer, los que se tratan con cirugía o los paliativos, que se tratan con quimioterapia. Los primeros, pueden tener cura, los segundos, son terminales.

Al médico se le enseña, a que es él el que cura. Y, que el enfermo, en este caso es un objeto pasivo. Cuando esto no es de ninguna manera cierto. Lo que hace el médico es acompañar al organismo en su curación.

Algunos médicos perciben comisiones de las compañías farmacéuticas, por las pruebas que hacen con nuevos fármacos, a enfermos a los que se les ha informado que no hay ninguna solución conocida.

Juan Gerbas. Valladolid, doctorado en medicina *cum laude*, a lo largo de su carrera ha sido miembro de numerosas organizaciones, como la *WONCA* o la *REAP*. También ha sido profesor en varias universidades de Estados Unidos. Ha publicado los siguientes libros: *El encarnizamiento médico con las mujeres* 2.016. *La expropiación de la salud* 2.015. *Sano y salvo y libre de intervenciones médicas innecesarias* 2.013. *Los sistemas de registro en la atención primaria* 1.987. *El sistema nervioso: bases biológicas de la mente* 1.986. Como en el caso anterior, adjunto algunas reflexiones hechas por este profesional que considero pueden ser de interés.

En los países pobres muere la gente por falta de medicamentos, entre tanto en los ricos, lo hacen por exceso de los mismos.

La consecuencia de la híper diagnosis de los tumores que se

*diagnostican en los chequeos preventivos, a personas que se some-
ten sin sintomatología alguna, llevan al paciente a un calvario de
intervenciones y tratamientos de quimioterapia muy agresivos.
Cuando jamás se hubiera presentado la enfermedad. Ya que el
mismo cuerpo los hubiera eliminado.*

*Porque si una persona sana se hace un TAC (Tomografía Axial
Computarizada o, más familiarmente, un escáner) solo para saber
si tiene una patología, el diagnóstico será que está sana; pero
después de hacerse cinco TAC preventivos estando sana, su cuerpo
habrá recibido la misma radiación a la que fueron sometidos los
supervivientes a la bomba atómica en Hiroshima.*

*Ofrecer a la mujer sana, el mismo trato como si fuera un parto
complicado, es lo que se hace y es un gran error. Cuando la mujer
está en estado, lo que tiene que hacer la medicina es muy poco,
tan solo acompañar. Eso es tan natural como si se hiciera la digestión, no por ello merecería que interviniera el médico. No obstante,
alguna atención si se requiere, esta tendría que ser ofrecida por una
matrona y muy escasa. Para hacerse una idea, en el Reino Unido
si la embarazada no tiene problemas, no es necesario pesarla automáticamente. Tampoco es preciso hacer una ecografía, en Norue-
ga, el sistema público es muy rico, por lo que no es que busquen
ahorrar, allí se hace una o ninguna si la persona está sana, ya que
se ha demostrado que no es necesaria. Con todo esto, el gozar de
la expectativa de ser mamá se transforma en una continua tortura,
de análisis, medicación, pruebas, etcétera absolutamente innecesarias, si como digo la persona está sana.*

*Sobre el miedo al melanoma, hay una panda de dermatólogos
que, van detrás de los pacientes, como buitres asustándoles cuando
llega el verano, para que no tomen el sol. Lo que ha aumentado es
el diagnóstico del melanoma y no ha disminuido por eso la mortalidad. Así que se ha de disfrutar plenamente del sol. Y según si el
trabajo requiere una exposición al sol continuada, pues lo que se
debe hacer es usar una protección, para que esa irradiación continua no cree problemas. Pero si no es así hay que disfrutar del sol y
olvidarse del dermatólogo.*

Peter Gildden. Nantucket Island (Estados Unidos), licenciado en biología; después de sufrir una grave enfermedad, y ser curado por un médico
naturópata, le hace abandonar la idea de la medicina tradicional y se titu-

la como médico naturópata, en la *Universidad de Medicina Naturopática Bastyr*. En la actualidad atiende en su consulta y celebra conferencias. Ha publicado (solo en inglés) los siguientes libros: *Attempt A Cure with Wholistic Medicine: Naturopathic Treatment Notebook for The Enlightened,* en 2.017 y, anteriormente en 2.012: *The MD Emperor Has No Clothes: Everybody Is Sick and I Know Why*. Acompaño unas reflexiones como en los anteriores casos.

Acostumbra a citar un estudio publicado en el Journal Clinic Oncology que, extrañamente, fue ignorado por la mayoría de profesionales del área de oncología. Este estudio mostraba que la mayoría de pacientes en un período de 12 años después de recibir quimioterapia descubren que no están curados por completo.

Lamentablemente muchos médicos sospechan que la quimio no es la mejor manera de curar el cáncer, pero continúan aplicándola debido a que el sistema quiere y obliga para que sea así.

Cree que el problema hoy en día radica en el adoctrinamiento de los médicos. Parece que no han aprendido a curar a las personas, sino que les han enseñado a hacer cirugías y recetar productos químicos para acabar supuestamente con los síntomas de una enfermedad.

Si alguien después de saber todo esto, se pregunta, ¿por qué se continúa administrando quimioterapia? La respuesta es clara, por dinero. Los remedios son comprados a poderosas empresas farmacéuticas y son vendidos a precios elevadísimos.

Según este profesional, la tasa de suicidios de los médicos en Estados Unidos, desde hace mucho tiempo, solo aumenta. Y, no solo eso, sino la adicción a las drogas y el alcoholismo. Ese es el reflejo del profesional frustrado.

Peter Christian Gøtzsche. Licenciado en biología, médico e investigador de medicina. Después de trabajar en varios laboratorios farmacéuticos, es un verdadero arrepentido de los comportamientos de algunos de ellos, a partir de ahí es un azote para las empresas farmacéuticas. Es cofundador y director del *Centro Nórdico de Colaboración Cochrane*, en Copenhague; además de conferencias, destaco la publicación de estos libros: *Medicamentos que matan y crimen organizado*: *Cómo las grandes farmacéuticas han corrompido el sistema de salud* 2.014. *Deadly Psychiatry and Organised Denial 2.015*. En este particular caso, como es tan extensa su biografía, adjunto un corte del primer libro que he anunciado.

El siguiente reportaje tiene por objetivo mostrar una realidad que, si bien ha sido ignorada e incluso censurada por los medios de comunicación y los órganos oficiales de cada país, ha ido creciendo en gravedad y denuncias. Denuncias que afirman que la controvertida medicina convencional contra el cáncer no cura a los enfermos, sino que solo les quita el dinero para luego abandonarlos a su suerte. Y que reclaman que muchos médicos lo saben y otros simplemente están ciegos por sus intereses.

Asimismo, demandan que existen pruebas y denuncias de cada vez más médicos contra lo que podría ser, según afirman, la mayor barbarie cometida contra la población mundial a lo largo de todo el siglo XX y comienzos del XXI. Exponen que ninguna pastilla ha demostrado funcionar contra el cáncer y que la quimioterapia tarde o temprano podría ser vista como el mayor crimen de la humanidad con resultados de millones de muertos (datos del 2012) al superarse con creces los 8 millones de fallecidos cada año, que no consiguen superar el cáncer con los tratamientos oficiales.

Dicho de otra manera, afirman que las autoridades médicas y políticas que han impuesto e imponen la quimioterapia, radioterapia, y cirugía como únicos tratamientos del cáncer (amén de otra técnicas comercialmente lucrativas para otras enfermedades) podrían ser tarde o temprano procesados (o en el peor de los casos, recordados) como los ejecutores de crímenes deliberados en pro de una impresionante y faraónica industria de la muerte, en la que se encontrarían implicados tanto órganos médicos y científicos, como farmacéuticos y políticos. Más abajo expondremos las palabras de los profesionales.

¿Sabías que la quimioterapia es uno de los tratamientos médicos oficiales, que nunca llegó a pasar por un estudio clínico mínimo de viabilidad y seguridad?

Con estos testimonios no pretendo ni mucho menos poner a la organización médica en evidencia, solo constato la opinión de unos profesionales, para provocar una posible reflexión a quien la considere oportuna. En mi opinión, aquí se podrían encontrar las contradicciones de la medicina mecanicista. Si bien, tengo que admitir que yo personalmente, a falta de nuevos conocimientos que me hagan cambiar de idea, continuaré siendo tratado, por lo que se viene a llamar medicina científica y que aquí, en este estudio, destaco como mecanicista.

Ahora cambiando de asunto, voy a plantear otro que, realmente desde mi punto de vista, aceptando que es de neófito, racionalmente me cuesta comprender. Se trata de la pugna que hay entre los colegios de médicos y de enfermeros, son dos profesiones que, aunque trabajan con un mismo fin, son muy distintas. En tanto que la labor del médico es luchar contra la enfermedad, el enfermero lucha con el enfermo.

La información que sigue está resumida de la prensa escrita publicada el 01/07/2017.

> *Se inicia afirmando que el Consell de Col·legis de Metges de Catalunya, critica a la Conselleria de Salut. Ya que esta prevé que el personal de enfermería, tenga autoridad para recetar a sus pacientes si atienden en un CAP, o en el ambulatorio hospitalario, medicamentos de ventas en farmacias que no precisen recetas médicas para su dispensación o bien, aquellos que, sí deberían ir acompañados de la prescripción de un facultativo, pero que formen parte de un tratamiento de larga duración protocolizado. La enfermera estaría en este último caso autorizada, para aumentar o disminuir la dosis, si lo considerara conveniente al observar al paciente.*

> *El decreto presentado ayer por el Conseller Antoni Comín, pretende dar seguridad jurídica, a la tarea que en la práctica ya realizan las enfermeras. Pero que según la legislación vigente no podrían asumir. Añaden, incluso para recetar un paquete de pañales para la incontinencia urinaria, se precisa la firma de un médico, según la ley de ordenación de las profesiones sanitarias en vigor.*

> *El proyecto de decreto de Salut, ha sido aplaudido por el Col·legi d'infermeres i infermers de Catalunya, pero no ha contado con la aprobación del Consell de Col·legis de Metges de Catalunya que ha anunciado la presentación de alegaciones dirigidas a modificar el texto.*

De este asunto me informé por la nota que he transcrito y que yo creía que se refería a la Autonomía Catalana, pero más tarde al investigar tuve la sorpresa que el problema es de nivel nacional. Estamos en 2.018 y, a pesar de varios comunicados cruzados, las cosas siguen igual.

Con el fin de aclarar la cuestión de una forma más directa, me puse en contacto con el *Col·legi d'infermeres i infermers de Catalunya*, los cuales me atendieron con mucha amabilidad. Pero no pude conseguir lo que realmente piensa el colegio, remitiéndome a su blog y a los distintos comunicados. Entiendo que esta situación representa un absurdo, pues el asunto lo he consultado con varios médicos de distintas especialidades y me han afirmado que ellos autorizan, dentro del protocolo de trabajo, a que las enfermeras extiendan recetas, según demandaban en su comunicado.

Lo peor de todo, es que el *Consell de Col·legis de Metges de Catalunya*, es conocedor de cómo se están haciendo las cosas, pero no por eso dejan de mantener su oposición. Ignoro qué motivos les puede llevar a mantener esta actitud. Pero por lo que me han explicado, si las enfermeras dejaran de hacer este trabajo, que tienen terminante prohibido, los centros de salud no podrían desarrollar su labor con normalidad. Esa es la razón principal por la que las enfermeras se arriesgan, no solo sin percibir nada a cambio, sino que el día que pueda surgir alguna eventualidad, ellas en principio tendrían la responsabilidad. Después es un suponer que los médicos que ceden su compromiso saldrían en su defensa. Pero me pregunto si es necesario mantener esta absurda situación.

Finalizaré este capítulo, con una reflexión al respecto del cambio de nombre, del *Col·legis d'infermeres i infermers de Catalunya*, ya que anteriormente se denominaba simplemente (*d'infermeria*). No entiendo esta manía que hay en la actualidad de usar eso que llaman lenguaje inclusivo, cuya única finalidad es resaltar el sexo femenino y, con ello, alargar innecesariamente el título del colegio. Esto podría ser otro ejemplo de eficiencia y eficacia, esta vez en perjuicio de las reglas gramaticales. (Asunto que cuestiono en: *Errores de organización, clínicos, sanitarios y otros*, Capítulo16).

Capítulo 21

Ingenieros versus Médicos

Para entendernos en este mundo, siempre ha sido necesario etiquetar las cosas, o las ideas, con nombres que, de alguna manera, concretan las diferencias. Y eso es lo que voy a hacer en este capítulo, para expresar la situación en que se halla, en la actualidad, el mundo. O, incluso para ser más exactos, tendría que decir, el escenario que, en un breve período de años, vamos a estar abocados; sin duda y en mi opinión, el más trascendente desde la existencia del *Homo sapiens*. Expresándome terminológicamente, estamos entrando en la época de la *Tecnosfera* y con ella en la *Cuarta Revolución Industrial*. Con eso, alguien se puede estar preguntando: «¿Qué alcance tiene todo esto?» La respuesta no es sencilla y tampoco se puede contestar solo con algunas palabras.

Por lo que voy a comenzar a darle el significado a todo este montón de etiquetas (palabras) que mostraré más adelante, cuya finalidad es indicar lo que simboliza cada una de ellas. Esta es la única manera que se me ocurre, para aclararnos en este marasmo de nuevos vocablos. Pero primero, vamos a estudiar lo que expresa la palabra *Tecnosfera*: «Esta es el resultado de la conducta propia del *Antropoceno* (época en que la actividad del ser humano ha sido, y es, la fuerza principal para influir en la vida y en las cosas que pueden suceder en el globo)».

Situación que conlleva aparejada el inicio de la *Cuarta Revolución Industrial*. Este nuevo contexto viene acompañado por la convergencia de las nuevas tecnologías, con potencial para mostrarse como *tecnologías disruptivas* (innovación para crear un producto capaz de generar un nuevo mercado). Entre ellas se encuentran las *Digitales* y las *Biológicas*. Títulos que juntos o mezclados entre sí, forman los siguientes acrónimos *NBIC, GNR, GTRES, GRIN, BANG,* CRISP/Cas9, y un largo etcétera que se escapa absolutamente de mis conocimientos. Siglas que indican las múltiples actividades que se están aplicando en la industria y en la investigación, con los elementos que, a continuación, se detallan.

Digitales…

Nanotecnología: Manejo de la materia a escala nanométrica; mediante la manipulación de forma precisa de los átomos y las moléculas, para la elaboración de productos a microescala.

Tecnologías de la Información: Término que tiene dos acepciones; en ocasiones se usa para referirse a cualquier forma de hacer cómputo y, en otras, como nombre de una licenciatura que se refiere a la preparación del estudio de tecnologías en cómputo y organización.

Robótica: Estudio de la ingeniería mecatrónica, de la ingeniería eléctrica, de la ingeniería electrónica, de la ingeniería biomédica y de las ciencias de la computación que se ocupan del diseño y construcción de robots.

Inteligencia Artificial: Inteligencia exhibida por máquinas; en ciencias de la computación, una máquina inteligente ideal es un agente racional y flexible que percibe su entorno y lleva a cabo acciones que maximizan sus posibilidades de finalizar, con éxito, sus tareas.

Bits: Dígito del sistema de numeración binario; la capacidad de almacenamiento de una memoria digital también se mide en bits, ya que esta palabra tiene varias acepciones.

Big Data: Macrodatos o inteligencia de datos, que relaciona cantidades de información tan grandes que las aplicaciones informáticas tradicionales, de procesamiento de datos, no son suficientes para tratarlas y los procedimientos usados son necesarios para encontrar patrones repetitivos dentro de esos datos.

Algoritmo: Conjunto ordenado de operaciones sistemáticas que permiten hacer un cálculo y hallar la solución a cualquier tipo de problemas.

Biológicas…

Biotecnología: Desarrollo de las técnicas para la modificación de organismos vivos; de acuerdo a los principios de la ciencia y la ingeniería, en los tratamientos de materiales orgánicos e inorgánicos, por sistemas biológicos, para la producción de bienes o servicios.

Ciencias Cognitivas: Estudio de un conjunto de disciplinas que surgen de investigaciones científicas y tecnológicas, en torno a los fenómenos funcionales y emergentes, dados a partir de las actividades neurofisiológicas del encéfalo y del sistema nervioso, incorporados, a los que normalmente se les denomina: mente y comportamiento.

Genética: Estudio de la biología que busca comprender y explicar cómo se transmite la herencia biológica de una generación a la otra; se relaciona con disciplinas, como son la biología especialmente en sus acepciones de bioquímica y de biología celular.

Genes: Unidad de información en un locus de ácido desoxirribonucleico que codifica un producto funcional, como pueden ser, por ejemplo, las proteínas; se hereda genéticamente, transmitiéndose a la descendencia.

Es evidente que todas estas acepciones, por sí solas, son más o menos conocidas por todos. Pero el conjunto que forman las siglas, nos puede dar resultados muy sorprendentes y, algunos, totalmente desconocidos en la actualidad. Todo ello forma parte de la definición de lo que hemos dado en llamar Inteligencia Artificial (*IA*). El físico cosmólogo *Stephen Hawking* ya aseveraba que el desarrollo completo y la implementación total de la *IA* nos podrían abocar al final como especie. Al contrario, el fundador de *Tesla, Elon Musk,* expone que los resultados de sus aplicaciones nos pueden llevar hasta cotas impensables. *Bill Gates*, en cambio, afirma que le preocupa el buen fin de los avances en ese campo. Es bien obvio que la *IA* está despertando pánico y euforia a un tiempo. El plan estratégico sobre *IA* de EEUU económicamente rezuma optimismo.

La euforia ha llegado a todos los campos del saber y la tecnología humanos. Debido a las aplicaciones ya reales que hasta hace bien poco solo se vislumbraban. Transmitir datos con el móvil, traducir con regular acierto textos en lenguas complejas para nosotros como el japonés, el finés o cualquier otra. Sin embargo, en los mentideros y foros político-económicos ya se está viendo la otra cara de la moneda, pues se intuye que la *IA* podría suponer una masiva destrucción de millones de puestos de trabajo. Además, se teme que realmente presuma una amenaza, al poder escapar del control humano y actuar ella misma como una inteligencia autónoma. Esta última cuestión ya ha hecho replantear alguno de los artilugios producidos en los últimos tiempos, pues habían iniciado un lenguaje entre ellos para el que no habían sido programados. Planteamiento que ciertamente nos transporta a fronteras totalmente desconocidas, pues nos hacen pensar en la creación de una conciencia propia.

Esto provoca interrogantes serios en su aplicación, desde la conducción de un coche al cuidado de enfermos o ancianos, pasando por aplicaciones que sustituyan el criterio de un juez o de cualquier profesional que desarrolle tareas de tipo discrecional. Concluiré diciendo que el protagonismo del algoritmo también podrá mostrar errores; para eso en la actualidad se están buscando soluciones. De cualquier manera, podríamos hablar de los muchos avances que está comportando esta nueva revolución. Pero para este caso particular, independientemente del interés en desarrollar la aplicación en las ciencias médicas, me voy a ceñir también a la alimentación.

La elección la hago por las connotaciones que tiene en la salud. Con esto, uno de los logros más importantes, que han traído las nuevas tecnologías, es proveer de alimentos a la población mundial. Cuestión que, hace menos de *cincuenta años*, se preveía inalcanzable. Pero este hecho no ha satisfecho a los *Grupos Ecologistas*, anclados en un mundo que se demuestra imposible, para la cantidad de población que hoy tiene el globo. Esta situación ha conllevado manifestaciones contra los *alimentos transgénicos*, porque al estar modificados genéticamente por la mano humana, no los consideran naturales. ¿Acaso ignoran que, desde siempre, los agricultores, con los injertos de diferentes especies y con la selección de las semillas, hicieron lo mismo?

Pero si todo eso ha representado todo tipo de objeciones, es de esperar que el nuevo aporte de la ciencia como es la *multiplicación de los peces y los panes* (símil, en parábola bíblica) vendrá a trastocar profundamente las convicciones éticas y dogmáticas, no tan solo por las contradicciones que se crearán entre los defensores de los animales y los que desean una alimentación natural. Estoy en la seguridad que el lector se estará preguntando a que me estoy refiriendo con todo este preámbulo: «Pues a la producción de carne artificial o cultivada, elaborada a partir de tan solo una célula de un animal».

Sí, esto ya es una realidad, que estará en el mercado cuando se consiga hacer una producción a un coste razonable. Lo que representará que en un futuro la fabricación de todo tipo de alimentos, particularmente los carnívoros, no precisarán sacrificar al animal y con ello desaparecerán las granjas, a la vez, que no habrá sentimiento vegano alguno, quizás de esta manera una vez salvadas las naturales aprensiones iniciales, encuentren en las proteínas cárnicas las ventajas que actualmente niegan.

Es evidente que es así, pero lo que ocurre, es lo que siempre ha sucedido con las innovaciones, las personas las rechazan de plano. A poco que se examine la historia, nos daremos cuenta que los grandes avances al principio fueron descalificados. Y como es evidente la llamada *Cuarta Revolución* también lo es. O, cuando no, se ignora, como si esa situación no fuera a afectar a toda la población, como podremos leer más adelante.

Independientemente de estas manifestaciones, me consta que varias importantísimas empresas del mundo digital están desarrollando en la actualidad diseños de máquinas inteligentes, que podrían predecir la salud de las personas, y no solo eso, sino encontrar soluciones a sus enfermedades. El uso de la *IA* lo resolverá, mediante los elementos anteriormente descritos. Dando vida al algoritmo, como solución en este particular caso, a cualquier aspecto de la salud. Esta revolución va a hacer que, en el mundo, como antes ya indicaba, se pierdan muchas profesiones de prestigio social o algunas tengan una perspectiva muy distinta, como, por ejemplo, la medicina. Esta antigua ciencia desaparecerá, de la manera como hasta ahora la entendemos y, con ella, los médicos de hoy.

Está próxima la construcción de un *Procesador Neuromórfico*, con capacidad de aprender de sus errores, se considera que poseerá una *inteligencia alienígena*. Con ello, todo sufrirá una transformación que se realizará en torno a unos códigos que darán lugar a determinados algoritmos, capaces de pronosticar las enfermedades y, a la vez, también tratarlas terapéuticamente. La *IA*, apoyada por el algoritmo y el *Big Data*, será reproducida por sofisticadas fórmulas matemáticas, dando vida a unas estadísticas que vaticinarán y analizarán cada caso en particular que se le pueda proponer. Todo este planteamiento será viable mediante la posibilidad de que los chequeos sean realizados por pequeños aparatos que se podrán llevar consigo, al igual que un reloj o un smartphone, sin la presencia de ningún clínico, e irán concretando las pautas a seguir.

El ámbito de la salud ya ha tomado el nombre de *Ingeniería Genética*. Ese es el primer paso, para que un día se defina como *Robótica Humanoide*. Con él ha surgido una nueva definición, que concreta exactamente a esos humanos con mezcla de artilugios, que se denominan: «*Ciborgs*». Cierto que, después de todo, se puede llegar a la conclusión que, la manipulación del genoma, sea harto difícil de realizar. Pero eso no impediría que se recurriera al uso de *interfaces*, que puedan estar conectados con ingenios diseñados especialmente para ello. La posibilidad de que, esta metodología, se use para el mejoramiento del organismo, es innegable. No hace tantos años, lo que estoy expresando, parecería ciencia ficción.

El interfaz *máquina-hombre* es una realidad que, de aquí a no muchos lustros, se utilizará como si de una reparación se tratara, cambiando, por ejemplo, un órgano propio por otro fabricado exprofeso mediante las *impresoras 4D*. Con ellas ya se están construyendo órganos (nunca mejor dicho) hasta ahora probados en animales, de sus propias células madre, lo que sí está más próximo es la creación de piel artificial por los mismos medios. Las prótesis biónicas y exoesqueletos permiten, cada vez más, tener una movilidad que antes se devenía imposible.

A la vez, ya se puede influir en la descendencia, mediante la intervención en un embrión o, en el caso de las células germinales, para conseguir cualquier variación genética. También se empiezan a utilizar los implantes neuronales, para mejorar capacidades cognitivas. Y lo último es el desarrollo de la nanotecnología, para inyectar en el torrente sanguíneo nanopartículas que harán que los sordos oigan, que los ciegos recuperen la visión y que los epilépticos se curen. Todas estas innovaciones provocarán, paulatinamente, cambios notables en el genotipo del individuo que finalmente lo transmitirá a su descendencia.

Lo que nos lleva hasta fronteras desconocidas por la medicina donde, quizás para comprenderlas, se tendría que conocer algo que simplemente se intuye, como puede ser la aplicación para sanar utilizando los extraños fenómenos cuánticos. Estas evidencias hacen que, en un tiempo no muy lejano, el médico, de la manera que lo entendemos hoy, no tenga razón de ser, pues las necesidades serán muy distintas. (Más información en *Interrelación cuántica de la conciencia*. Capítulo 10).

Sin ir más lejos, en este grupo de enfermedades conocidas como cáncer, la ingeniería genética tiene mucho que decir. De mis indagaciones destaco las posibilidades casi inimaginables de la tecnología denominada *CRISPR/Cas9*, con ella se ha dado un paso gigante dentro de la ingeniería genética, ya que con esta tecnología se podrá editar y alterar el genoma de cualquier célula. En una palabra, se podrán corregir mediante el corte de genes y su reemplazamiento de los dañados, se llegará a conseguir en un futuro que ciertas enfermedades, incluso las hoy en día consideradas incurables, tengan solución. Ello quiere decir que en tiempos muy próximos se utilizará para resolver enfermedades que, hasta el momento, como se afirmaba, eran incurables, siempre, claro está, que se conozca la causa genética que las provoca.

Todo lo relatado no se queda en supuestos, pues una vez más el *Massachussets Institute of Technology* (*MIT*) se avanzó con un anuncio, tras haber conseguido la curación de un ratón adulto de una enfermedad denominada *Tirosinemia de tipo I* (dolencia hereditaria de tipo hepático). Avance realizado ahora hace cuatro años (2.014).

El gran inconveniente consiste en conocer las funciones reales de los genes involucrados en esas dolencias, lo cual, aun siendo legos en la materia, nos hace reflexionar que esos progresos pueden causar consecuencias éticas y legales. No obstante, el problema que representan estos avances, no proviene de las posibles aplicaciones técnicas (que en mi opinión deberían ser los únicos *hándicaps* a salvar) sino más bien deviene de los intereses económicos de los laboratorios que ostentan la titularidad de la patente *CRISPR/Cas9*.

Contrariamente, cada vez hay más opiniones que exigen que el avance, que representa el *CRISPR/Cas9*, no quede protegido por los derechos de patente, ya que esto representaría privar de su curación a una parte importante de la población mundial. Ahora el pulso se centra en la polémica entre quienes defienden la supervivencia de la humanidad y aquellos que lo entienden como simple economía de mercado, sin importarle sus consecuencias.

Volviendo de nuevo al desarrollo de los avances, la medicina se contemplará como una ingeniería, lejos de los parámetros anteriores o, mejor dicho, los actuales. Estas nuevas prácticas, irán ampliándose año tras año. Quizás puedan parecer muy lejanas las novedosas soluciones de las que se está hablando. Pero, en realidad, es un aviso que se encuentra a la vuelta de la esquina para los jóvenes que se inicien hoy como médicos. Hasta ahora, estas nuevas tecnologías, además de las que ya he reseñado anteriormente, se han practicado en intervenciones que evitan las prácticas invasivas y también en medios para la información, como pueden ser *Sitios Webs* y *APP*, para acompañamiento del enfermo. Estos últimos, dedicados a la información en todas las vertientes de la medicina. Lo cual evidencia, aún más, el error que se ha venido cometiendo desde hace muchos años. Ya que limitan la precaria comunicación, entre el clínico y el enfermo, que tantas veces he denunciado en este estudio.

A pesar de que los trasplantes son un logro de la medicina mecanicista, estos nuevos conocimientos, me han creado una reflexión que me inquieta: «Una persona que *posea un órgano con el que no nació*, no por ello deja de ser la misma que era antes de que se le practicara el trasplante». En eso estoy en la seguridad que todos estaremos de acuerdo. Pero, ¿qué ocurrirá el día, que se consiga que ese trasplante sea de una cabeza completa? Por cierto, que esta posibilidad no solo está latente, si no que ya ha sido realizada en un cadáver.

Puedo aceptar que, algún clínico, piense que eso en un ser vivo es imposible. Pero supongo que, quienes niegan esa eventualidad, estarán razonando lo mismo que se suponía antes de que el cirujano (por cierto, plástico) *Joseph Murray* realizara, en 1.954, el primer trasplante de riñón.

Con este utópico, aunque posible, trasplante no solo desaparecería la memoria del trasplantado, sino que también su personalidad y con ella, es de presumir, algo tan misterioso, como puede ser la *propia conciencia*. Todo esto nos lleva a atisbar fronteras desconocidas, donde el planteamiento del cuerpo y la conciencia pueden ser, o de sí lo son, dispares. Esta cuestión es la que me hace cavilar, obligándome a hacer una introspección que me conduce a lugares ignotos de mi *propia consciencia*. Más adelante profundizaré en este asunto.

Ahora, visto desde la otra parte, o sea la del cuerpo. ¿Qué ocurre mientras la cabeza o, lo que es lo mismo, el cerebro deja de funcionar, a lo que debería añadir, esté ligado o no al tronco? La respuesta está demostrada, en todos los casos que se determinan como muerte clínica, el organismo sigue funcionando, que es lo mismo que decir: «*Continúa viviendo*». Sí, y aunque sea en condiciones vegetativas y tenga que ser alimentado mediante sondas y que respire con ventilación asistida. Esa es otra evidencia que demuestra que el cuerpo y la consciencia no tienen que estar unidos en su suerte; en cuanto a la conciencia, dado el misterio que representa, esta queda en la situación que planteaba anteriormente. Y en el caso que hubiera alguna limitación en tiempo de lo que he afirmado, así como que el corazón dejara de bombear sangre, los futuros adelantos conseguirán, a buen seguro, solventar este y cualquier otro impedimento.

El hecho que la vida se diera en un universo yermo de ella, nos debe hacer entender que la evolución transitó, desde ahí, hasta llegar a la *conciencia humana*. El *Homo habilis* tardó más de dos millones de años en ser *Homo sapiens*. ¿Quién puede asegurar que el próximo paso no sea exactamente humano? Sino un ser mixto, como parece que ya atisbamos la posibilidad. Verosimilitud que ya la podemos imaginar con los implantes inteligentes y todos los otros dispositivos que cada día son más sofisticados. Hasta cierto punto el transhumanismo no deja de darle la razón a la teoría de *Darwin*, en cuanto a la selección natural. La idea manifiesta que cada población de organismos se autorreproduce produciendo variaciones dentro de su material genético.

Si entendemos que la conciencia computacional, a escala local de complejidad, es emergente a nivel jerárquico, finito y computable y, sin embargo, domina todos los niveles, en ese sentido es invariable tanto a escala local como multidimensional. El flujo de información ascendente, dentro de la escala de *Planck*, combinado con la proyección de información superior desde un supuesto punto omega, hará una ruptura de simetría que dará lugar a la subjetividad que se denomina realismo experimental: «Si la realidad está hecha de información, como muchos científicos hasta ahora creen y la conciencia es necesaria para asignarle sentido, no es muy improbable asumir que la conciencia es todo lo que hay». La energía en masa del espacio-tiempo, son epifenómenos de la conciencia. Consecuentemente, si asumimos que la conciencia es fundamental, la mayoría de fenómenos serán mucho más fáciles de explicar.

Con este pensamiento. Llega el momento cuando se puede plantear la enfermedad desde otro ángulo, como, por ejemplo, el que ofrece la posibilidad de una medicina basada en *principios cuánticos*. Claro que esto, como ya he mencionado, nos pone ante fronteras absolutamente desconocidas. Si bien, la particularidad que tiene esta posibilidad, es que, de la mano de la medicina mecanicista, entraremos en otra que nos puede transportar al futuro de una *especialidad tecnocientífica*, que desbancará la medicina que hoy conocemos y nos invitará a otra que tan solo podemos vislumbrar. (Por otra parte, todo este relato completa un poco más si cabe: *La interrelación cuántica de la conciencia.* Capítulo 10).

En ese nuevo mundo que anteriormente ya anunciaba con el nombre de la *Robótica Humanoide*, ahora mejor definido como *Transhumanismo*, por *Nick Bostrom*, Profesor en la *Facultad* de *Filosofía* de la *Universidad de Oxford*, además de director del *Future of Humanity Institute for Ethics and Emerging Technologies, Humanity Plus*. Todo este largo credencial, le da validez de ser uno de los principales precursores del: «*Ser Tranhumano*», quienes lo definen de la siguiente manera...

El Transhumanismo es una ideología que defiende, como un derecho irrenunciable, el perfeccionamiento de la propia especie, mediante la incorporación de las nuevas tecnologías, para aumentar las capacidades físicas y cognitivas, eliminando el sufrimiento y la enfermedad, con el fin de establecer una juventud perpetua y consecuentemente la inmortalidad cibernética a la que han dado incluso fecha, allá por el año 2.045.

La respuesta que se plantea es: «¿Puede un sujeto, un sujeto indeterminado, por medio de la medicina genética y el desarrollo de los fármacos inteligentes, volverse insensible a las emociones? ¿Ser capaz de agilizar su memoria hasta los recuerdos más recónditos, agudizar su inteligencia, de forma impensable y, lo más concluyente, alargar su vida de un modo indeterminado?» De esta manera desconocería el sufrimiento, pudiendo definirse esta situación como: «*El neuroparaíso humanoide*».

Si bien, todo esto, puede comportar unas limitaciones muy negativas para una parte de la humanidad. Solo tenemos que recordar, lo que ocurrió con las vacunas de la *Hepatitis C*, durante un tiempo se administró dependiendo de la gravedad, por un evidente problema económico. ¿Qué garantías podemos tener la mayoría de los mortales, para que cuando lleguen esos momentos (si llegan) también haya una selección por los mismos motivos? Esto podría hacer que se impusiera en el mundo, e incluso pensando en un futuro, en el universo, una raza inferior que estaría supeditada a otra superior.

¿Por otra parte cuál será el trabajo del médico? Ahí el buen médico no será aquel que tenga más conocimientos de bioingeniería. Pues eso, en la medida que vayan avanzando los saberes, será totalmente imposible, sino el que esté mejor preparado para comunicarse de forma más adecuada con el enfermo. Cuestión que me da paso a la pertinente pregunta: «¿En qué consistirá, exactamente, esa preparación?» Pues, en consecuencia, el trabajo del médico será el de interlocutor, de lo que la máquina vaya concretando, eso quiere decir que, más que nunca, se hará necesario tener en cuenta todas las cuestiones que se han planteado dentro de este estudio. Lo cual me invita a hacer una apostilla: «Cuando las personas que son atendidas por los médicos, aquellos que los enfermos y familiares consideran buenos profesionales, no son los que más conocimientos de medicina tengan (ya que ellos no tienen los conocimientos para puntuar) sino los que poseen una gran capacidad de *empatía preparada*». Si bien, como ya he afirmado repetidamente en este estudio, la facultad ignora totalmente esta cuestión.

Voy a finalizar insistiendo que la bioingeniería no solo llegó para quedarse, sino que como se prevé, en un futuro no muy lejano, será la única especialidad que desarrolle actividades de medicina. La gran carga que representa saber qué sucederá en el futuro, hace que nos aferremos al pasado. No tengo duda que ese será el motivo por el que, a una mayoría de los *herederos de Hipócrates*, les costará tanto olvidar los procedimientos que practicaron siempre. Y eso será, precisamente, lo que les expulsará de la profesión.

Con esto pretendo decir que, de las muchas encuestas que he hecho sobre los clínicos, para que me ofrecieran su opinión en estas cuestiones que estoy planteando, me he encontrado con la misma respuesta común. A nadie le parecía que este asunto fuera tan urgente como para tener que ocuparse de él. Si acaso para ello están los investigadores que ya les informarán de lo que sea pertinente.

Esta situación, no ha tenido por más que recordarme mis tiempos de consultor, cuando en la *España* en 1.986 se firmó: *El tratado de Adhesión* a la *Comunidad Económica Europea*. Los *Agentes de Aduanas*, a pesar de saber lo que iba a suceder, no hicieron nada para ajustarse a la nueva situación que se les venía encima. La nueva realidad representaba una clara disminución de facturación, porque los productos que provenían de Europa no iban a precisar a un agente de aduanas. Siendo conscientes de la situación, a muy pocos se les ocurrió la pertinente reestructuración. Y no solo eso, sino que además como los pagos al *Estado*, por *derechos de aranceles*, los podían demorar, cuando paró la rueda, tuvimos que atender en la Consultoría, no pocas *apropiaciones indebidas* que, de haberse hecho la restructuración a tiempo, se podrían haber evitado.

La comparación, observada desde un punto de vista del médico, puede parecer un despropósito, pero no es así. Lo que les ocurre en la actualidad a los profesionales de la medicina, es que un alto porcentaje trabajan para la *Sanidad P*ública y eso no les da tiempo a pensar. Lo mismo que les sucedía a los agentes de aduanas, era tal el volumen de trabajo que tampoco podían prever todo lo que se les venía encima.

Como consecuencia de todas estas innovaciones evidentemente la gente vivirá mucho más tiempo y, aunque no afecta al tema que estamos estudiando, repercutirá en las *pensiones*, cuestión que una mayoría de economistas suele ignorar. Pues mantienen los cálculos basados en los principios de la economía clásica. Y ahí está el error, al no valorar, ni imaginar lo que finalmente va a representar la *Cuarta Revolución*. Sin embargo, en estos tiempos que corren, no podemos llegar hasta aquí hablando en términos de lo que va a afectar de una manera directa a la humanidad. Pero estoy en la seguridad que no pasará mucho más tiempo, hasta que quizás se estará hablando de una *Quinta Revolución*. Y ahí no se puede ni siquiera llegar a sospechar qué es lo que sucederá.

La revolución actual, a la que sin duda podríamos definir como de la *Inteligencia Artificial*, está comportando una transformación planetaria, donde convergen los sistemas digitales y los biológicos. Todo ello alumbrará un ecosistema muy diferente al actual, en el cual, el resultado, será la transformación de una parte de la raza humana, hasta confines que se desconocen. Con el peligro latente que he planteado anteriormente que, una parte de desfavorecidos, se descuelguen de una determinada elite. Hasta aquí he podido describir algunas cosas que se conocen o que están próximas a realizarse. A partir de ahora entraremos en un universo de sorpresas, con la particularidad que, a diferencia de antes, se irán aceptando con la máxima normalidad, o quizás no. Solo nos queda disponer, y no es poco, de suficiente vida para conocerlas.

Podría extenderme mucho más. Pero como es evidente, no estoy versado en los conocimientos de bioingeniería, ni en ningún momento he pretendido que el estudio profundizara en ellos. Lo que sí desearía es que fuera interpretado como una alerta, tanto para los médicos que están en activo, como muy particularmente para aquellas generaciones que se inician en los estudios de medicina. Pues serán estas últimas, las que estoy en la seguridad, vivirán parte de las repercusiones que traerán estos nuevos avances, en forma de tecnología y de una nueva interpretación de la medicina mecanicista hasta ahora llamada científica.

Para acabar una reflexión final: «Desde que la humanidad ha tenido conocimiento que era perecedera ha adorado, desde el más profundo crepúsculo, una larga lista de deidades». Al principio fueron cosas, como así fue el propio sol, y más tarde dioses, con nombres propios. En esta época que se avecina es de prever que tampoco se podrá escapar de esta trascendental necesidad. Si bien, en este caso apuesto que será más prosaica, ya que su devoción irá dirigida a la religión que le dictará: «*El Big Data*».

Epílogo

Y ahora una reflexión final, para decir que este ensayo está escrito desde mi verdad, sin dejar un ápice a lo políticamente correcto, quizás se le pueda llamar valentía, pero de todos modos lo que he hecho es no traicionarme a mí mismo, y mucho menos a los que deseo sean mis lectores. Su lectura está pensada para hacer que el profesional de la salud sea mejor. En tanto a los enfermos y a sus familiares, para que tengan consciencia de lo que les pueden demandar a esos guardianes de la salud.

Barcelona, julio de 2018

www.ingramcontent.com/pod-product-compliance
Lightning Source LLC
Chambersburg PA
CBHW051206200326
41519CB00025B/7030